系统解剖学知识体系图谱

Knowledge Hierarchy Atlas of Systermatic Anatomy

主　审　余崇林　曾昭明
主　编　胡光强　王继丰
副主编　范光碧　李开荣　汤华军
编　委　(以姓名字母拼音排序)

陈　波	常能彬	邓　莉	杜　杰
戴　穹	高小青	高　云	李文英
孙国刚	王　晶	王　云	先德海
熊怀林	先雄斌	杨朝鲜	余　录
朱锐森	朱　燕	郑宇杰	周正丽

科学出版社

北　京

内 容 简 介

本书为学习人体解剖学的重要工具书,通过清晰图像观察,帮助学生印证、领悟教学理论知识,辅以科学准确的知识体系归纳与要点总结,提要钩玄,化繁为简,为学生提供事半功倍的学习资料,编写本书旨在为医学生系统掌握人体解剖学各系统、器官、结构的位置、形态、毗邻关系等奠定基础,并为进一步学习局部解剖学、断层解剖学及其他基础医学与临床医学课程提供参考。

图书在版编目(CIP)数据

系统解剖学知识体系图谱 / 胡光强,王继丰主编 . —北京:科学出版社,2016.4
ISBN 978-7-03-048011-8

Ⅰ.①系… Ⅱ.①胡… ②王… Ⅲ.①系统解剖学-图谱 Ⅳ.①R322-64

中国版本图书馆 CIP 数据核字(2016)第 067169 号

责任编辑:李 植 / 责任校对:蒋 萍
责任印制:徐晓晨 / 封面设计:陈 敬

斜 学 出 版 社出版
北京东黄城根北街 16 号
邮政编码:100717
http://www.sciencep.com

北京虎彩文化传播有限公司 印刷
科学出版社发行 各地新华书店经销

*

2016 年 4 月第 一 版 开本:787×1092 1/16
2018 年 3 月第三次印刷 印张:19 1/2
字数:445 000

定价:198.00 元
(如有印装质量问题,我社负责调换)

前　言

系统解剖学是极其重要的基础医学主干课程，是医学生步入医学殿堂的基石。因为教学内容多，体系复杂，名称术语众多，给学生学习、理解和掌握人体结构带来较大的困难。如何为医学生提供事半功倍的学习理念和工具，帮助他们突破学科难点，化繁为简，系统而又轻松的掌握好解剖学知识是我们长期思考的问题，这不仅是学生的期望，更是教师的职责，为此，我们编写了这本《系统解剖学知识体系图谱》。

本书的编者均为教学一线多年从事系统解剖学、局部解剖学和断层解剖学的教学与研究人员，具有丰富的教学经验，并长期致力于教学改革与创新探索，对现行解剖学教学大纲、教材、临床联系与应用均有较深入的研究。本图谱是在跟踪国内、外解剖学发展的基础上，从实际教学与临床需要出发，依据统编《系统解剖》教材，以人体各系统、器官的结构展示、理论总结与要点归纳三个层次为切入点，结合多年教学经验与体会编写而成。

全书共分运动系统、内脏学、脉管系统、感觉器、神经系统和内分泌系统六个章节，以系统解剖学教材内容顺序和教学进程为体系、"精、简、全"为宗旨，力求选图精美清晰、标注简明准确、知识体系全面、要点明确。教材编写以图片（实物、线条和模式图等）结合图表及简表的形式，既注重各系统器官与结构阐释所需图片的筛选，达到多角度展示、观察、印证教学内容的目的；又注重相关知识体系教学内容的归纳与总结，有助于学生理解与记忆；同时图谱采用中英文标注，为学生掌握与熟悉有关的解剖学英语名词、查阅英文文献奠定基础；本图谱还提供了一定的临床应用资料，供学习参考，以加深对相关解剖学知识的理解。

本书不仅是系统解剖学学习的有益工具，也将为进一步学习局部解剖学、断层解剖学及其它基础医学与临床医学课程提供参考。

本教材的编写，参阅了国、内外解剖学界前辈的经验积累和已有成就，并得益于萧洪文教授的悉心指导和解剖学教研室全体成员的帮助，在此表示衷心感谢！

本教材编者虽尽最大努力，力求精益求精，但因水平有限，书中缺点错误在所难免，诚望各位师生批评指正，以利再版时修订，使之日臻完善。

胡光强　王继丰

2016 年 2 月 16 日

目录

第一章　运动系统

一、骨学总论

二、躯干骨

三、颅骨

四、上肢骨

五、下肢骨

六、关节学总论

七、中轴骨的连接

第二章　内脏学

一、总论

目录

七、脾

第四章 感觉器

一、视器

二、前庭蜗器

第五章 神经系统

一、总论

二、脊髓

三、脑

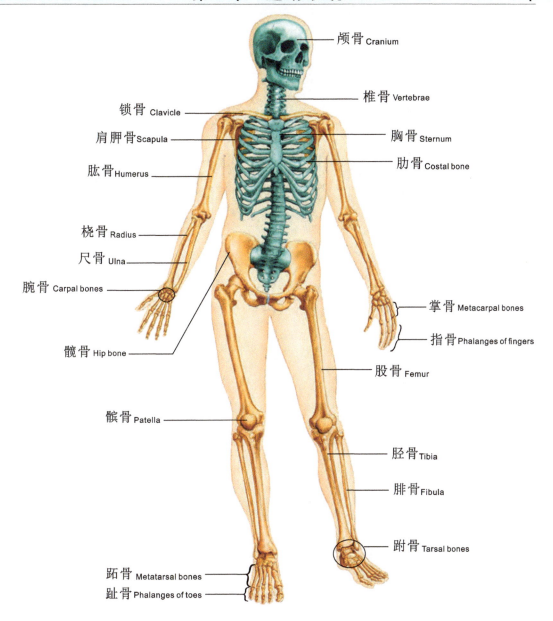

颅骨 Cranium

椎骨 Vertebrae

锁骨 Clavicle

胸骨 Sternum

肩胛骨 Scapula

肋骨 Costal bone

肱骨 Humerus

桡骨 Radius

尺骨 Ulna

腕骨 Carpal bones

掌骨 Metacarpal bones

指骨 Phalanges of fingers

髋骨 Hip bone

股骨 Femur

髌骨 Patella

胫骨 Tibia

腓骨 Fibula

跗骨 Tarsal bones

跖骨 Metatarsal bones

趾骨 Phalanges of toes

图1-1　全身骨骼

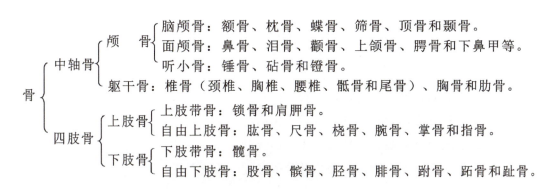

骨
{
中轴骨
{
颅骨
{
脑颅骨：额骨、枕骨、蝶骨、筛骨、顶骨和颞骨。
面颅骨：鼻骨、泪骨、颧骨、上颌骨、腭骨和下鼻甲等。
听小骨：锤骨、砧骨和镫骨。
}
躯干骨：椎骨（颈椎、胸椎、腰椎、骶骨和尾骨）、胸骨和肋骨。
}
四肢骨
{
上肢骨
{
上肢带骨：锁骨和肩胛骨。
自由上肢骨：肱骨、尺骨、桡骨、腕骨、掌骨和指骨。
}
下肢骨
{
下肢带骨：髋骨。
自由下肢骨：股骨、髌骨、胫骨、腓骨、跗骨、跖骨和趾骨。
}
}
}

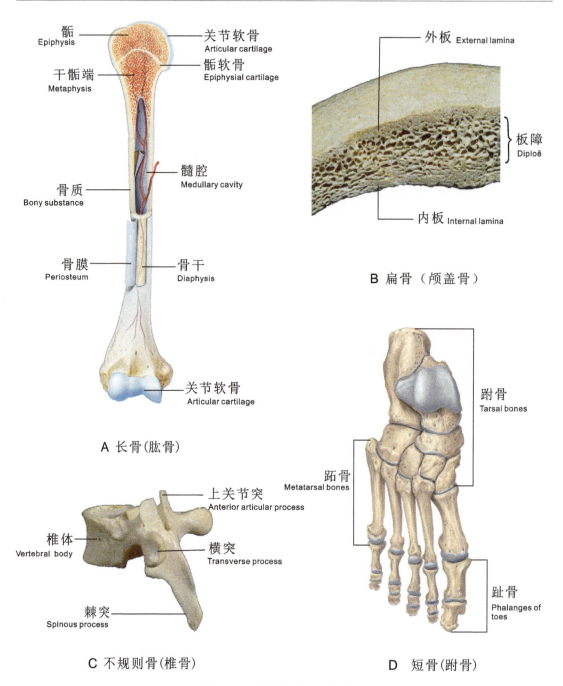

骺 Epiphysis
关节软骨 Articular cartilage
干骺端 Metaphysis
骺软骨 Epiphysial cartilage
骨质 Bony substance
髓腔 Medullary cavity
骨膜 Periosteum
骨干 Diaphysis
关节软骨 Articular cartilage

A 长骨（肱骨）

外板 External lamina
板障 Diploë
内板 Internal lamina

B 扁骨（颅盖骨）

上关节突 Anterior articular process
椎体 Vertebral body
横突 Transverse process
棘突 Spinous process

C 不规则骨（椎骨）

跗骨 Tarsal bones
跖骨 Metatarsal bones
趾骨 Phalanges of toes

D 短骨（跗骨）

图1-2 骨的形态分类

按形态分4类：长骨、短骨、扁骨和不规则骨。

　长骨：长管状，分一体两端，分布于四肢。其内的空腔称髓腔，容纳骨髓。

　短骨：近似立方形，成群分布于承重大而运动灵活的部位（如腕部）。

　扁骨：呈扁而薄的板状，分布于头、胸等处，参与围成体腔。

　不规则骨：形态不规则，部分骨有含气空腔，称含气骨。

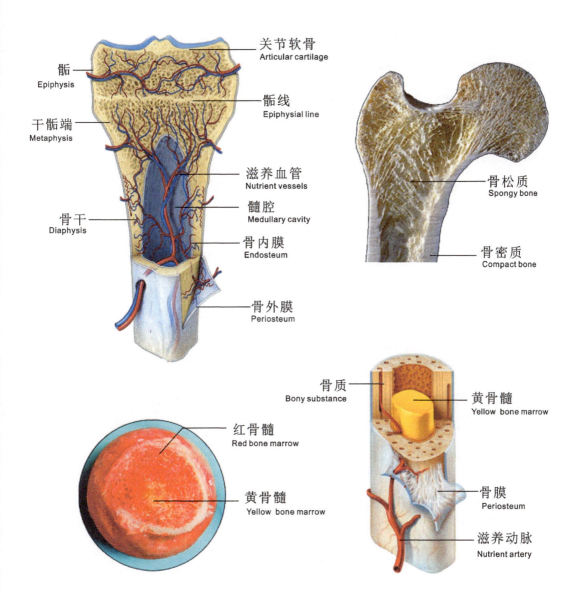

关节软骨
Articular cartilage

骺
Epiphysis

骺线
Epiphysial line

干骺端
Metaphysis

滋养血管
Nutrient vessels

髓腔
Medullary cavity

骨干
Diaphysis

骨内膜
Endosteum

骨外膜
Periosteum

骨松质
Spongy bone

骨密质
Compact bone

骨质
Bony substance

黄骨髓
Yellow bone marrow

红骨髓
Red bone marrow

黄骨髓
Yellow bone marrow

骨膜
Periosteum

滋养动脉
Nutrient artery

图1-3 骨的构造

骨的构造
- 骨质：分为骨密质（由骨板构成，质地致密）和骨松质（由骨小梁构成）。
- 骨膜
  - 骨外膜：覆盖除关节面外的骨表面，分内、外两层，含丰富的血管、神经，对骨的营养、再生和感觉有重要作用。
  - 骨内膜：覆盖于髓腔内面和骨松质，与骨外膜内层均含有成骨细胞和破骨细胞，参与骨的生长、修复和改建。
- 骨髓
  - 髓腔内：5岁以前为红骨髓，5岁以后为黄骨髓（无造血功能）。
  - 骨松质腔隙内：终身为红骨髓（有造血功能）。

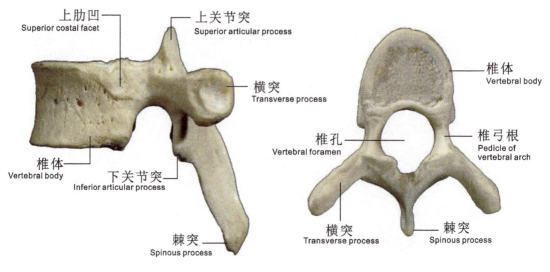

A 左侧面观　　　　　　　　　　　　　B 上面观

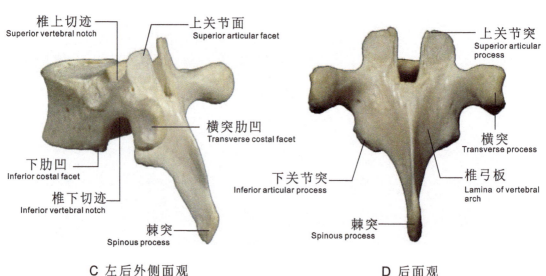

C 左后外侧面观　　　　　　　　　　　D 后面观

图1-4　胸椎

椎骨 {
数目：颈椎（7）、胸椎（12）、腰椎（5）、骶骨（1）和尾骨（1）。
一般形态：有1体1弓，7个突起，2个孔（椎孔和椎间孔）。
主要特征结构：颈椎有横突孔；胸椎有肋凹；腰椎体粗大、棘突呈板状。
}

胸椎 {
椎体：较大，呈心形。
肋凹：椎体肋凹（上、下肋凹）和横突肋凹。
棘突：细长，伸向后下，呈叠瓦状排列。
关节突：关节面呈冠状位。
}

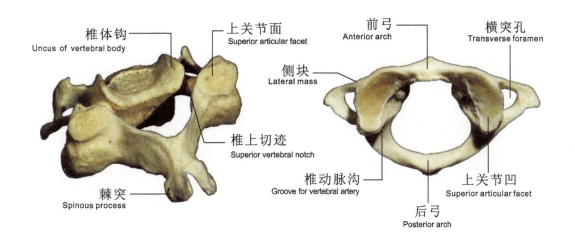

A 颈椎左（后外侧面观）

B 寰椎（上面观）

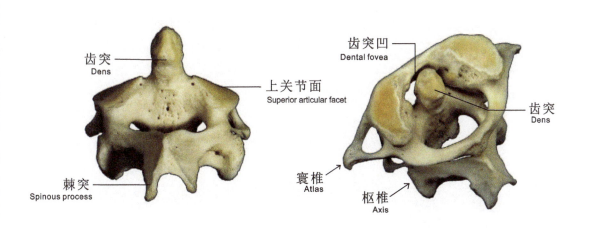

C 枢椎（后面观）

D 寰椎和枢椎（左后面观）

图1-5 颈椎

颈椎 {
　一般特点 {
　　椎体：椎体较小，横断面呈椭圆形，第3~7颈椎椎体上面侧缘有椎体钩。
　　横突：有横突孔，第6颈椎横突末端前方有颈动脉结节。
　　棘突：棘突较短且末端分叉（第2~6颈椎）。
　　关节突：关节面大致呈水平位。
　}
　特殊颈椎 {
　　寰椎：无椎体、棘突和关节突，由前弓、后弓和两侧块组成。
　　枢椎：有齿突。
　　隆椎：棘突长且末端不分叉，是计数椎骨序数的标志。
　}
}

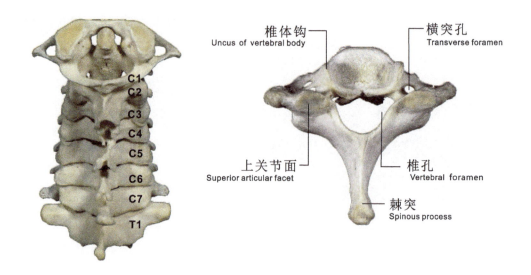

A 颈椎（后面观）

B 隆椎（后面观）

图1-6　第7颈椎（隆椎）

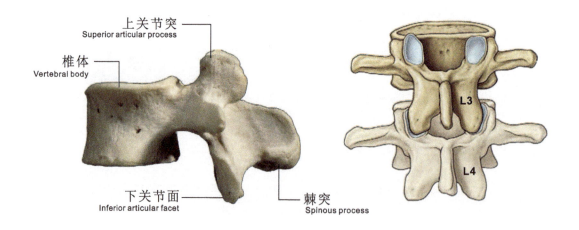

A 腰椎（左侧面观）

B 腰椎（后面观）

图1-7　腰椎

腰椎 {
椎体：粗大，横断面呈肾形。
棘突：宽而短，矢状位后伸，棘突间隙大。
关节突：关节面呈矢状位。
}

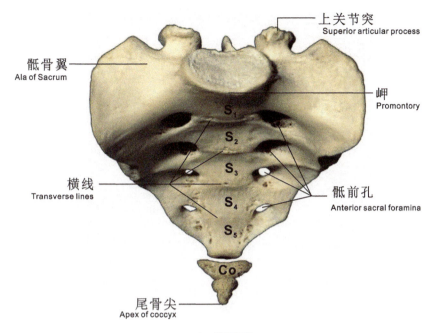

A 前面观

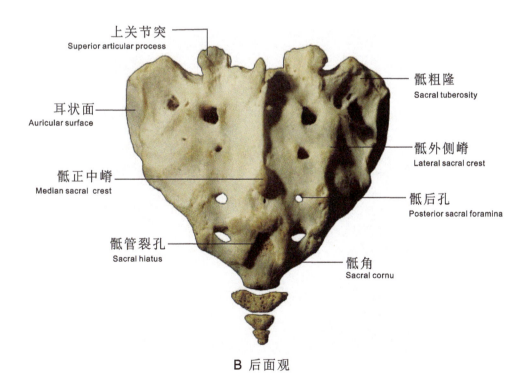

B 后面观

图1-8 骶骨和尾骨

骶骨 { 形态：呈倒置三角形，由5块骶椎融合而成。

结构：岬、耳状面、骶前孔、横线、骶正中嵴、骶后孔、骶管裂孔和骶角。

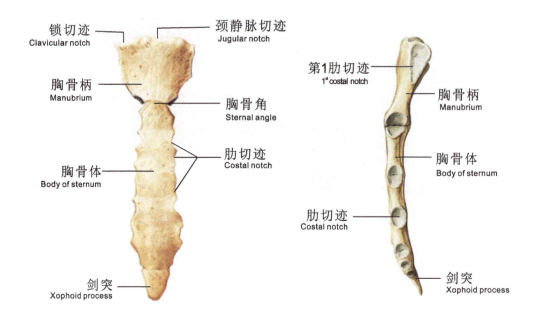

图1-9 胸骨

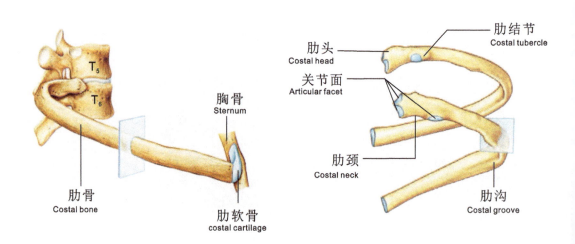

图1-10 肋

胸骨 { 分部：胸骨柄、胸骨体和剑突。

胸骨角：为胸骨柄与胸骨体结合处略向前的突起，向两侧平对第2肋，体表可触及，是计数肋序数的标志。

肋 { 组成：肋骨和肋软骨。

分类：真肋（第1～7肋）、假肋（第8～12肋，其中第11～12肋称浮肋）。

结构：肋头、肋颈、肋结节、肋角和肋沟。

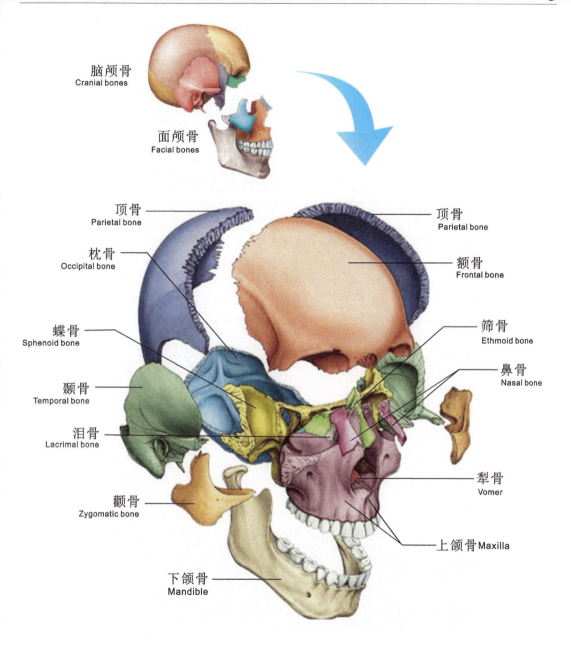

图1-11　颅骨概观

颅骨 {
　脑颅骨（8块）{
　　不成对：额骨、枕骨、筛骨和蝶骨。
　　成对：顶骨和颞骨。
　}
　面颅骨（15块）{
　　不成对：下颌骨、舌骨和犁骨。
　　成对：鼻骨、泪骨、颧骨、上颌骨、腭骨和下鼻甲。
　}
}

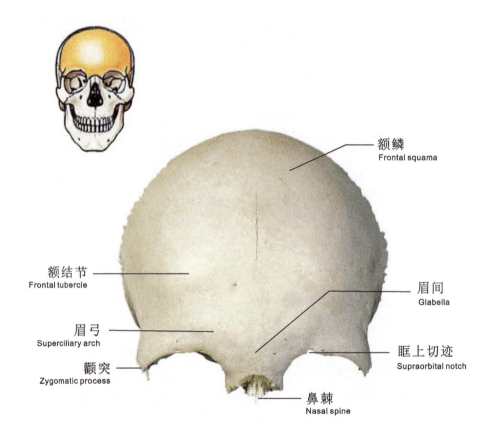

A 前面观

额鳞
Frontal squama

额结节
Frontal tubercle

眉间
Glabella

眉弓
Superciliary arch

眶上切迹
Supraorbital notch

颧突
Zygomatic process

鼻棘
Nasal spine

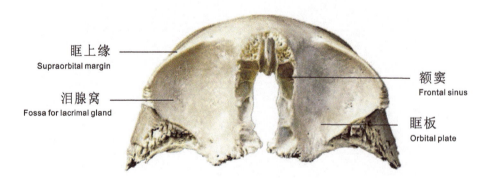

B 下面观

眶上缘
Supraorbital margin

额窦
Frontal sinus

泪腺窝
Fossa for lacrimal gland

眶板
Orbital plate

图1-12　额骨

额骨 { 分三部：鳞部、鼻部和眶部。

　　　主要结构：眶上缘、眶上孔（切迹）、眉弓、眉间和眶板。

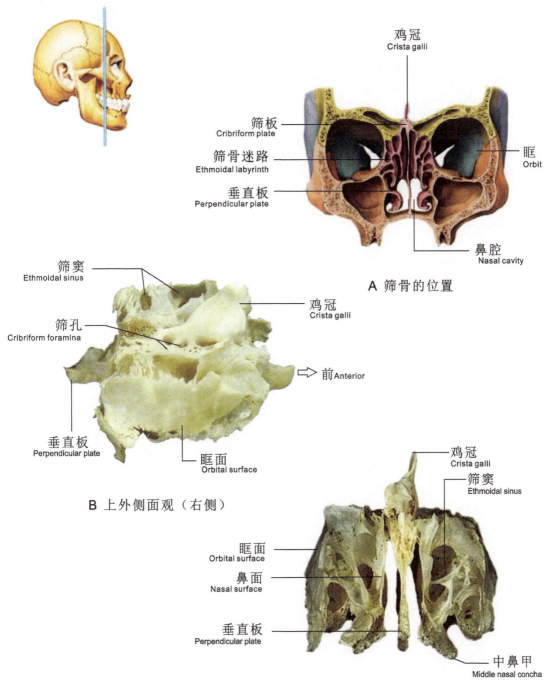

A 筛骨的位置

- 鸡冠 Crista galli
- 筛板 Cribriform plate
- 筛骨迷路 Ethmoidal labyrinth
- 垂直板 Perpendicular plate
- 眶 Orbit
- 鼻腔 Nasal cavity

B 上外侧面观（右侧）

- 筛窦 Ethmoidal sinus
- 鸡冠 Crista galli
- 筛孔 Cribriform foramina
- 前 Anterior
- 垂直板 Perpendicular plate
- 眶面 Orbital surface

C 前面观

- 鸡冠 Crista galli
- 筛窦 Ethmoidal sinus
- 眶面 Orbital surface
- 鼻面 Nasal surface
- 垂直板 Perpendicular plate
- 中鼻甲 Middle nasal concha

图1-13　筛骨

筛骨 {
形态：冠状切面上形似"巾"字。
位置：两眶之间，参与构成鼻腔上部。
分部：筛板、垂直板和筛骨迷路（有上、中鼻甲）。
}

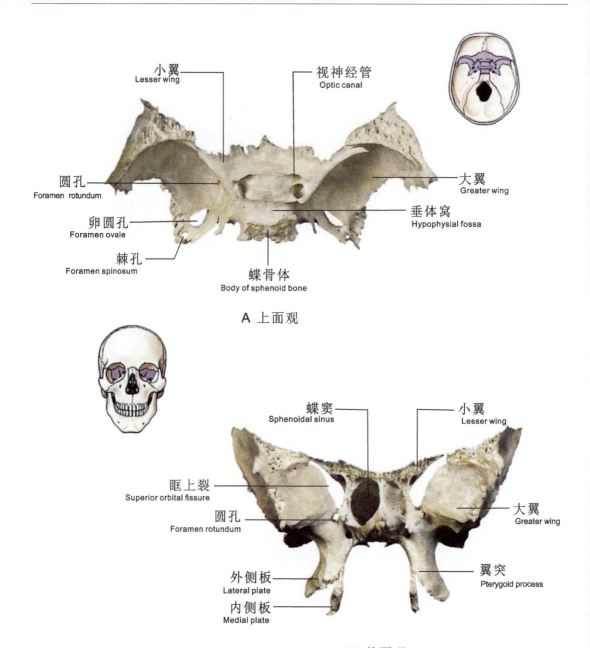

小翼 Lesser wing

视神经管 Optic canal

圆孔 Foramen rotundum

大翼 Greater wing

垂体窝 Hypophysial fossa

卵圆孔 Foramen ovale

棘孔 Foramen spinosum

蝶骨体 Body of sphenoid bone

A 上面观

蝶窦 Sphenoidal sinus

小翼 Lesser wing

眶上裂 Superior orbital fissure

圆孔 Foramen rotundum

大翼 Greater wing

翼突 Pterygoid process

外侧板 Lateral plate

内侧板 Medial plate

B 前面观

图1-14　蝶骨

蝶骨 ──┬── 形态和位置：形似蝴蝶，位于颅底中央。
　　　　│
　　　　└── 分部与结构 ──┬── 蝶骨体：蝶窦、垂体窝。
　　　　　　　　　　　　　├── 小翼：视神经管、眶上裂。
　　　　　　　　　　　　　├── 大翼：圆孔、卵圆孔和棘孔。
　　　　　　　　　　　　　└── 翼突：翼管。

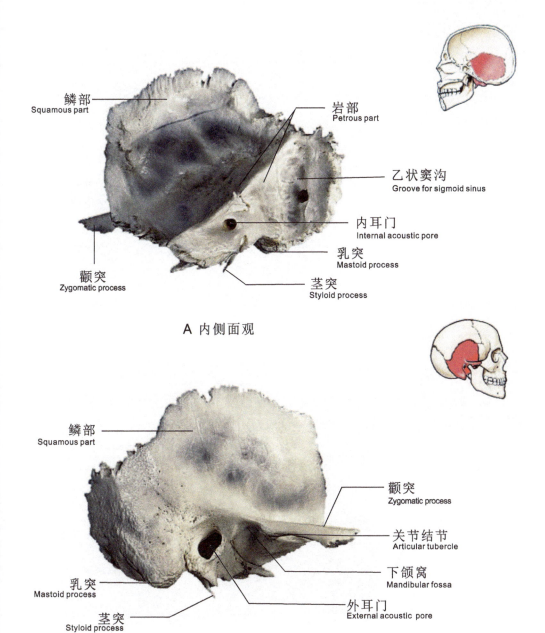

鳞部
Squamous part

岩部
Petrous part

乙状窦沟
Groove for sigmoid sinus

内耳门
Internal acoustic pore

乳突
Mastoid process

颧突
Zygomatic process

茎突
Styloid process

A 内侧面观

鳞部
Squamous part

颧突
Zygomatic process

关节结节
Articular tubercle

下颌窝
Mandibular fossa

乳突
Mastoid process

茎突
Styloid process

外耳门
External acoustic pore

B 外侧面观

图1-15　颞骨

颞骨 {
　分部：以外耳门为中心，分为鳞部、鼓部和岩部。
　主要结构 {
　　外侧面：外耳门、颧突和乳突等。
　　岩　部 {
　　　岩部前面：弓状隆起、鼓室盖和三叉神经压迹等。
　　　岩部后面：内耳门。
　　　岩部下面：乳突、茎乳孔、乳突和颈动脉管外口等。
　　}
　}
}

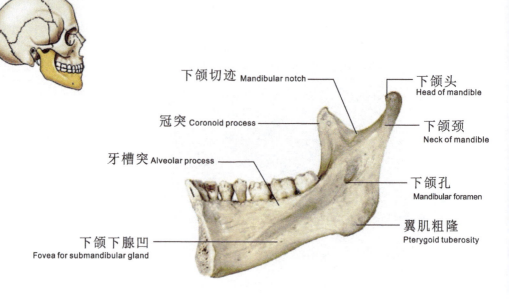

A 内面观

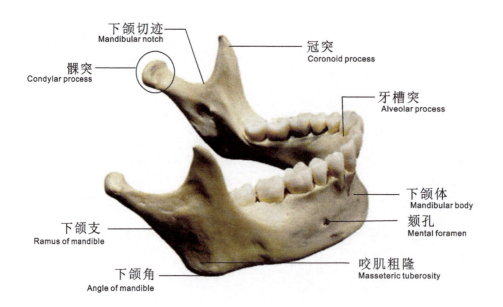

B 右侧面观

图1-16　下颌骨

下颌骨 { 形态：呈"马蹄铁"形，分一体两支。
结构：冠突、髁突、下颌头、下颌切迹、下颌角、咬肌粗隆、下颌孔和颏孔。
特点：颅骨中唯一能活动的骨。

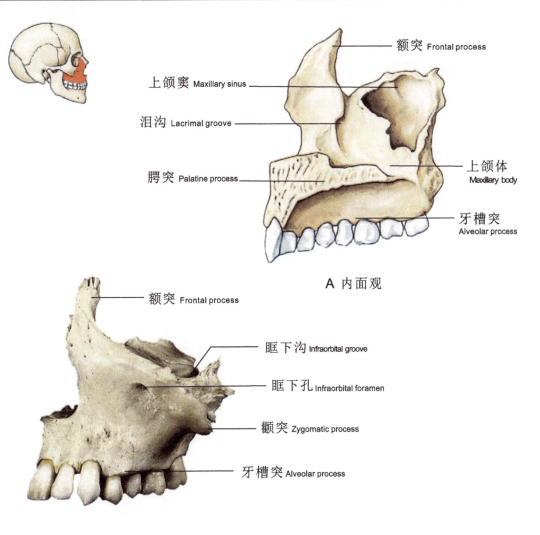

额突 Frontal process

上颌窦 Maxillary sinus

泪沟 Lacrimal groove

腭突 Palatine process

上颌体 Maxillary body

牙槽突 Alveolar process

A 内面观

额突 Frontal process

眶下沟 Infraorbital groove

眶下孔 Infraorbital foramen

颧突 Zygomatic process

牙槽突 Alveolar process

B 外面观

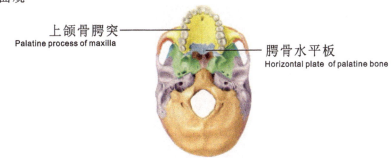

上颌骨腭突 Palatine process of maxilla

腭骨水平板 Horizontal plate of palatine bone

C 骨腭（下面观）

图1-17　上颌骨

上颌骨 { 分部：一体四突（额突、颧突、牙槽突和腭突）。

结构：上颌窦、眶下沟、眶下管、眶下孔和切牙孔等。

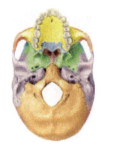
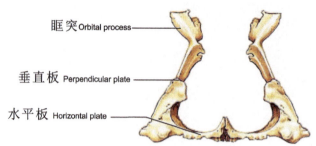

眶突 Orbital process

垂直板 Perpendicular plate

水平板 Horizontal plate

A 前面观

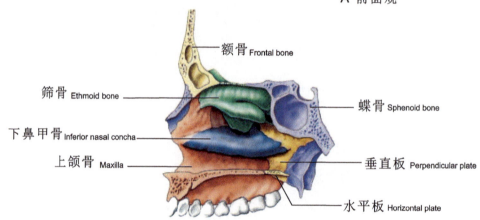

额骨 Frontal bone

筛骨 Ethmoid bone

下鼻甲骨 Inferior nasal concha

上颌骨 Maxilla

蝶骨 Sphenoid bone

垂直板 Perpendicular plate

水平板 Horizontal plate

B 骨性鼻腔（内面）

图1-18　腭骨

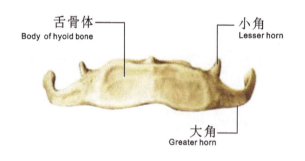

舌骨体
Body of hyoid bone

小角
Lesser horn

大角
Greater horn

A 前面观

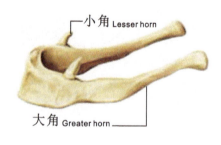

小角 Lesser horn

大角 Greater horn

B 左侧面观

图1-19　舌骨

腭骨 { 形态：呈"L"形。
分部 { 垂直板：构成鼻腔外侧壁后份。
水平板：构成骨腭后份。

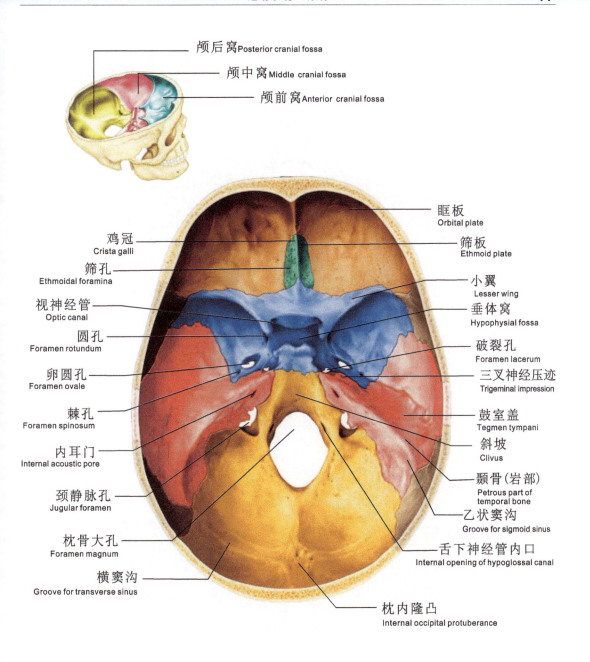

颅后窝 Posterior cranial fossa

颅中窝 Middle cranial fossa

颅前窝 Anterior cranial fossa

鸡冠
Crista galli

筛孔
Ethmoidal foramina

视神经管
Optic canal

圆孔
Foramen rotundum

卵圆孔
Foramen ovale

棘孔
Foramen spinosum

内耳门
Internal acoustic pore

颈静脉孔
Jugular foramen

枕骨大孔
Foramen magnum

横窦沟
Groove for transverse sinus

眶板
Orbital plate

筛板
Ethmoid plate

小翼
Lesser wing

垂体窝
Hypophysial fossa

破裂孔
Foramen lacerum

三叉神经压迹
Trigeminal impression

鼓室盖
Tegmen tympani

斜坡
Clivus

颞骨（岩部）
Petrous part of
temporal bone

乙状窦沟
Groove for sigmoid sinus

舌下神经管内口
Internal opening of hypoglossal canal

枕内隆凸
Internal occipital protuberance

图1-20　颅底内面观

颅底内面观
- 颅前窝：鸡冠、筛板和筛孔等。
- 颅中窝
  - 孔裂：视神经管、眶上裂、圆孔、卵圆孔、棘孔、破裂孔和颈动脉管内口。
  - 其它结构：蝶鞍、垂体窝、三叉神经压迹、鼓室盖和弓状隆起等。
- 颅后窝
  - 孔裂：枕骨大孔、舌下神经管内口、颈静脉孔和内耳门。
  - 其它结构：枕内隆凸、横窦沟和乙状窦沟等。

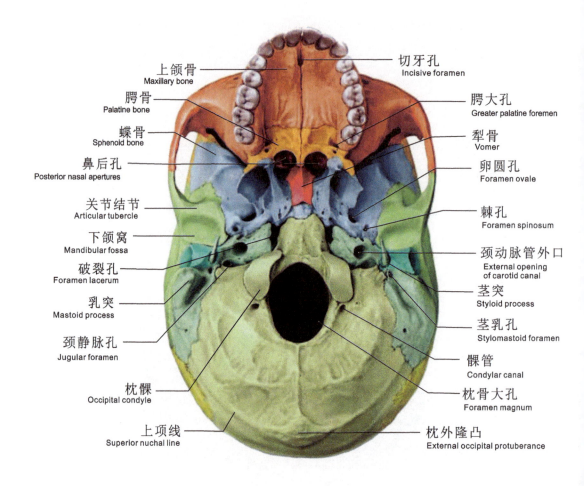

上颌骨
Maxillary bone

腭骨
Palatine bone

蝶骨
Sphenoid bone

鼻后孔
Posterior nasal apertures

关节结节
Articular tubercle

下颌窝
Mandibular fossa

破裂孔
Foramen lacerum

乳突
Mastoid process

颈静脉孔
Jugular foramen

枕髁
Occipital condyle

上项线
Superior nuchal line

切牙孔
Incisive foramen

腭大孔
Greater palatine foremen

犁骨
Vomer

卵圆孔
Foramen ovale

棘孔
Foramen spinosum

颈动脉管外口
External opening
of carotid canal

茎突
Styloid process

茎乳孔
Stylomastoid foramen

髁管
Condylar canal

枕骨大孔
Foramen magnum

枕外隆凸
External occipital protuberance

图1-21　颅底外面观

颅底外面观 {
骨腭为标志：切牙孔、腭大孔和鼻后孔。

枕骨大孔为标志：枕髁、颈静脉孔、颈动脉管外口和舌下神经管外口。

乳突为标志：茎乳孔、茎突、下颌窝和关节结节。
}

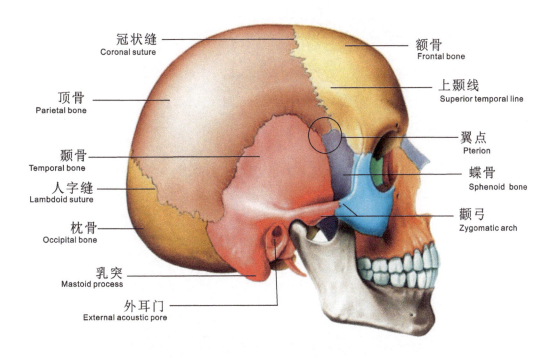

图1-22 颅侧面观

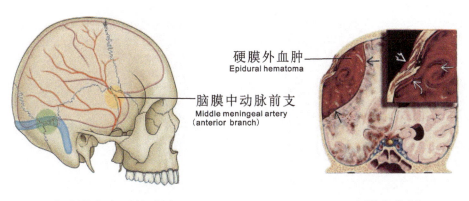

A 通过翼点内面的动脉   B 翼点骨折

图1-23 翼点

颅侧面观 {
　结构：外耳门、乳突、颧弓、颞窝、颞下窝和翼点等。
　翼点 {
　　位置：颞窝前下部，颧弓中点上方两横指。
　　构成：由额、顶、蝶、颞四骨汇合形成的"H"形缝。
　　特点：骨质薄弱，内面有脑膜中动脉前支通过。
　　意义：翼点骨折易伤及该动脉导致硬膜外血肿。
}

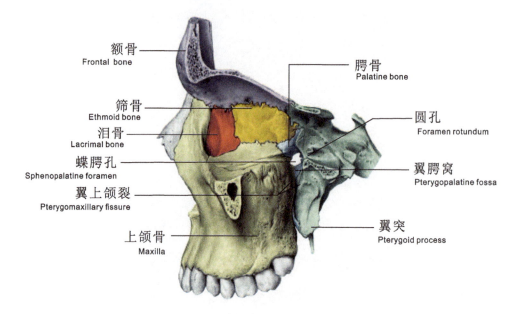

A 侧面观

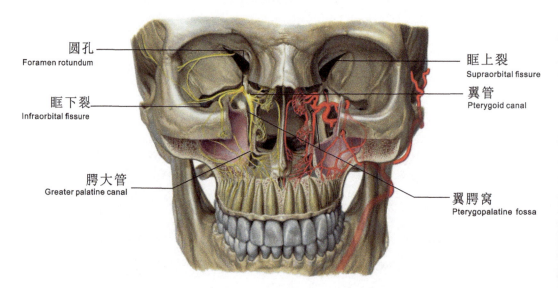

B 前面观

图1-24 翼腭窝

翼腭窝 {
- 位置：深藏于颞下窝内侧，上颌骨体、蝶骨翼突和腭骨间的狭窄间隙。
- 内容：血管、神经。
- 交通 {
  - 向外：经翼上颌裂→颞下窝
  - 向前：经眶下裂→眶
  - 向内：经蝶腭孔→鼻腔
  - 向后：经圆孔→颅中窝；经翼管→颅底外面
  - 向下：经腭大管→腭大孔→口腔
}
}

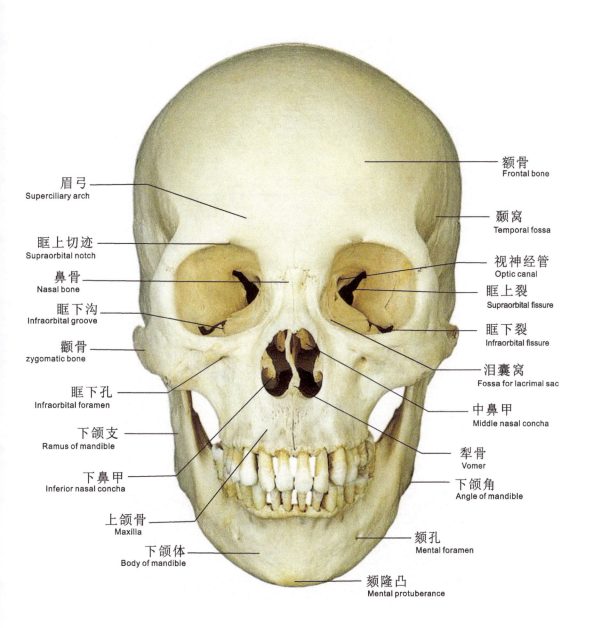

眉弓
Superciliary arch

眶上切迹
Supraorbital notch

鼻骨
Nasal bone

眶下沟
Infraorbital groove

颧骨
zygomatic bone

眶下孔
Infraorbital foramen

下颌支
Ramus of mandible

下鼻甲
Inferior nasal concha

上颌骨
Maxilla

下颌体
Body of mandible

额骨
Frontal bone

颞窝
Temporal fossa

视神经管
Optic canal

眶上裂
Supraorbital fissure

眶下裂
Infraorbital fissure

泪囊窝
Fossa for lacrimal sac

中鼻甲
Middle nasal concha

犁骨
Vomer

下颌角
Angle of mandible

颏孔
Mental foramen

颏隆凸
Mental protuberance

图1-25　颅前面观

颅前面观 {
额区：额结节、眶上缘、眉弓和眉间等。

眶：为四棱锥体形腔隙。

骨性鼻腔：位于面颅中央，两眶与上颌骨之间。
}

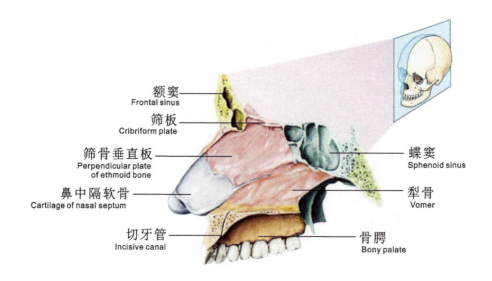

额窦 Frontal sinus
筛板 Cribriform plate
筛骨垂直板 Perpendicular plate of ethmoid bone
鼻中隔软骨 Cartilage of nasal septum
切牙管 Incisive canal
蝶窦 Sphenoid sinus
犁骨 Vomer
骨腭 Bony palate

A 鼻中隔内侧面观

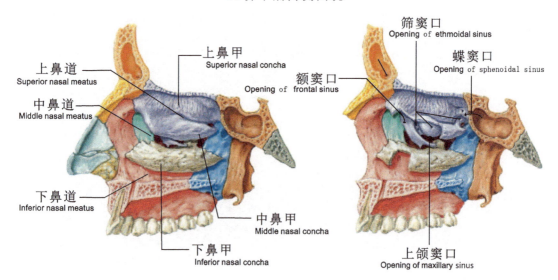

上鼻道 Superior nasal meatus
中鼻道 Middle nasal meatus
下鼻道 Inferior nasal meatus
上鼻甲 Superior nasal concha
中鼻甲 Middle nasal concha
下鼻甲 Inferior nasal concha

B 鼻腔外侧壁

筛窦口 Opening of ethmoidal sinus
蝶窦口 Opening of sphenoidal sinus
额窦口 Opening of frontal sinus
上颌窦口 Opening of maxillary sinus

C 鼻旁窦开口（部分鼻甲切除）

图1-26 骨性鼻腔

表1-1 鼻旁窦的名称、位置与开口

名称	位置	开口
额窦	额骨眉弓深面	中鼻道
蝶窦	蝶骨体内	蝶筛隐窝
筛窦	筛骨迷路内	后群：上鼻道；前、中群：中鼻道
上颌窦	上颌骨体内	中鼻道

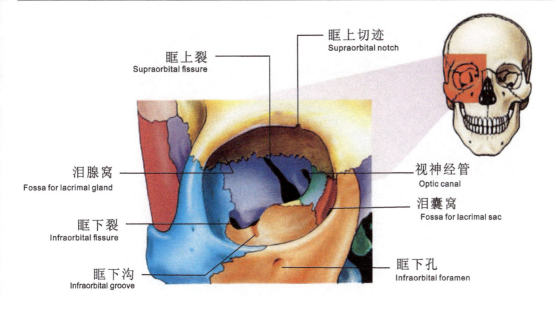

图1-27　眶

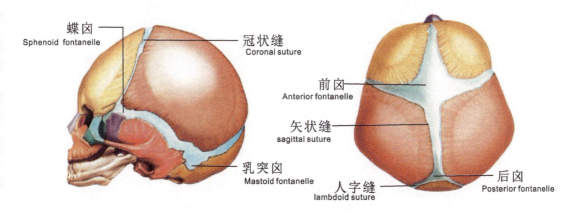

图1-28　新生儿颅

眶
- 构成：眶尖、眶底、四壁（上、下、内侧和外侧壁）。
- 形态：为尖朝后内侧、底朝前外侧的四面锥体形腔隙。
- 结构：泪腺窝、眶下沟、眶下管、眶下孔、泪囊窝、眶上裂和眶下裂等。

新生儿颅
- 特点：脑颅远大于面颅（脑颅:面颅成人为4:1，新生儿为8:1）。
  颅顶呈五角形；存在颅囟。
- 主要颅囟
  - 前囟：位于矢状缝与冠状缝相接处，呈菱形，最大，生后1~2岁闭合。
  - 后囟：位于矢状缝与人字缝相接处，呈三角形，生后不久闭合。

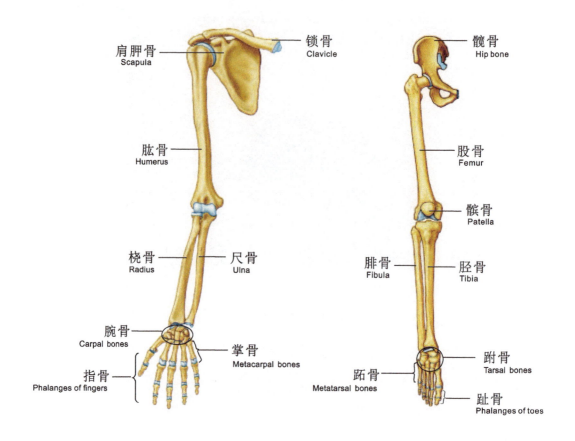

图1-29 上肢和下肢骨骼（右侧）

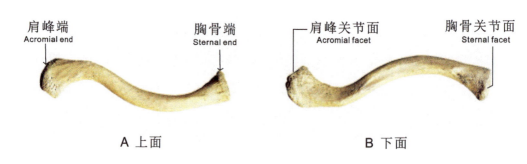

A 上面   B 下面

图1-30 锁骨（右侧）

上肢骨 { 上肢带骨：锁骨和肩胛骨。
         自由上肢骨：肱骨、尺骨、桡骨、腕骨、掌骨和指骨。

下肢骨 { 下肢带骨：髋骨。
         自由下肢骨：股骨、髌骨、胫骨、腓骨、跗骨、跖骨和趾骨。

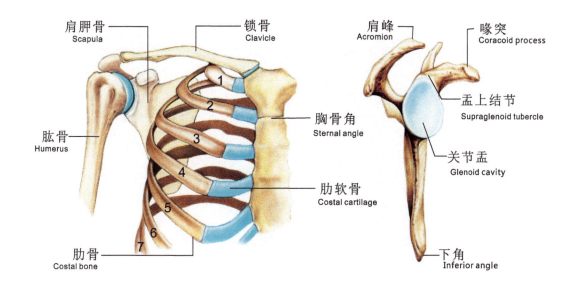

A 肩胛骨的位置

B 侧面观

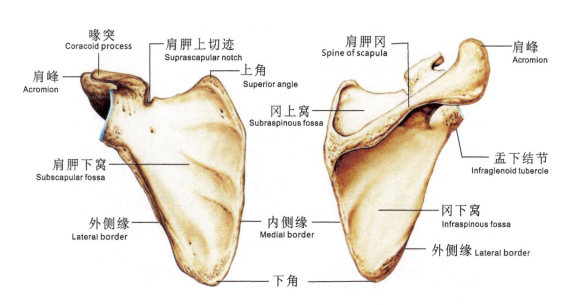

C 前面观   Inferior angle   D 后面观

图1-31 肩胛骨（右侧）

肩胛骨 { 形态：呈倒置三角形，有两面、三缘和三角。

结构：关节盂、肩胛下窝、肩胛冈、冈上窝、冈下窝、肩峰、喙突、上角、下角和肩胛上切迹等。

体表标志：肩峰、喙突和下角。

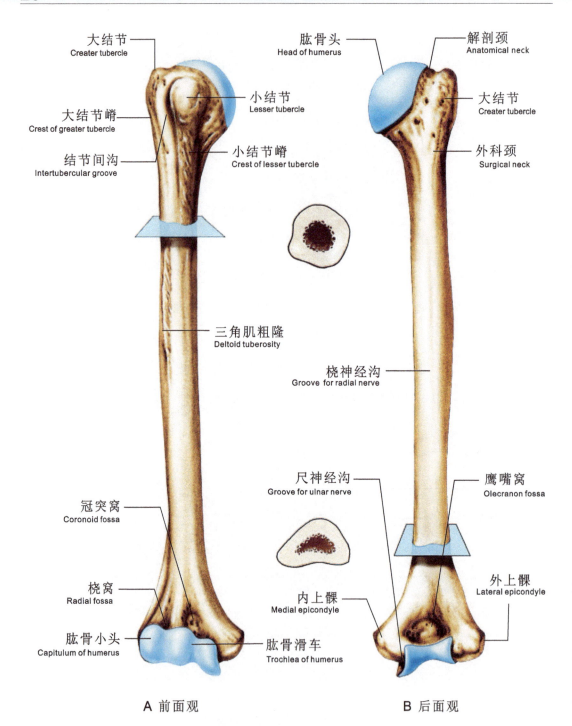

大结节
Creater tubercle

小结节
Lesser tubercle

大结节嵴
Crest of greater tubercle

结节间沟
Intertubercular groove

小结节嵴
Crest of lesser tubercle

三角肌粗隆
Deltoid tuberosity

冠突窝
Coronoid fossa

桡窝
Radial fossa

肱骨小头
Capitulum of humerus

内上髁
Medial epicondyle

肱骨滑车
Trochlea of humerus

肱骨头
Head of humerus

解剖颈
Anatomical neck

大结节
Creater tubercle

外科颈
Surgical neck

桡神经沟
Groove for radial nerve

尺神经沟
Groove for ulnar nerve

鹰嘴窝
Olecranon fossa

外上髁
Lateral epicondyle

A 前面观　　　　　　　　　　　B 后面观

图1-32　肱骨（右侧）

　　　　　形态：属长骨，分一体两端。

肱骨 ｛ 主要结构：肱骨头、外科颈、桡神经沟、肱骨滑车、肱骨小头和尺神经沟等。

　　　　　体表标志：大结节、内上髁和外上髁。

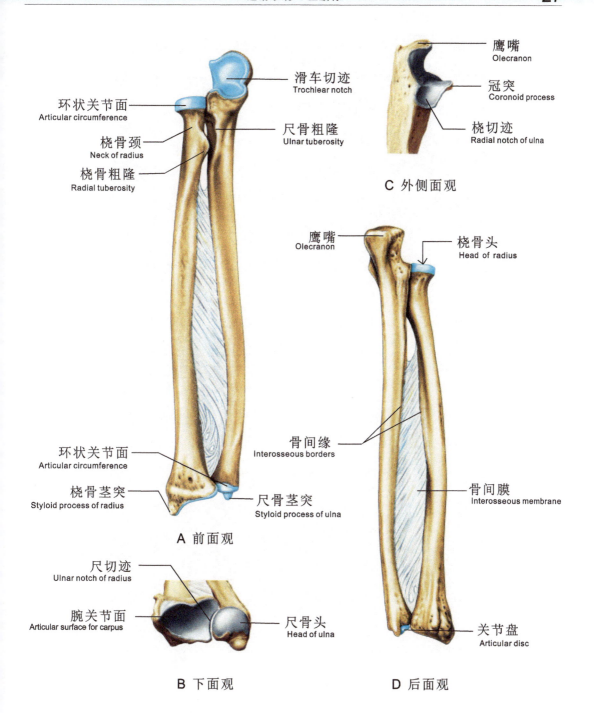

滑车切迹
Trochlear notch

环状关节面
Articular circumference

桡骨颈
Neck of radius

桡骨粗隆
Radial tuberosity

尺骨粗隆
Ulnar tuberosity

鹰嘴
Olecranon

冠突
Coronoid process

桡切迹
Radial notch of ulna

C 外侧面观

鹰嘴
Olecranon

桡骨头
Head of radius

骨间缘
Interosseous borders

骨间膜
Interosseous membrane

环状关节面
Articular circumference

桡骨茎突
Styloid process of radius

尺骨茎突
Styloid process of ulna

A 前面观

尺切迹
Ulnar notch of radius

腕关节面
Articular surface for carpus

尺骨头
Head of ulna

B 下面观

关节盘
Articular disc

D 后面观

图1-33　尺骨和桡骨(右侧)

位置：尺骨位于内侧，桡骨位于外侧。

尺骨和桡骨

尺骨：滑车切迹、鹰嘴、桡切迹、尺骨粗隆、尺骨头和尺骨茎突等。

桡骨：桡骨头、桡骨颈、环状关节面、桡骨粗隆、尺切迹和桡骨茎突等。

体表标志：鹰嘴、桡骨茎突和尺骨茎突。

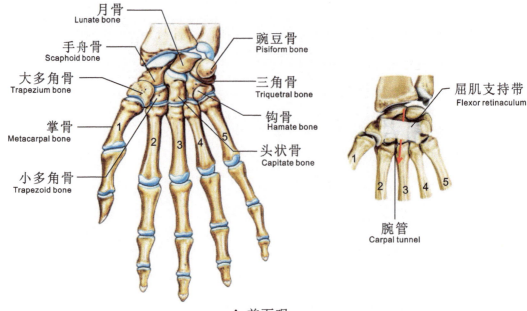

A 前面观

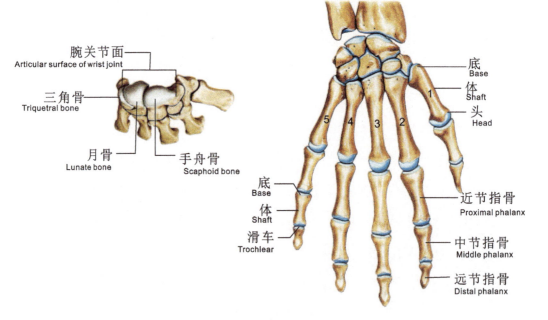

B 后面观

图1-34　手骨(右侧)

手骨 {
　分部：腕骨（8块）、掌骨（5块）和指骨（14块）。
　特点 {
　　腕骨：分两列，由桡侧至尺侧口诀为"舟月三角豆，大小头状钩"。
　　掌骨：自桡侧至尺侧依次为第1～5掌骨。
　　指骨：除拇指为2节外，其余均为3节（近、中和远节指骨）。
　}
}

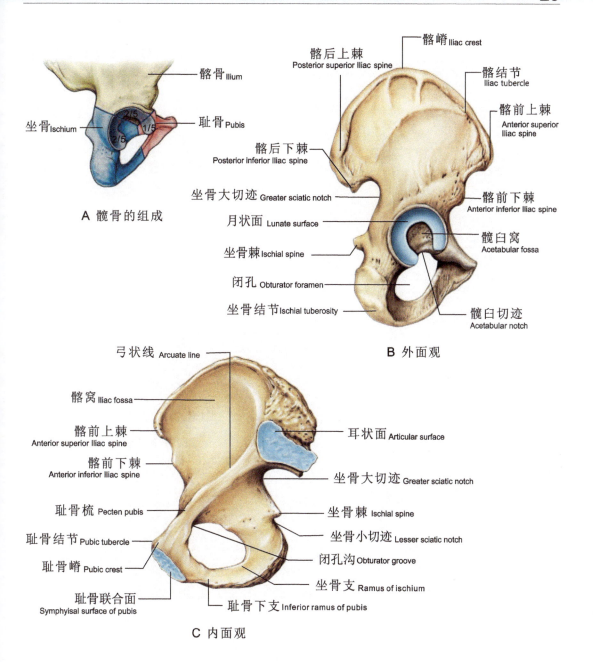

A 髋骨的组成

B 外面观

C 内面观

图1-35　髋骨（右侧）

髋骨 { 形态：为不规则骨，由髂骨、坐骨和耻骨三骨融合而成，三骨体融合处形成髋臼。

分部及结构 {
髂骨（髂骨体，髂骨翼）：髂嵴，髂前上、下棘，髂后上、下棘，髂结节，耳状面和弓状线等。

耻骨（耻骨体，耻骨上、下支）：耻骨梳，耻骨结节，耻骨嵴和耻骨联合面等。

坐骨（坐骨体，坐骨支）：坐骨棘，坐骨结节和坐骨大、小切迹等。
}

体表标志 {
髂嵴：两侧最高点连线平对L₄棘突，是腰椎穿刺定位标志。

髂前上棘：为臀部肌肉注射和腹部器官定位的重要标志。
}

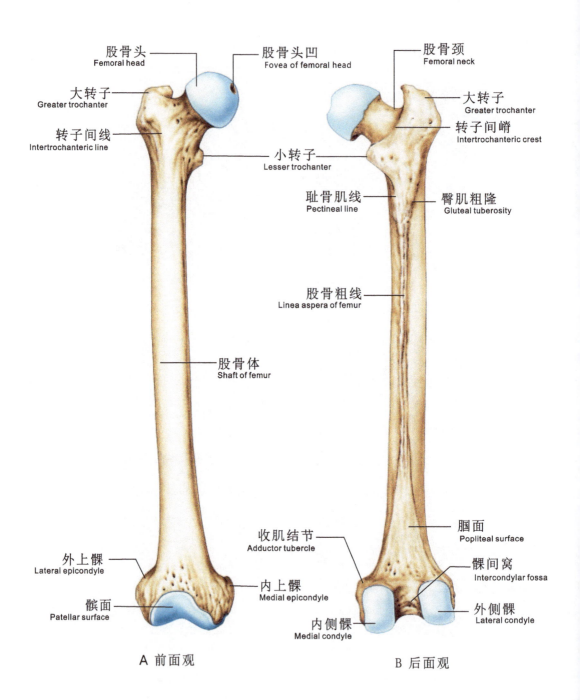

图1-36　股骨（右侧）

股骨 {
形态：为长骨，分一体两端。
结构：股骨头，股骨头凹，股骨颈，大、小转子，粗线，内、外侧髁，
　　　内、外上髁，转子间线和转子间嵴等。
体表标志：大转子、内上髁、外上髁。
}

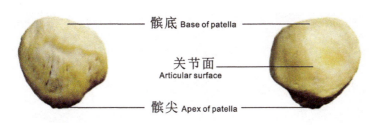

图1-37　髌骨(右侧)

A 前面观　　　　　　　　　　　　B 后面观

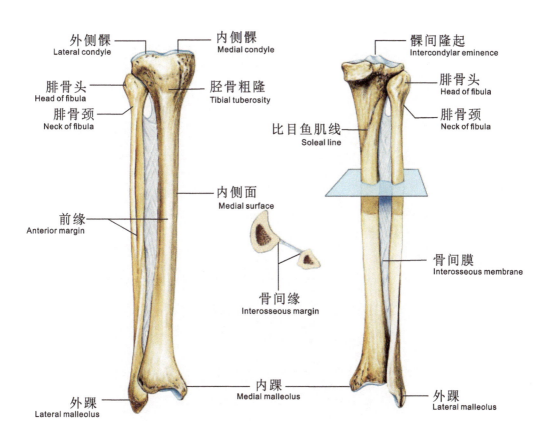

A 前面观　　　　　　　　　　　　B 后面观

图1-38　胫骨与腓骨(右侧)

位置：胫骨在内侧，腓骨在外侧。

胫骨结构：内、外侧髁，胫骨粗隆，比目鱼肌线和内踝等。

胫骨
腓骨

腓骨结构：腓骨头，腓骨颈和外踝等。

体表标志：胫骨粗隆，腓骨头，内踝和外踝。

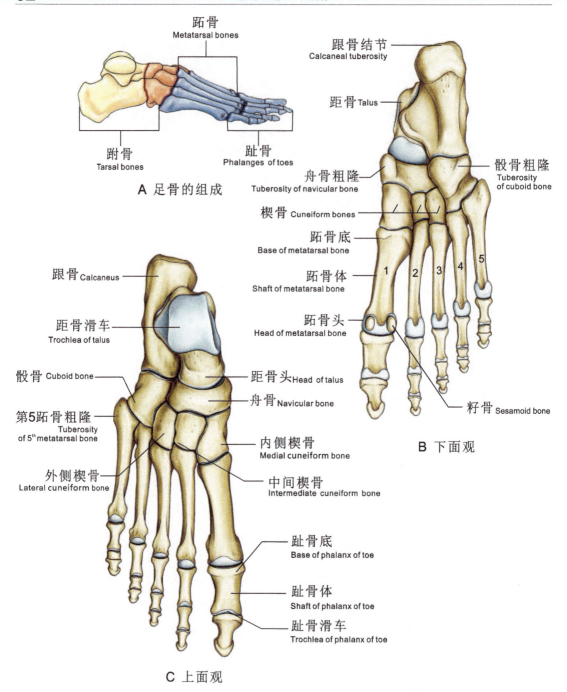

跖骨
Metatarsal bones

跗骨
Tarsal bones

趾骨
Phalanges of toes

A 足骨的组成

跟骨结节
Calcaneal tuberosity

距骨 Talus

舟骨粗隆
Tuberosity of navicular bone

骰骨粗隆
Tuberosity of cuboid bone

楔骨 Cuneiform bones

跖骨底
Base of metatarsal bone

跖骨体
Shaft of metatarsal bone

跖骨头
Head of metatarsal bone

籽骨 Sesamoid bone

B 下面观

跟骨 Calcaneus

距骨滑车
Trochlea of talus

骰骨 Cuboid bone

第5跖骨粗隆
Tuberosity of 5ᵗʰ metatarsal bone

外侧楔骨
Lateral cuneiform bone

距骨头 Head of talus

舟骨 Navicular bone

内侧楔骨
Medial cuneiform bone

中间楔骨
Intermediate cuneiform bone

趾骨底
Base of phalanx of toe

趾骨体
Shaft of phalanx of toe

趾骨滑车
Trochlea of phalanx of toe

C 上面观

图1-39　　足骨(右侧)

足骨 {
　分部：跗骨(7块)、跖骨(5块)和趾骨(14块)。
　跗骨 {
　　近侧列：距骨和跟骨。
　　中间列：足舟骨。
　　远侧列（由内侧向外侧）：内侧、中间、外侧楔骨和骰骨。
　}
　重要结构：跟骨结节和距骨滑车。
}

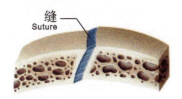

矢状缝
Sagittal suture

人字缝
Lambdoid suture

缝
Suture

A 缝

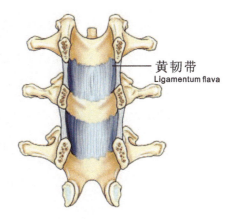

黄韧带
Ligamentum flava

B 韧带连结

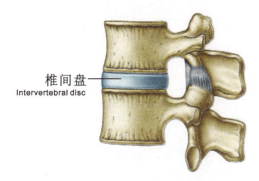

椎间盘
Intervertebral disc

C 纤维软骨结合

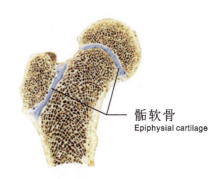

骺软骨
Epiphysial cartilage

D 透明软骨结合

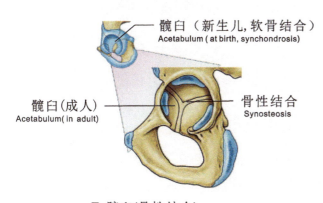

髋臼（新生儿, 软骨结合）
Acetabulum (at birth, synchondrosis)

髋臼（成人）
Acetabulum(in adult)

骨性结合
Synosteosis

E 髋臼(骨性结合)

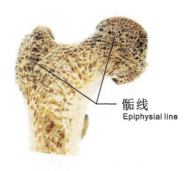

骺线
Epiphysial line

F 骺线(骨性结合)

图1-40 直接连结

直接连结 { 纤维连结：韧带（如棘间韧带）和缝（如冠状缝）。
软骨连结：透明软骨连接（如骺软骨）和纤维软骨连接（如椎间盘）。
骨性结合：一般由纤维连结和软骨连接骨化而成（如骶骨）。

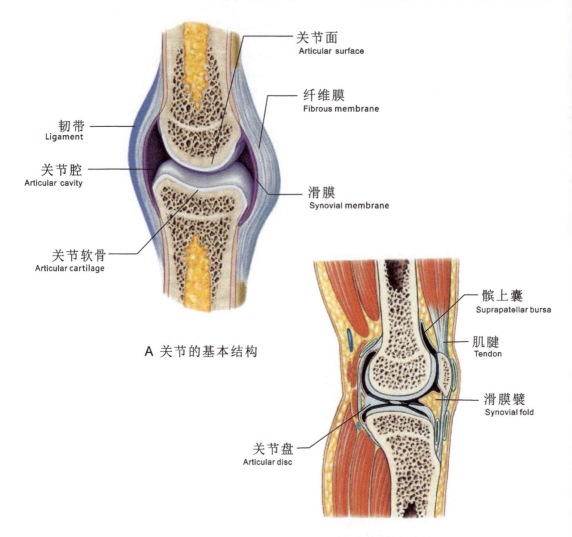

A 关节的基本结构

B 关节的辅助结构

图1-41　关节的结构

关节面：包括关节头和关节窝，其覆盖的关节软骨光滑而富有弹性。

基本结构｛关节囊：分为纤维膜和滑膜，滑膜可产生滑液。

关节腔：由关节囊的滑膜层和关节软骨共同围成的潜在密闭间隙，呈负压，可增强关节稳定性。其内有少量滑液，可减少摩擦。

关节的结构

韧带：分囊内、外韧带，囊内韧带见于膝交叉韧带，髋关节的股骨头韧带。

辅助结构｛关节盘：可增加关节的稳定性、灵活性和弹性。见于胸锁关节、腕关节、膝关节和颞下颌关节。

关节唇：可加深关节窝，增强关节稳定性。见于肩关节和髋关节。

滑膜襞和滑膜囊：具有扩大滑膜面积、填充调节和减少摩擦作用。

关节的运动：包括屈和伸、收和展、内旋与外旋及环转运动。

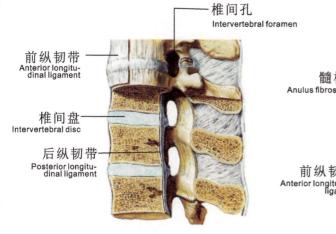

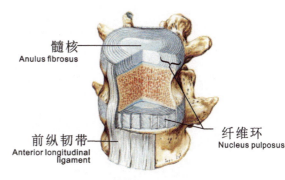

A 脊柱（矢状面观）　　　　　　　B 椎间盘（切开）

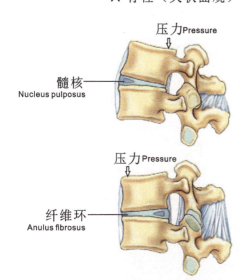

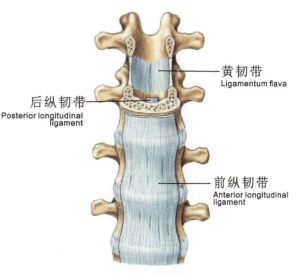

C 椎间盘参与脊柱运动　　　　　　D 脊柱（前面观）

图1-42 椎体间的连结

椎体间的连结

椎间盘
- 位置：连接相邻椎体之间的纤维软骨盘。
- 构成：由周围的纤维环和中央的髓核构成。
- 特点：富有弹性。
- 功能：连结椎体，缓冲震荡，增加脊柱的运动幅度。
- 临床：椎间盘突出症。

前纵韧带
- 位置：位于椎体和椎间盘前面，上起枕骨大孔前缘，下至S_1椎体。
- 功能：连结椎体和椎间盘，防止椎间盘突出，限制脊柱过度后伸。

后纵韧带
- 位置：位于椎体和椎间盘后面，上起颅底，下至骶骨。
- 功能：连结椎体上、下缘和椎间盘，限制脊柱过度前屈。

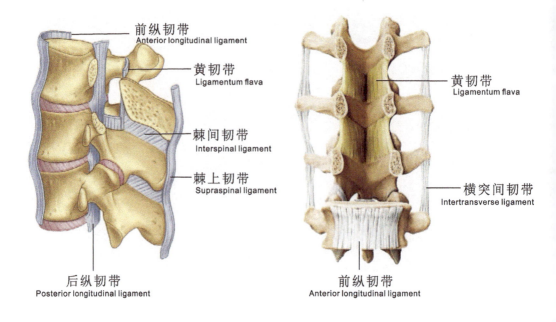

A 脊柱（左后外侧面观）　　　　　　B 脊柱（椎管冠状切面）

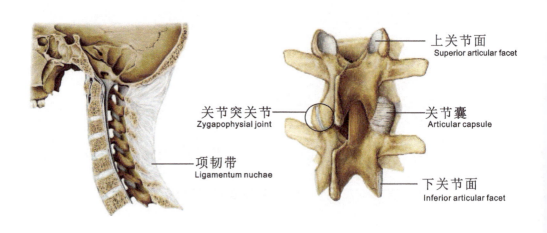

C 脊柱颈部（矢状面观）　　　　　　D 脊柱（右后外侧面观）

图1-43　椎弓间的连结

椎弓间的连结 ｛

黄韧带 ｛ 位置：位于椎管后壁，由连接相邻椎弓板之间的黄色弹性纤维构成。

功能：参与围成椎管后壁，限制脊柱过度前屈。

其它韧带：棘间韧带、棘上韧带和横突间韧带。

关节突关节：联合关节。

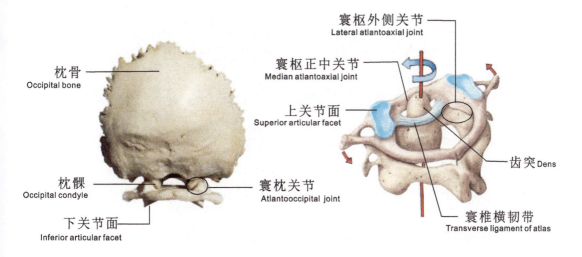

枕骨
Occipital bone

枕髁
Occipital condyle

下关节面
Inferior articular facet

寰枕关节
Atlantooccipital joint

A 寰枕关节

寰枢外侧关节
Lateral atlantoaxial joint

寰枢正中关节
Median atlantoaxial joint

上关节面
Superior articular facet

齿突 Dens

寰椎横韧带
Transverse ligament of atlas

B 寰枢关节

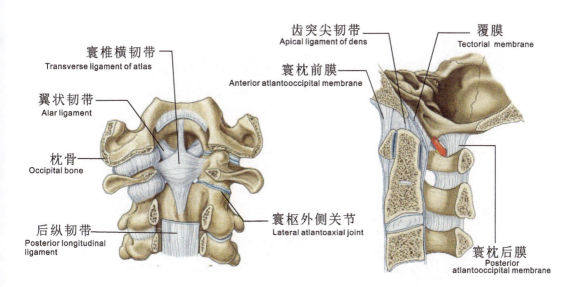

寰椎横韧带
Transverse ligament of atlas

翼状韧带
Alar ligament

枕骨
Occipital bone

后纵韧带
Posterior longitudinal ligament

寰枢外侧关节
Lateral atlantoaxial joint

C 脊柱颈部（冠状切面）

齿突尖韧带
Apical ligament of dens

覆膜
Tectorial membrane

寰枕前膜
Anterior atlantooccipital membrane

寰枕后膜
Posterior atlantooccipital membrane

D 脊柱颈部（矢状切面）

图1-44　寰枕、寰枢关节

寰枕关节 { 构成：由枕髁与寰椎上关节凹构成，属联合关节。
　　　　　 运动：头部俯仰和侧屈运动。

寰枢关节 { 构成 { 寰枢正中关节：由枢椎齿突与寰椎齿突凹以及寰椎横韧带构成。
　　　　　　　　　 寰枢外侧关节：由两侧枢椎上关节面和寰椎下关节面构成。
　　　　　　 运动：寰枢、正中与外侧关节沿齿突垂直轴作旋转运动。

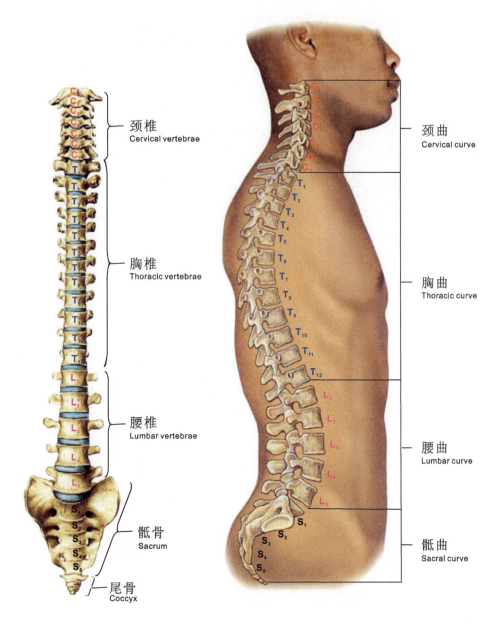

颈椎
Cervical vertebrae

胸椎
Thoracic vertebrae

腰椎
Lumbar vertebrae

骶骨
Sacrum

尾骨
Coccyx

A 前面观

颈曲
Cervical curve

胸曲
Thoracic curve

腰曲
Lumbar curve

骶曲
Sacral curve

B 侧面观

图1-45　脊柱

脊柱 {

组成：由24块椎骨、1块骶骨和1块尾骨借骨连结形成，构成人体中轴。

整体观 {
前面观：椎体体积自上而下依次增大，达S$_2$最宽，而后体积迅速减小。

后面观：棘突(颈椎短而分叉；胸椎细长呈叠瓦状排列；腰椎呈板状后伸)。

侧面观：颈、胸、腰和骶4个生理性弯曲(颈、腰曲凸向前；胸、骶曲凸向后)。
}

运动：可作屈和伸、侧屈、旋转和环转运动，其中以颈部和腰部最灵活。
}

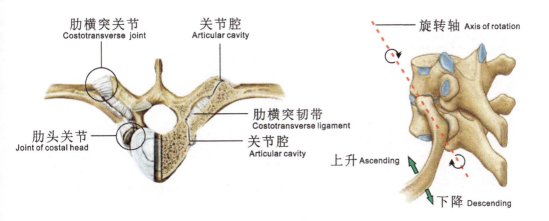

A 肋椎关节的组成　　　　　　　　B 肋椎关节的运动

图1-46　肋椎关节

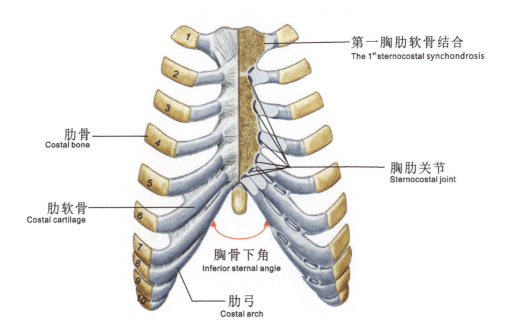

图1-47　胸肋关节

肋的连结 {
肋与胸骨的连结 {
第1肋：属于直接连结。

第2～7肋：属于间接连结。

第8～10肋：借软骨依次附于上位肋软骨连接形成肋弓。

第11～12肋：不与胸骨相连。
}

肋与胸椎的连结：包括肋头关节和肋横突关节，属联合关节，参与呼吸运动。
}

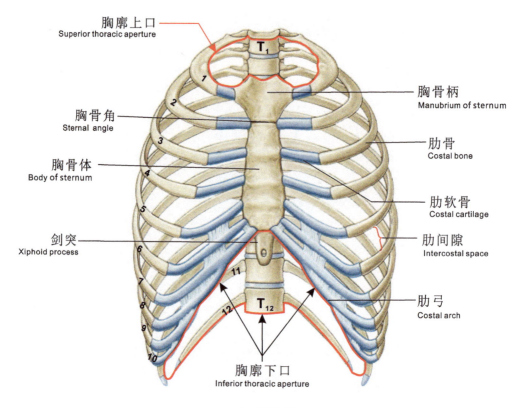

胸廓上口
Superior thoracic aperture

T₁

胸骨柄
Manubrium of sternum

胸骨角
Sternal angle

肋骨
Costal bone

胸骨体
Body of sternum

肋软骨
Costal cartilage

剑突
Xiphoid process

肋间隙
Intercostal space

T₁₂

肋弓
Costal arch

胸廓下口
Inferior thoracic aperture

A 前面观

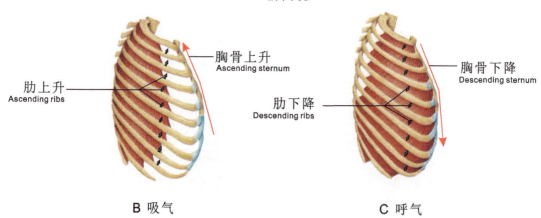

胸骨上升
Ascending sternum

肋上升
Ascending ribs

胸骨下降
Descending sternum

肋下降
Descending ribs

B 吸气

C 呼气

图1-48　胸廓

胸廓 {
　组成：由12块胸椎、12对肋和1块胸骨借骨连结形成。
　形态：呈前后略扁的圆锥形；前壁短，后壁较长和侧壁最长。
　整体观 {
　　胸廓上口：由第1胸椎体、第1肋和胸骨柄上缘围成。
　　胸廓下口：由第12胸椎体、第12肋下缘、第11肋前端、肋弓和剑突围成。
　}
　作用：参与呼吸运动；具有支持和保护的作用。
}

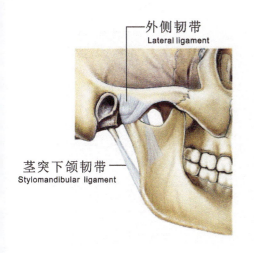
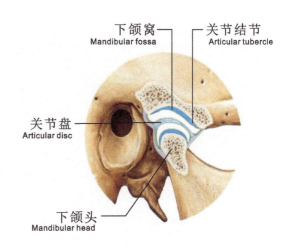

外侧韧带
Lateral ligament

茎突下颌韧带
Stylomandibular ligament

下颌窝
Mandibular fossa

关节结节
Articular tubercle

关节盘
Articular disc

下颌头
Mandibular head

图1-49　颞下颌关节

下颌关节 { 构成：由下颌头和下颌窝、关节结节组成。
特点：关节囊内有关节盘。关节囊松弛，前份薄弱，故易向前脱位。
运动：联合关节，可使下颌骨上提、下降、前进、后退和侧方运动。

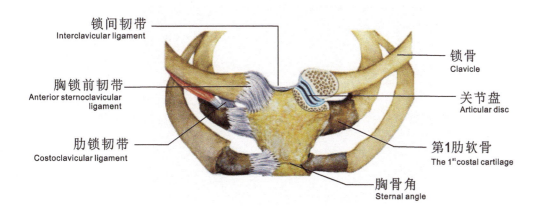

锁间韧带
Interclavicular ligament

胸锁前韧带
Anterior sternoclavicular ligament

肋锁韧带
Costoclavicular ligament

锁骨
Clavicle

关节盘
Articular disc

第1肋软骨
The 1st costal cartilage

胸骨角
Sternal angle

图1-50　胸锁关节

胸锁关节 { 构成：由锁骨的胸骨端、胸骨的锁切迹和第一肋软骨上面共同构成。
特点：关节囊内有关节盘。

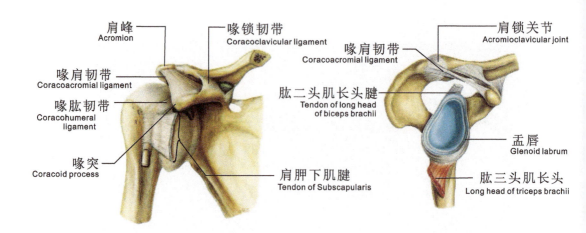

A 前面观

B 侧面观

肩峰 Acromion
喙锁韧带 Coracoclavicular ligament
喙肩韧带 Coracoacromial ligament
喙肱韧带 Coracohumeral ligament
喙突 Coracoid process
肩胛下肌腱 Tendon of Subscapularis
肩锁关节 Acromioclavicular joint
喙肩韧带 Coracoacromial ligament
肱二头肌长头腱 Tendon of long head of biceps brachii
盂唇 Glenoid labrum
肱三头肌长头 Long head of triceps brachii

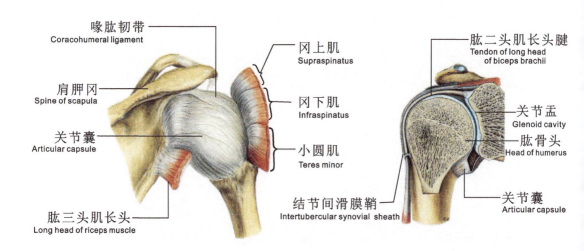

C 后面观

D 冠状切面观

喙肱韧带 Coracohumeral ligament
肩胛冈 Spine of scapula
关节囊 Articular capsule
肱三头肌长头 Long head of riceps muscle
冈上肌 Supraspinatus
冈下肌 Infraspinatus
小圆肌 Teres minor
肱二头肌长头腱 Tendon of long head of biceps brachii
关节盂 Glenoid cavity
肱骨头 Head of humerus
关节囊 Articular capsule
结节间滑膜鞘 Intertubercular synovial sheath

图1-51　肩关节（右侧）

肩关节
- 组成：肱骨头和关节盂构成。为典型球窝关节，是全身最灵活的关节。
- 特点
  - 关节面：头大窝小。
  - 关节囊：薄而松弛，其前、后和上壁有肌腱和韧带加强。有肱二头肌长头腱通过。下壁薄弱，故肱骨头易向前下方脱位。
  - 辅助结构：有关节唇，加深关节窝。
- 运动：屈和伸、收和展、旋内和旋外及环转运动。

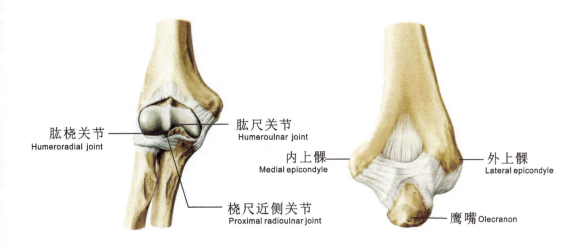

肱桡关节
Humeroradial joint

肱尺关节
Humeroulnar joint

桡尺近侧关节
Proximal radioulnar joint

内上髁
Medial epicondyle

外上髁
Lateral epicondyle

鹰嘴 Olecranon

A 前面观（关节囊打开）

B 后面观

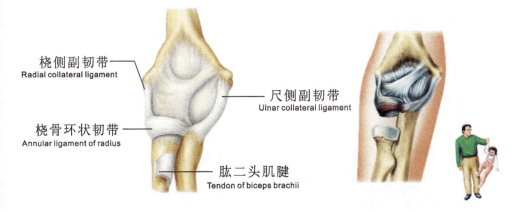

桡侧副韧带
Radial collateral ligament

桡骨环状韧带
Annular ligament of radius

尺侧副韧带
Ulnar collateral ligament

肱二头肌腱
Tendon of biceps brachii

C 前面观

D 桡骨头脱位

图1-52 肘关节（右侧）

肘关节
{
构成：肱骨下端和尺、桡骨上端，包括三个关节即肱桡关节、肱尺关节和桡尺近侧关节。三个关节被包于一个关节囊内。

特点
{
关　节　囊：前、后壁薄而松弛。
辅助结构：内侧有尺侧副韧带，外侧有桡侧副韧带加强；桡骨环状韧带防止桡骨头下脱位。
}

运动：屈和伸。
}

损伤：常见尺桡骨向后脱位，4岁以前小儿易发生桡骨头半脱位。

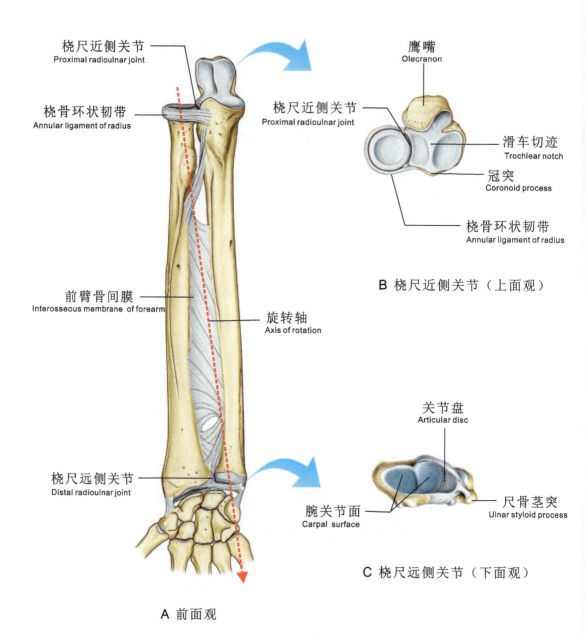

桡尺近侧关节
Proximal radioulnar joint

桡骨环状韧带
Annular ligament of radius

前臂骨间膜
Interosseous membrane of forearm

桡尺远侧关节
Distal radioulnar joint

A 前面观

鹰嘴
Olecranon

桡尺近侧关节
Proximal radioulnar joint

滑车切迹
Trochlear notch

冠突
Coronoid process

桡骨环状韧带
Annular ligament of radius

B 桡尺近侧关节（上面观）

旋转轴
Axis of rotation

关节盘
Articular disc

腕关节面
Carpal surface

尺骨茎突
Ulnar styloid process

C 桡尺远侧关节（下面观）

图1-53　尺桡骨连结（右侧）

尺桡骨连结 ｛
包括：桡尺近侧关节、前臂骨间膜和桡尺远侧关节。

旋转运动 ｛
旋转轴：为桡骨头中心与尺骨头中心的连线。
旋前：桡骨沿旋转轴，转至尺骨前方，手背向前的运动。
旋后：与旋前相反的运动，即桡骨转回尺骨的外侧。

临床：骨间膜在前臂旋前或旋后时最松弛，半旋前时最紧张。故前臂骨折时，应将其
　　　固定于半旋前的位置，以防止骨间膜挛缩。

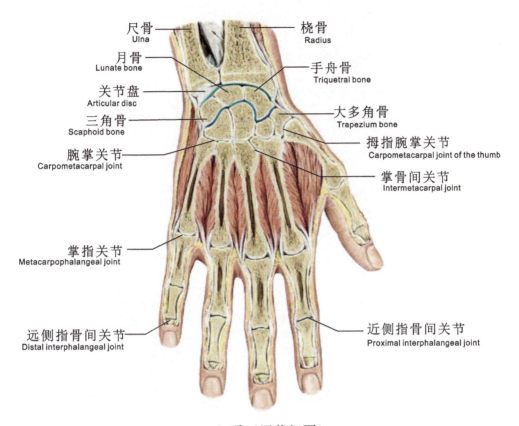

尺骨
Ulna

桡骨
Radius

月骨
Lunate bone

手舟骨
Triquetral bone

关节盘
Articular disc

三角骨
Scaphoid bone

大多角骨
Trapezium bone

腕掌关节
Carpometacarpal joint

拇指腕掌关节
Carpometacarpal joint of the thumb

掌骨间关节
Intermetacarpal joint

掌指关节
Metacarpophalangeal joint

远侧指骨间关节
Distal interphalangeal joint

近侧指骨间关节
Proximal interphalangeal joint

A 手（冠状切面）

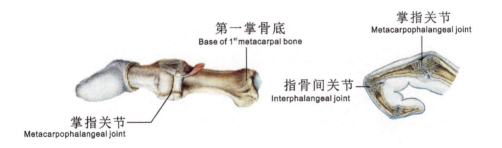

第一掌骨底
Base of 1st metacarpal bone

掌指关节
Metacarpophalangeal joint

指骨间关节
Interphalangeal joint

掌指关节
Metacarpophalangeal joint

B 掌指关节（拇指）　　C 掌指与指骨间关节（示指矢状切面）

图1-54　手关节

手关节 {
　组成：包括桡腕关节、腕骨间关节、腕掌关节、掌指关节和指骨间关节等。

　桡腕关节 {
　　构成：手舟骨、月骨、三角骨和桡骨下端及尺骨下方的关节盘构成。
　　运动：屈和伸；收和展；环转运动。
　}

　拇指腕掌关节 {
　　构成：大多角骨和第一掌骨底。
　　特点：为鞍状关节。
　　运动：屈和伸；收和展；环转运动；对掌运动。
　}
}

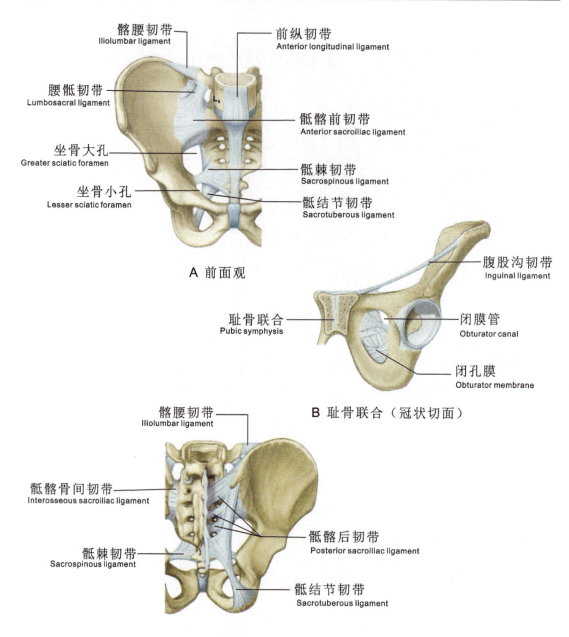

髂腰韧带
Iliolumbar ligament

前纵韧带
Anterior longitudinal ligament

腰骶韧带
Lumbosacral ligament

骶髂前韧带
Anterior sacroiliac ligament

坐骨大孔
Greater sciatic foramen

骶棘韧带
Sacrospinous ligament

坐骨小孔
Lesser sciatic foramen

骶结节韧带
Sacrotuberous ligament

A 前面观

腹股沟韧带
Inguinal ligament

耻骨联合
Pubic symphysis

闭膜管
Obturator canal

闭孔膜
Obturator membrane

B 耻骨联合（冠状切面）

髂腰韧带
Iliolumbar ligament

骶髂骨间韧带
Interosseous sacroiliac ligament

骶髂后韧带
Posterior sacroiliac ligament

骶棘韧带
Sacrospinous ligament

骶结节韧带
Sacrotuberous ligament

C 后面观

图1-55 下肢带骨连结

下肢带骨连结 {
骶髂关节：由骶、髂两骨的耳状面构成，连结牢固，活动甚微。

主要韧带：骶棘韧带和骶结节韧带，参与围成坐骨大孔和坐骨小孔。

耻骨联合：耻骨联合面借耻骨间盘构成，间盘内有耻骨联合腔。

闭孔膜：封闭闭孔，与闭孔沟围成闭膜管，有闭孔血管神经穿过。
}

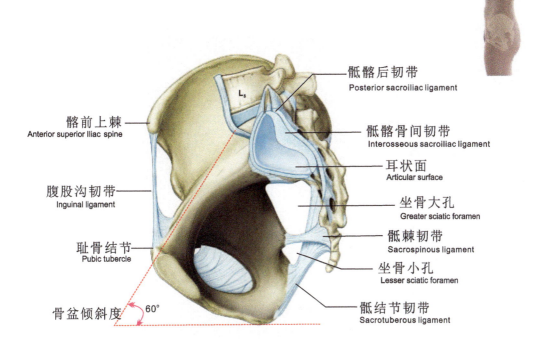

骶髂后韧带
Posterior sacroiliac ligament

髂前上棘
Anterior superior iliac spine

骶髂骨间韧带
Interosseous sacroiliac ligament

耳状面
Articular surface

腹股沟韧带
Inguinal ligament

坐骨大孔
Greater sciatic foramen

骶棘韧带
Sacrospinous ligament

耻骨结节
Pubic tubercle

坐骨小孔
Lesser sciatic foramen

骨盆倾斜度　60°

骶结节韧带
Sacrotuberous ligament

A 骨盆（矢状切面）

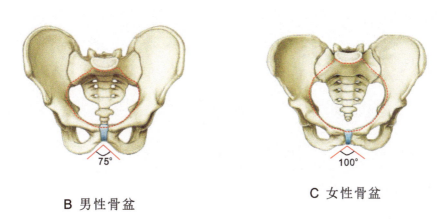

75°

B 男性骨盆

100°

C 女性骨盆

图1-56　骨盆

骨盆
构成：由骶骨、尾骨和左、右髋骨借骨连结构成。
分部：以界线为界，分为大骨盆（假骨盆）和小骨盆（真骨盆）。
界线：为骶岬、弓状线、耻骨梳、耻骨结节、耻骨嵴和耻骨联合上缘围成的环形线。
小骨盆：上口由界线围成。下口由尾骨尖、骶结节韧带、坐骨结节、耻骨弓和耻骨联合下缘围成。女性骨盆腔宽而短、近似圆柱形，有利于胎儿娩出。

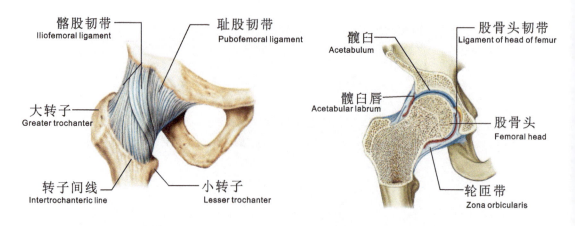

A 前面观

B 冠状切面

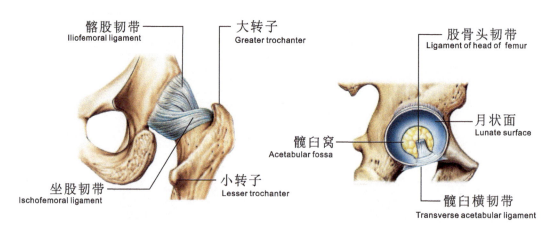

C 后面观

D 髋臼

图1-57 髋关节（右侧）

组成：由髋臼和股骨头构成，属于球窝关节。

髋关节 ｛

特点 ｛

关节面：头大窝小。

关节囊：坚韧致密，后下部相对薄弱，故易向下方脱位。

辅助结构 ｛

韧带 ｛

囊外：有髂股韧带、耻股韧带和坐股韧带加强关节囊。

囊内：有股骨头韧带，内含营养股骨头的血管。

关节唇：髋臼唇，加深关节窝

运动：屈和伸；收和展；旋内和旋外；环转运动。

临床：关节囊前部全部包被股骨颈，后部包绕股骨颈内侧 2/3，故股骨颈骨折有囊内和囊外骨折之分。

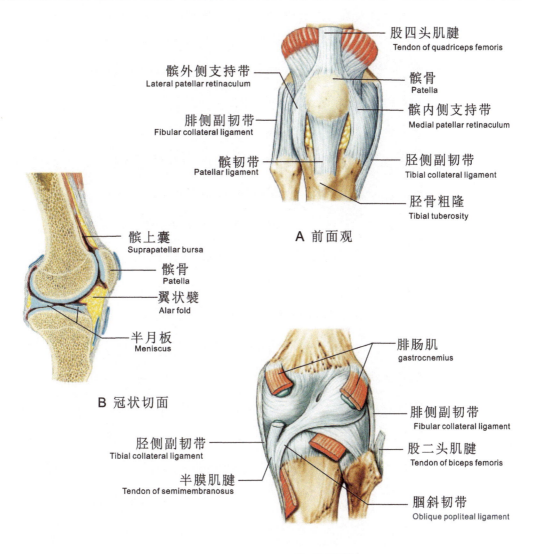

A 前面观

股四头肌腱
Tendon of quadriceps femoris

髌外侧支持带
Lateral patellar retinaculum

髌骨
Patella

腓侧副韧带
Fibular collateral ligament

髌内侧支持带
Medial patellar retinaculum

髌韧带
Patellar ligament

胫侧副韧带
Tibial collateral ligament

胫骨粗隆
Tibial tuberosity

髌上囊
Suprapatellar bursa

髌骨
Patella

翼状襞
Alar fold

半月板
Meniscus

B 冠状切面

腓肠肌
gastrocnemius

腓侧副韧带
Fibular collateral ligament

股二头肌腱
Tendon of biceps femoris

腘斜韧带
Oblique popliteal ligament

胫侧副韧带
Tibial collateral ligament

半膜肌腱
Tendon of semimembranosus

C 后面观

图1-58 膝关节（右侧）

膝关节
- 组成：由股骨内外侧髁、胫骨内外侧髁和髌骨构成，为全身最大、最复杂的关节。
- 特点
  - 关节囊：薄而松弛。
  - 辅助结构
    - 韧带
      - 囊外：前方有髌骨和髌韧带增强，两侧有胫侧副韧带和腓侧副韧带加强。
      - 囊内：有前、后交叉韧带，可防止胫骨前、后移位。
    - 关节盘：内侧和外侧半月板。
- 运动：屈和伸、半屈时可作轻微旋内和旋外。

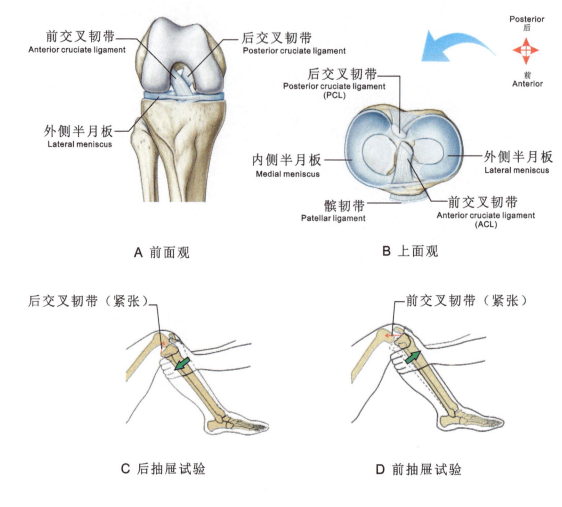

A 前面观　　　　　　　　　B 上面观

C 后抽屉试验　　　　　　　D 前抽屉试验

图1-59 半月板和膝交叉韧带（右侧）

半月板
- 概念：位于胫骨内、外侧髁和股骨内、外侧髁之间的纤维软骨板。
- 形态：内侧半月板较大，呈"C"型，外侧半月板较小，近"O"型。
- 特点：下面平，上面凹，周缘厚，内缘薄。
- 功能：缓冲震荡，增加关节面的适应性，增加关节的运动范围。
- 损伤：常见半月板撕裂，以内侧半月板损伤多见。

名称	起点	止点	功能
前交叉韧带	髁间隆起前方	斜向后外上，止于股骨外侧髁内侧面	防止胫骨前移
后交叉韧带	髁间隆起后方	斜向前内上，止于股骨内侧髁外侧面	防止胫骨后移

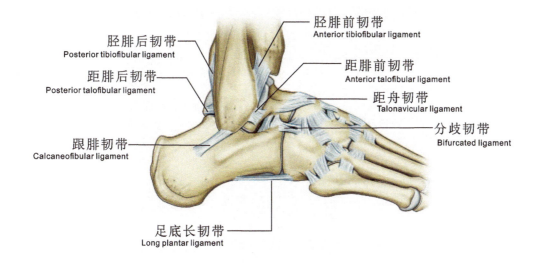

胫腓后韧带
Posterior tibiofibular ligament

距腓后韧带
Posterior talofibular ligament

跟腓韧带
Calcaneofibular ligament

胫腓前韧带
Anterior tibiofibular ligament

距腓前韧带
Anterior talofibular ligament

距舟韧带
Talonavicular ligament

分歧韧带
Bifurcated ligament

足底长韧带
Long plantar ligament

A 外侧面

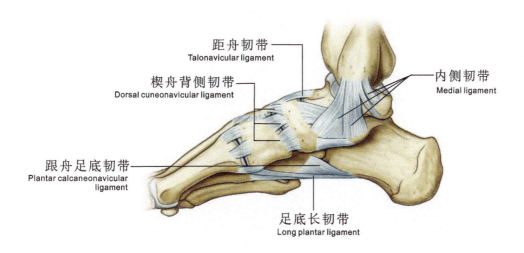

距舟韧带
Talonavicular ligament

楔舟背侧韧带
Dorsal cuneonavicular ligament

跟舟足底韧带
Plantar calcaneonavicular
ligament

内侧韧带
Medial ligament

足底长韧带
Long plantar ligament

B 内侧面

图1-60　踝关节（右侧）

踝关节
- 组成：由胫、腓骨下端和距骨滑车构成。
- 特点：关节囊前后壁较薄弱，内、外侧分别有内侧（三角）韧带和外侧韧带增强。
- 运动：屈和伸（跖屈和背屈）。
- 损伤：因距骨滑车前宽后窄，故跖屈时踝关节不稳定，以外侧韧带撕裂最常见。

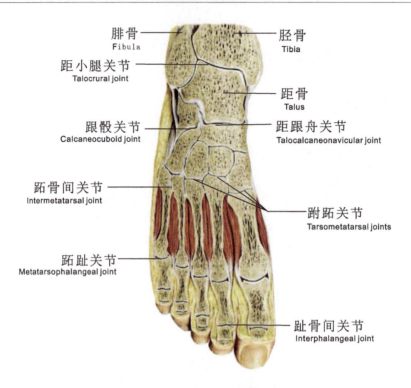

腓骨 Fibula	胫骨 Tibia
距小腿关节 Talocrural joint	距骨 Talus
跟骰关节 Calcaneocuboid joint	距跟舟关节 Talocalcaneonavicular joint
跖骨间关节 Intermetatarsal joint	跗跖关节 Tarsometatarsal joints
跖趾关节 Metatarsophalangeal joint	趾骨间关节 Interphalangeal joint

A 足关节（水平切面）

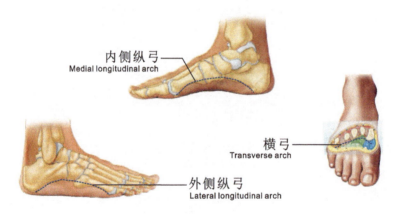

内侧纵弓
Medial longitudinal arch

横弓
Transverse arch

外侧纵弓
Lateral longitudinal arch

B 足弓

图1-61 足关节和足弓

足关节
- 跗横关节：又称Chopart关节，呈"～"形，由跟骰关节和距跟舟关节组成。
- 足弓
  - 构成：为跗骨、跖骨借骨连结而形成的凸向上方的弓形结构。
  - 分部：内侧纵弓、外侧纵弓和横弓三部。
  - 作用："三足架"结构，利于稳定；有弹性可缓冲震荡；使足底血管神经免受压迫。
  - 临床：维持足弓的韧带或肌腱异常导致足弓塌陷，临床称为扁平足。

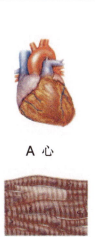

A 心

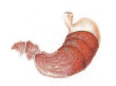

B 胃

A₁ 心肌

B₁ 平滑肌

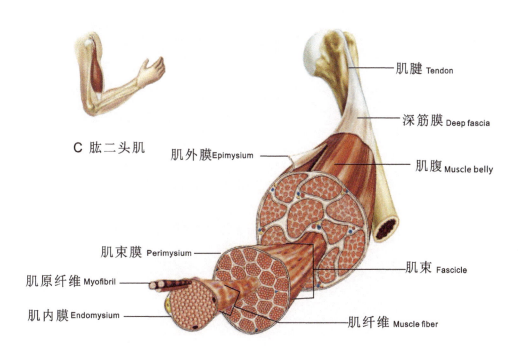

C 肱二头肌

肌腱 Tendon

深筋膜 Deep fascia

肌外膜 Epimysium

肌腹 Muscle belly

肌束膜 Perimysium

肌原纤维 Myofibril

肌内膜 Endomysium

肌束 Fascicle

肌纤维 Muscle fiber

C₁ 骨骼肌的构造模式图

图1-62　肌的种类

肌的种类 {
平滑肌：分布于中空性内脏及血管壁，属不随意肌

心肌：构成心壁，属不随意肌

骨骼肌：分布于躯干与四肢，属随意肌，按其形态分为长肌、短肌、
扁肌（阔肌）和轮匝肌
}

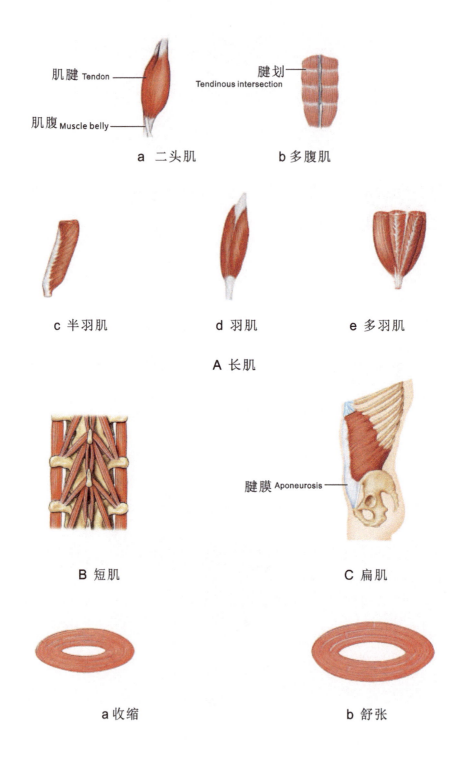

肌腱 Tendon

肌腹 Muscle belly

a 二头肌

腱划
Tendinous intersection

b 多腹肌

c 半羽肌

d 羽肌

e 多羽肌

A 长肌

B 短肌

腱膜 Aponeurosis

C 扁肌

a 收缩

b 舒张

D 轮匝肌

图1-63　骨骼肌的形态

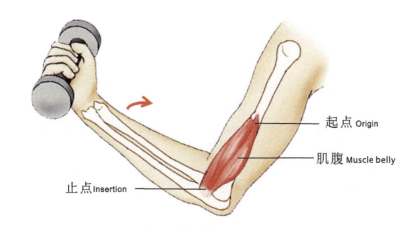

图1-64　骨骼肌的构造

骨骼肌的构造 { 基本结构：肌腹，肌腱（扁肌的肌腱称为腱膜）。
　　　　　　　{ 辅助结构：筋膜、滑膜囊、腱鞘和籽骨。

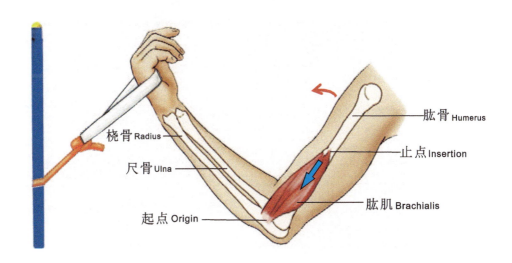

图1-65　骨骼肌的起、止配布与作用

骨骼肌 { 起止 { 起点（定点）：是肌在相对固定骨上的附着点。
　　　　{ 　　 { 止点（动点）：是肌在相对移动骨上的附着点。
　　　　{ 配布 { 肌按运动轴配布，一个运动轴配布一组作用相反的肌。
　　　　　　　{ 根据肌的功能不同，分为原动肌、拮抗肌、协同肌及固定肌等。

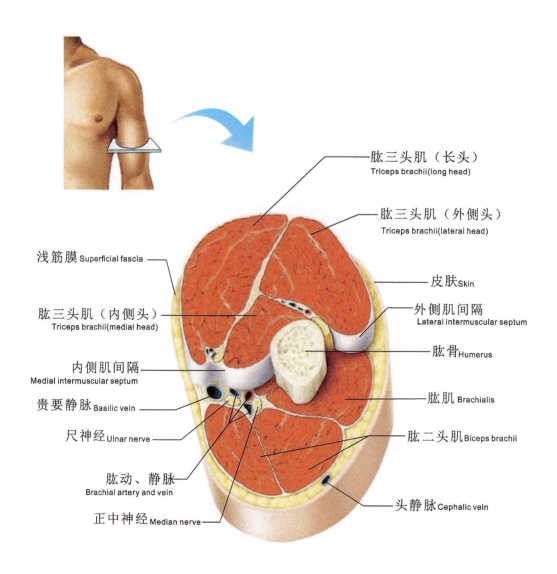

肱三头肌（长头）
Triceps brachii(long head)

肱三头肌（外侧头）
Triceps brachii(lateral head)

浅筋膜 Superficial fascia

皮肤 Skin

肱三头肌（内侧头）
Triceps brachii(medial head)

外侧肌间隔
Lateral intermuscular septum

肱骨 Humerus

内侧肌间隔
Medial intermuscular septum

贵要静脉 Basilic vein

肱肌 Brachialis

尺神经 Ulnar nerve

肱二头肌 Biceps brachii

肱动、静脉
Brachial artery and vein

正中神经 Median nerve

头静脉 Cephalic vein

图1-66　臂中部横断面（示筋膜）

筋膜
{
浅筋膜
{
位置：位于皮下，由疏松结缔组织构成。
内容：脂肪、浅血管、皮神经、浅淋巴管、浅淋巴结和皮肌等。
}
深筋膜
{
位置：位于浅筋膜深面，由致密结缔组织构成。
形成结构：包括肌间隔、骨筋膜鞘、血管神经鞘和支持带等。
}
}

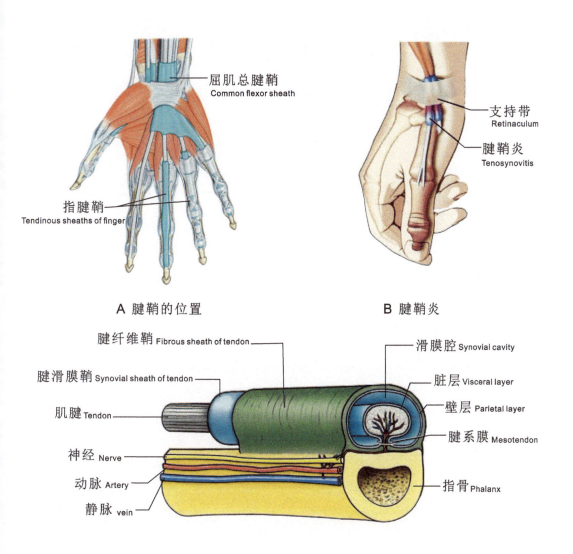

A 腱鞘的位置

屈肌总腱鞘
Common flexor sheath

指腱鞘
Tendinous sheaths of finger

B 腱鞘炎

支持带
Retinaculum

腱鞘炎
Tenosynovitis

腱纤维鞘 Fibrous sheath of tendon

腱滑膜鞘 Synovial sheath of tendon

肌腱 Tendon

神经 Nerve

动脉 Artery

静脉 vein

滑膜腔 Synovial cavity

脏层 Visceral layer

壁层 Parietal layer

腱系膜 Mesotendon

指骨 Phalanx

C 腱鞘的构造（指腱鞘）

图1-67　腱鞘

位置：为包裹于长肌腱外面的双层鞘管，存在于活动度较大的部位（如腕部）。

腱鞘 ｛ 构造 ｛ 纤维层：即腱纤维鞘。

滑膜鞘：即腱滑膜鞘，分为脏、壁两层，围成滑膜腔，内有滑液。

腱系膜：为供应肌腱的血管通道

作用：约束肌腱，减小摩擦。

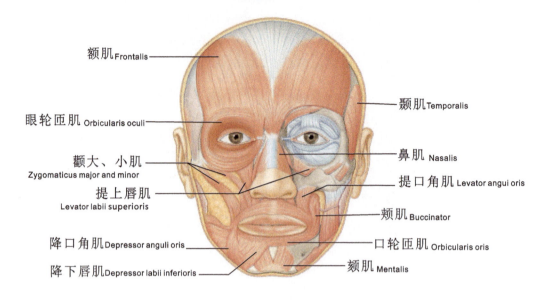

A 前面观

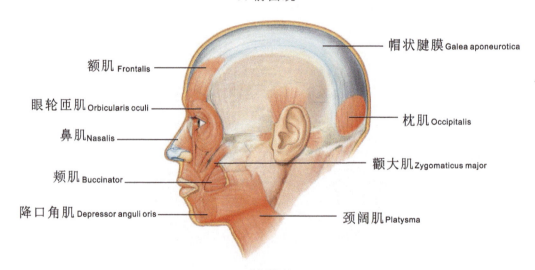

B 侧面观

图1-68　面肌

面肌 ⎰
特点：为皮肌，起自颅骨，止于面部皮肤，分为环形肌和辐射状肌两种，分布于孔裂周围。

作用：开大或关闭孔裂，牵动面部皮肤产生表情，故又称表情肌。

主要肌 ⎰
枕额肌：由额肌、枕肌和帽状腱膜构成，作用为提眉、形成额部皱纹。

眼轮匝肌：位于眼裂周围，作用为闭合睑裂、扩张泪囊。

口轮匝肌：环绕口裂周围，作用为关闭口裂。

颊肌：位于面颊深部，作用为使唇、颊紧贴牙齿，助咀嚼和吸吮。

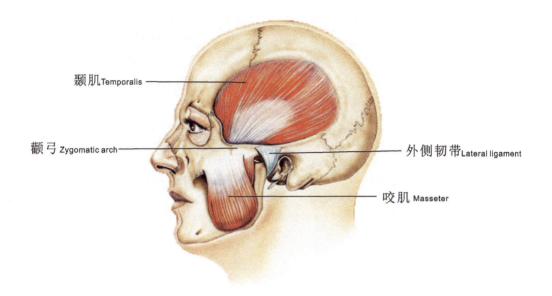

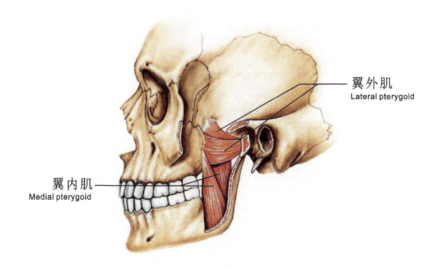

图1-69　咀嚼肌

表1-2　咀嚼肌

肌名	起点	止点	主要作用
咬肌	颧弓	下颌骨咬肌粗隆	
颞肌	颞窝	下颌骨冠突	上提下颌骨(闭口)
翼内肌	翼突窝	下颌骨内面翼肌粗隆	
翼外肌	翼突外侧板	下颌颈	一侧收缩下颌骨移向对侧 双侧收缩下颌骨前移(张口)

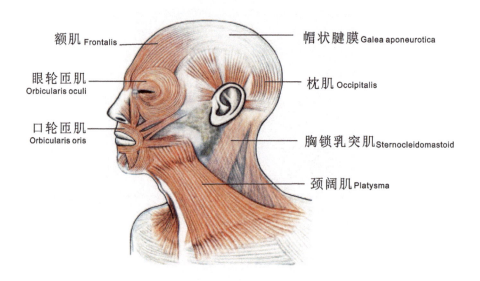

A 侧面观

额肌 Frontalis

眼轮匝肌 Orbicularis oculi

口轮匝肌 Orbicularis oris

帽状腱膜 Galea aponeurotica

枕肌 Occipitalis

胸锁乳突肌 Sternocleidomastoid

颈阔肌 Platysma

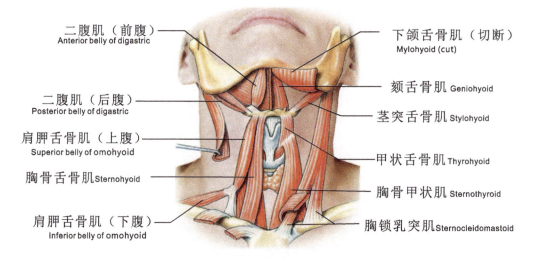

B 前面观

二腹肌（前腹）Anterior belly of digastric

二腹肌（后腹）Posterior belly of digastric

肩胛舌骨肌（上腹）Superior belly of omohyoid

胸骨舌骨肌 Sternohyoid

肩胛舌骨肌（下腹）Inferior belly of omohyoid

下颌舌骨肌（切断）Mylohyoid (cut)

颏舌骨肌 Geniohyoid

茎突舌骨肌 Stylohyoid

甲状舌骨肌 Thyrohyoid

胸骨甲状肌 Sternothyroid

胸锁乳突肌 Sternocleidomastoid

图1-70　颈浅肌和颈前肌

颈肌
- 颈浅肌和颈外侧肌
  - 颈阔肌：属皮肌，可下拉口角。
  - 胸锁乳突肌：起自胸锁关节前面，止于乳突。一侧收缩头偏向同侧，面转向对侧；双侧收缩可使头后仰。
- 颈前肌
  - 舌骨上肌群：茎突舌骨肌、二腹肌、下颌舌骨肌和颏舌骨肌。
  - 舌骨上肌群：胸骨舌骨肌、肩胛舌骨肌、胸骨甲状肌和甲状舌骨肌。
- 颈深肌：分为内侧群和外侧群。

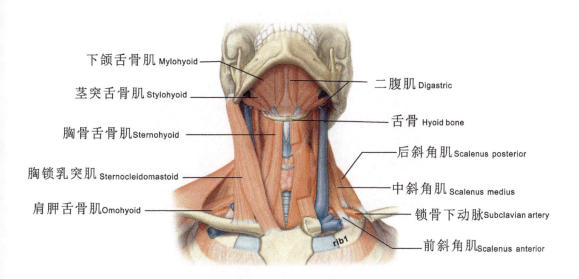

下颌舌骨肌 Mylohyoid

二腹肌 Digastric

茎突舌骨肌 Stylohyoid

舌骨 Hyoid bone

胸骨舌骨肌 Sternohyoid

后斜角肌 Scalenus posterior

中斜角肌 Scalenus medius

胸锁乳突肌 Sternocleidomastoid

锁骨下动脉 Subclavian artery

肩胛舌骨肌 Omohyoid

前斜角肌 Scalenus anterior

rib1

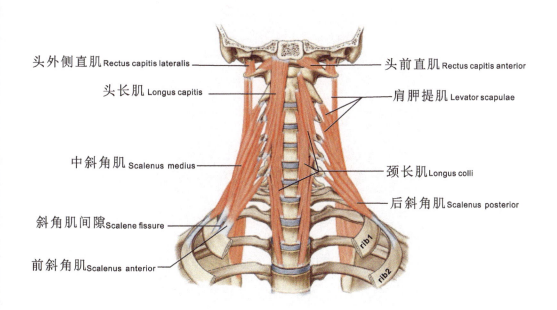

头外侧直肌 Rectus capitis lateralis

头前直肌 Rectus capitis anterior

头长肌 Longus capitis

肩胛提肌 Levator scapulae

中斜角肌 Scalenus medius

颈长肌 Longus colli

后斜角肌 Scalenus posterior

斜角肌间隙 Scalene fissure

前斜角肌 Scalenus anterior

rib1

rib2

图1-71　颈深肌

颈深肌 { 外侧群 { 肌：前斜角肌、中斜角肌和后斜角肌。

斜角肌间隙 { 围成：是前、中斜角肌与第1肋围成的间隙。

通过的结构：有臂丛和锁骨下动脉通过。

内侧群：头长肌、颈长肌、头前直肌和头外侧直肌。

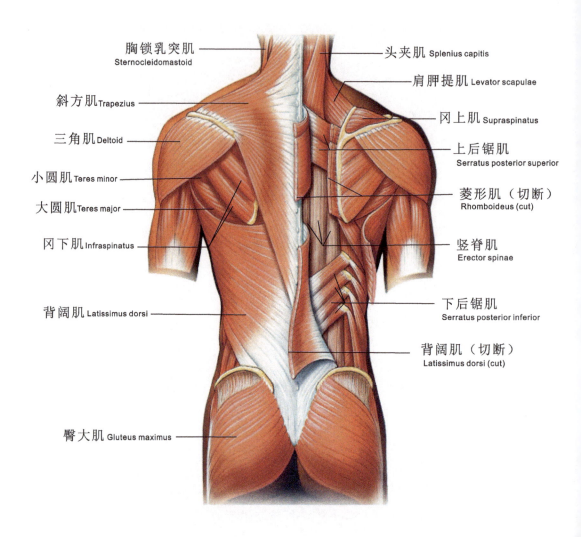

胸锁乳突肌 Sternocleidomastoid

头夹肌 Splenius capitis

肩胛提肌 Levator scapulae

斜方肌 Trapezius

冈上肌 Supraspinatus

三角肌 Deltoid

上后锯肌 Serratus posterior superior

小圆肌 Teres minor

菱形肌（切断） Rhomboideus (cut)

大圆肌 Teres major

冈下肌 Infraspinatus

竖脊肌 Erector spinae

背阔肌 Latissimus dorsi

下后锯肌 Serratus posterior inferior

背阔肌（切断） Latissimus dorsi (cut)

臀大肌 Gluteus maximus

图1-72　背肌

背肌
- 背浅肌
  - 斜方肌：呈三角形，两侧一起呈斜方形，整体作用使肩胛骨向脊柱靠拢，该肌瘫痪致"塌肩"。
  - 背阔肌：为人体最大的扁肌，其作用是内收、内旋和后伸肩关节。
  - 其它肌：肩胛提肌和菱形肌等。
- 背深肌→竖脊肌：一侧收缩脊柱向同侧屈、两侧收缩脊柱后伸和仰头。

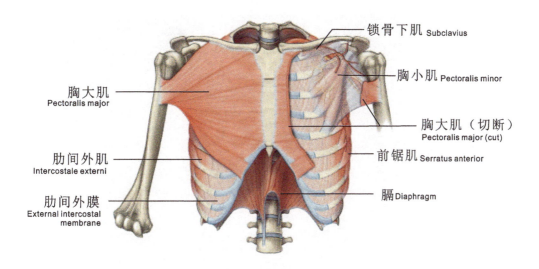

A 前面观

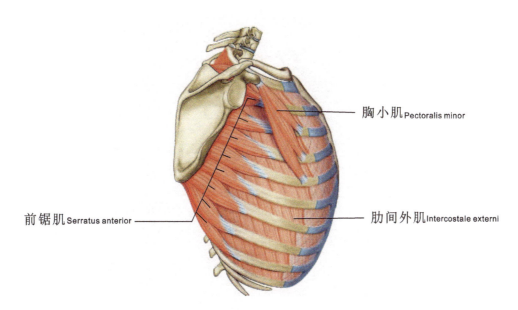

B 侧面观

图1-73 胸上肢肌

表1-3 胸上肢肌

名称	止点	主要作用
胸大肌	肱骨大结节嵴	使肩关节内收、内旋和前屈
胸小肌	肩胛骨喙突	拉肩胛骨向前下
前锯肌	肩胛骨内侧缘和下角	拉肩胛骨向前，紧贴胸廓

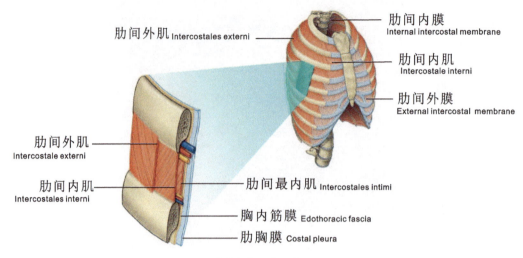

肋间外肌 Intercostales externi

肋间内膜 Internal intercostal membrane

肋间内肌 Intercostale interni

肋间外膜 External intercostal membrane

肋间外肌 Intercostale externi

肋间内肌 Intercostales interni

肋间最内肌 Intercostales intimi

胸内筋膜 Edothoracic fascia

肋胸膜 Costal pleura

A 胸侧壁（切面）

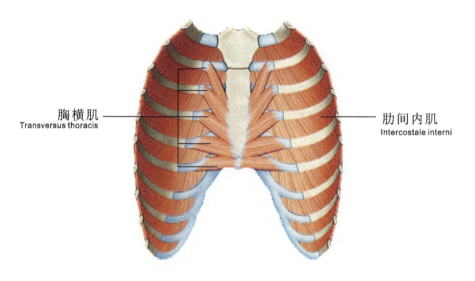

胸横肌 Transversus thoracis

肋间内肌 Intercostale interni

B 胸前壁(后面观)

图1-74 胸固有肌

表1-4 胸固有肌

名称	起止点	主要作用
肋间外肌	上位肋骨下缘→下位肋骨上缘	提肋助吸气
肋间内肌	下位肋骨上缘→上位肋骨下缘	降肋助呼气
肋间最内肌	下位肋骨上缘→上位肋骨下缘	降肋助呼气
胸横肌	胸骨下部第→2～6肋内面	降肋助呼气

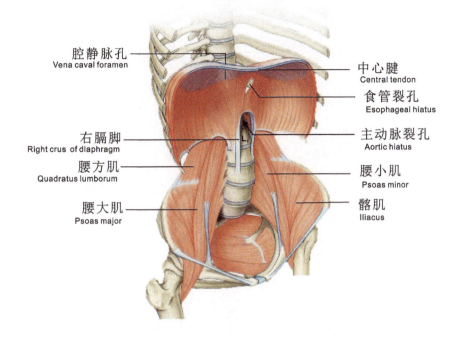

A 膈与腹后壁的肌（前面观）

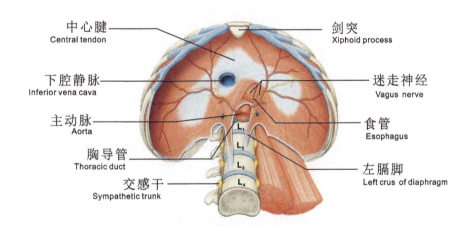

B 下面观

图1-75 膈

表1-5　膈的孔裂名称、位置和通过的结构

孔裂名称	位 置	平面	通过结构
主动脉裂孔	第12胸椎体与左、右膈脚之间	T_{12}水平	主动脉和胸导管
食管裂孔	在主动脉裂孔左前上方	T_{10}水平	食管和迷走神经
腔静脉孔	在食管裂孔右前上方的中心腱内	T_8水平	下腔静脉

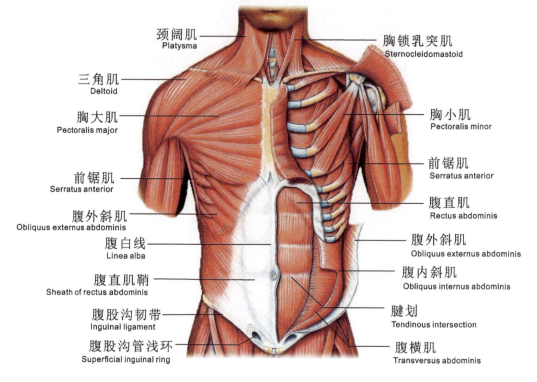

颈阔肌
Platysma

胸锁乳突肌
Sternocleidomastoid

三角肌
Deltoid

胸大肌
Pectoralis major

胸小肌
Pectoralis minor

前锯肌
Serratus anterior

前锯肌
Serratus anterior

腹直肌
Rectus abdominis

腹外斜肌
Obliquus externus abdominis

腹外斜肌
Obliquus externus abdominis

腹白线
Linea alba

腹内斜肌
Obliquus internus abdominis

腹直肌鞘
Sheath of rectus abdominis

腱划
Tendinous intersection

腹股沟韧带
Inguinal ligament

腹股沟管浅环
Superficial inguinal ring

腹横肌
Transversus abdominis

A　胸、腹前外侧壁

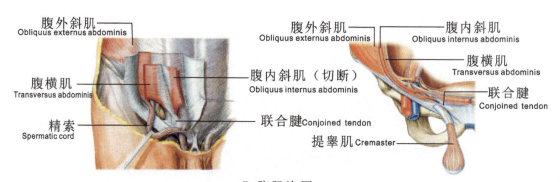

腹外斜肌
Obliquus externus abdominis

腹外斜肌
Obliquus externus abdominis

腹内斜肌
Obliquus internus abdominis

腹横肌
Transversus abdominis

腹横肌
Transversus abdominis

腹内斜肌（切断）
Obliquus internus abdominis

联合腱
Conjoined tendon

精索
Spermatic cord

联合腱 Conjoined tendon

提睾肌 Cremaster

B　腹股沟区

图1-76　腹前外侧群肌

表1-6　腹前外侧群肌

名称	位置	特点
腹外斜肌	腹前外侧壁浅层	腱膜参与形成腹直肌鞘、白线、腹股沟管浅环和腹股沟韧带等
腹内斜肌	腹外斜肌深面	腱膜参与形成腹直肌鞘、白线、联合腱和提睾肌等
腹横肌	腹内斜肌深面	腱膜参与形成腹直肌鞘、白线、联合腱和提睾肌等
腹直肌	腹前正中线两旁	被多个腱划分隔的带形多腹肌，由腹直肌鞘包裹

作用：维持和增加腹内压，助排便、咳嗽、分娩等；运动脊柱；降肋助呼气等

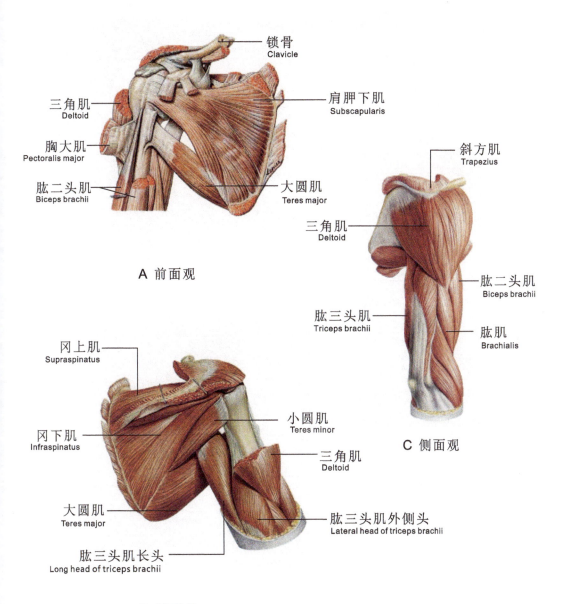

锁骨
Clavicle

三角肌
Deltoid

肩胛下肌
Subscapularis

胸大肌
Pectoralis major

肱二头肌
Biceps brachii

大圆肌
Teres major

A 前面观

斜方肌
Trapezius

三角肌
Deltoid

肱二头肌
Biceps brachii

肱三头肌
Triceps brachii

肱肌
Brachialis

C 侧面观

冈上肌
Supraspinatus

小圆肌
Teres minor

三角肌
Deltoid

冈下肌
Infraspinatus

大圆肌
Teres major

肱三头肌外侧头
Lateral head of triceps brachii

肱三头肌长头
Long head of triceps brachii

B 后面观

图1-77　上肢带肌

上肢带肌
- 起止：起自上肢带骨，止于肱骨。
- 功能：运动肩关节，并增加肩关节的稳定性。
- 肌的名称和位置
  - 浅层：三角肌（主要外展肩关节；瘫痪、萎缩可导致"方肩"）。
  - 深层
    - 肩胛骨前面：肩胛下肌。
    - 肩胛骨背面：冈上肌、冈下肌、小圆肌和大圆肌。

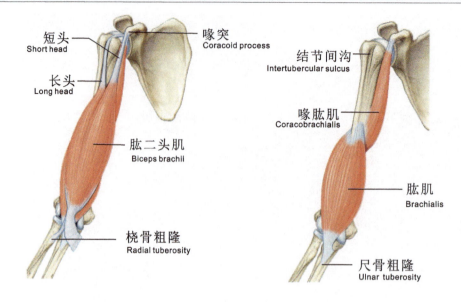

A 前面观

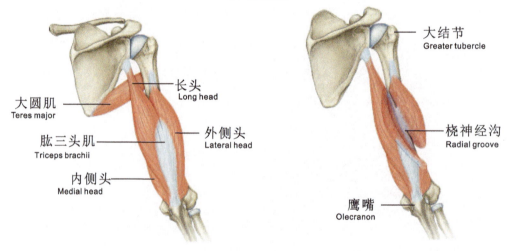

B 后面观

图1-78 臂肌(右侧)

表1-7 臂肌

名称	起点	止点	主要作用
肱二头肌	盂上结节和喙突	桡骨粗隆	屈肘关节,使前臂旋后
喙肱肌	喙突	肱骨中段内侧	屈、内收肩关节
肱肌	肱骨体下部的前面	尺骨粗隆	屈肘关节
肱三头肌	长头:盂下结节 外侧头:桡神经沟外上骨面 内侧头:桡神经沟内下骨面	尺骨鹰嘴	伸肘关节

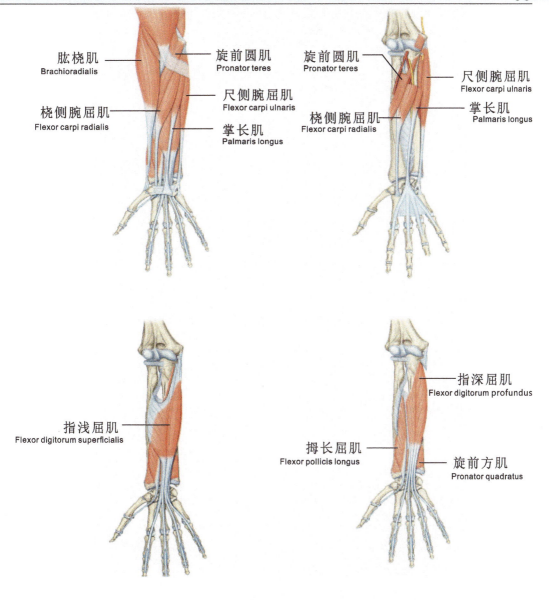

图1-79 前臂前群肌（右侧）

表1-8 前臂前群肌

分层	名称	主要作用
第一层	肱桡肌、旋前圆肌、桡侧腕屈肌、掌长肌、尺侧腕屈肌	屈肘关节、屈腕关节和前臂旋前
第二层	指浅屈肌	屈腕关节、屈掌指关节和近节指骨间关节
第三层	拇长屈肌、指深屈肌	屈腕关节、屈掌指关节和指骨间关节
第四层	旋前方肌	前臂旋前

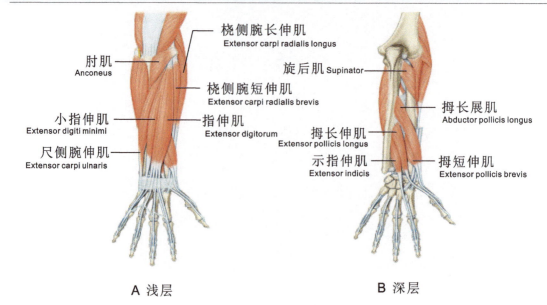

A 浅层　　　　　　　　　　　　B 深层

图1-80　前臂后群肌（右侧）

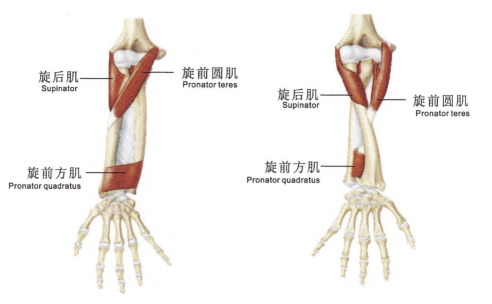

A 前臂旋后　　　　　　　　　B 前臂旋前

图1-81　前臂旋前和旋后肌（右侧）

表1-9　前臂旋前和旋后肌

分层	名称	主要作用
第一层	桡侧腕长伸肌、桡侧腕短伸肌、指伸肌、小指伸肌、尺侧腕伸肌	伸肘关节、伸腕关节、伸掌指关节、伸指骨间关节
第二层	旋后肌、拇长展肌、拇短伸肌、拇长伸肌、示指伸肌	前臂旋后；外展拇指、伸拇指和示指

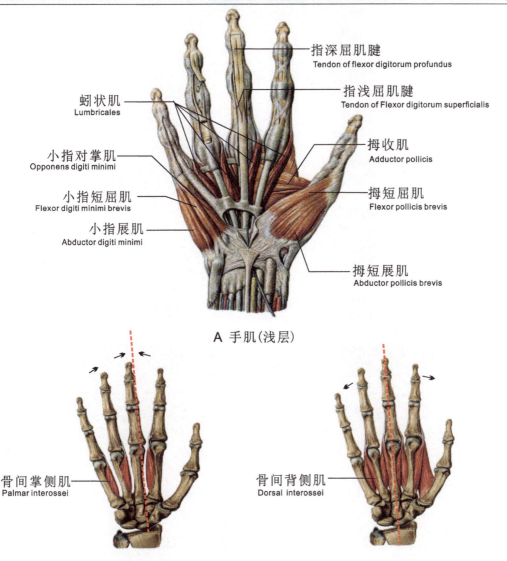

指深屈肌腱
Tendon of flexor digitorum profundus

指浅屈肌腱
Tendon of Flexor digitorum superficialis

蚓状肌
Lumbricales

拇收肌
Adductor pollicis

小指对掌肌
Opponens digiti minimi

拇短屈肌
Flexor pollicis brevis

小指短屈肌
Flexor digiti minimi brevis

小指展肌
Abductor digiti minimi

拇短展肌
Abductor pollicis brevis

A 手肌(浅层)

骨间掌侧肌
Palmar interossei

骨间背侧肌
Dorsal interossei

B 骨间掌侧肌

C 骨间背侧肌

图1-82 手肌

表1-10 手肌

肌群	名称	作用
外侧群	浅层:拇短展肌、拇短屈肌 深层:拇对掌肌、拇收肌	与名称一致
内侧群	浅层:小指展肌、小指短屈肌 深层:小指对掌肌	与名称一致
中间群	蚓状肌（4块） 骨间掌侧肌（3块） 骨间背侧肌（4块）	屈第2~5指掌指关节，伸近侧指间关节 内收第2、4、5指 固定第3指，外展第2、4指

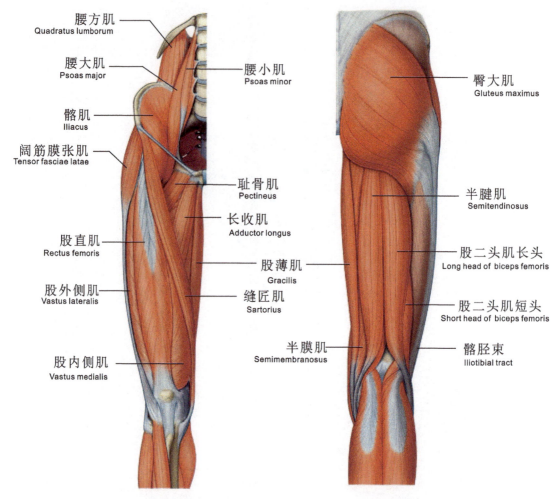

A 前面观　　　　　　　　　B 后面观

图1-83　髋肌和大腿肌（浅层）

表1-11　髋肌

肌群	肌名	起点	止点	主要作用
前群	髂肌	髂窝	股骨小转子	使髋关节前屈、旋外
	腰大肌	腰椎体侧面和横突		下肢固定可前屈躯干
	阔筋膜张肌	髂前上棘	胫骨外侧髁	紧张阔筋膜、屈髋关节
后群	臀大肌	骶骨背面、髂骨翼外面	臀肌粗隆	使髋关节后伸、旋外
	臀中肌	髂骨翼外面	股骨大转子	使髋关节外展
	臀小肌			前部肌束可使髋关节旋内
				后部肌束可使髋关节旋外
	梨状肌	骶骨前面、骶前孔外侧		使髋关节外展和旋外
	其余肌：闭孔内肌、闭孔外肌和股方肌等			可使髋关节旋外

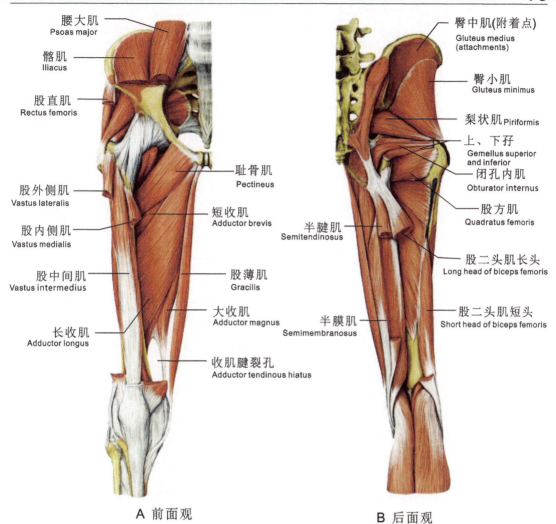

腰大肌 Psoas major
髂肌 Iliacus
股直肌 Rectus femoris
股外侧肌 Vastus lateralis
股内侧肌 Vastus medialis
股中间肌 Vastus intermedius
长收肌 Adductor longus
耻骨肌 Pectineus
短收肌 Adductor brevis
股薄肌 Gracilis
大收肌 Adductor magnus
收肌腱裂孔 Adductor tendinous hiatus

臀中肌(附着点) Gluteus medius (attachments)
臀小肌 Gluteus minimus
梨状肌 Piriformis
上、下孖 Gemellus superior and inferior
闭孔内肌 Obturator internus
股方肌 Quadratus femoris
半腱肌 Semitendinosus
股二头肌长头 Long head of biceps femoris
半膜肌 Semimembranosus
股二头肌短头 Short head of biceps femoris

A 前面观 B 后面观

图1-84 髋肌和大腿肌（深层）

表1-12 大腿肌

肌群	肌名	起点	止点	主要作用
前群	股四头肌	髂前下棘、股骨粗线	胫骨粗隆	伸膝关节、协助屈髋关节
	缝匠肌	髂前上棘	胫骨上端内侧面	可屈髋关节、屈膝关节
内侧群	耻骨肌	闭孔周围的骨面	大多止于股骨粗线	使髋关节内收、旋外
	股薄肌			
	长.短.大收肌			
后群	股二头肌	除股二头肌短头外均起自坐骨结节	腓骨头	屈髋关节、伸髋关节
	半腱肌		胫骨上端内侧面	
	半膜肌		胫骨内侧髁后面	

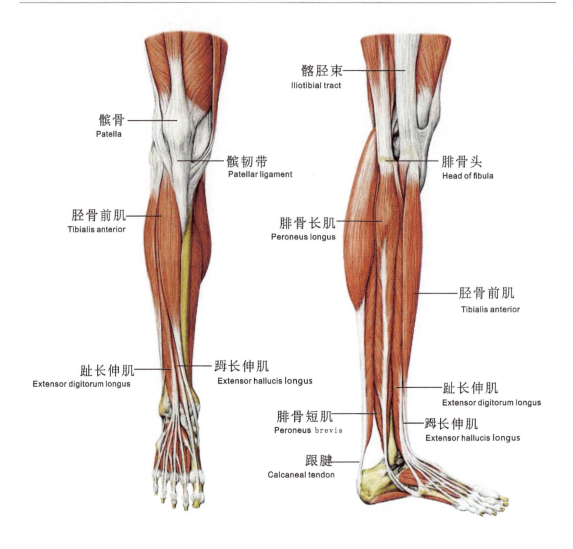

髂胫束
Iliotibial tract

髌骨
Patella

髌韧带
Patellar ligament

腓骨头
Head of fibula

胫骨前肌
Tibialis anterior

腓骨长肌
Peroneus longus

趾长伸肌
Extensor digitorum longus

踇长伸肌
Extensor hallucis longus

胫骨前肌
Tibialis anterior

趾长伸肌
Extensor digitorum longus

腓骨短肌
Peroneus brevis

踇长伸肌
Extensor hallucis longus

跟腱
Calcaneal tendon

A 前面观　　　　　　　　　　　　B 外侧面观

图1-85　小腿前外侧群肌

表1-13　小腿前外侧群肌

肌群	肌名	起点	止点	主要作用
前群	胫骨前肌	胫骨外侧面	内侧楔骨	肌群的作用：使踝关节背屈、趾背屈，胫骨前肌还能使足内翻
	趾长伸肌	胫、腓骨上端，腓骨前面，以及小腿骨间膜前面	中节和远节趾骨底	
	踇长伸肌			
后群	腓骨长肌	腓骨外侧面	内侧楔骨	肌群的作用：使踝关节跖屈、足外翻
	腓骨短肌		第5跖骨粗隆骨	

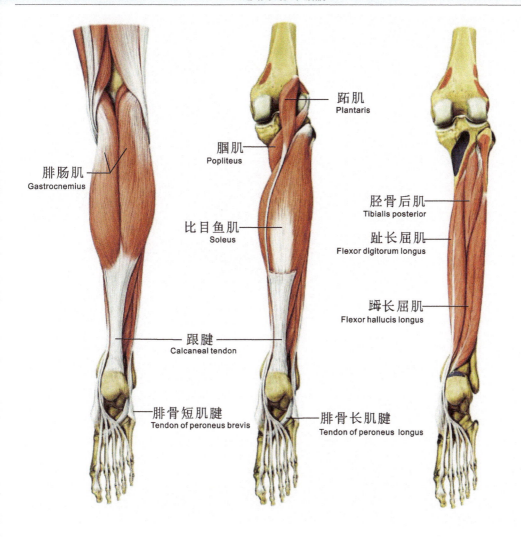

图1-86　小腿后群肌

表1-14　小腿后群肌

	肌名	起点	止点	主要作用
浅层	腓肠肌	股骨内、外上髁后面	跟骨结节	屈踝关节和膝关节
	比目鱼肌	胫、腓骨后面上部		
深层	腘肌	股骨外侧髁外侧面	胫骨上端后面	使髋关节后伸、旋外
	趾长屈肌	胫骨后面中1/3	第2~5趾远节趾骨底	使踝关节跖屈、屈趾和蹈指、足内翻
	胫骨后肌	胫、腓骨和骨间膜后面	舟骨粗隆和楔骨	
	蹈长屈肌	腓骨后面下2/3	蹈指远节趾骨底	

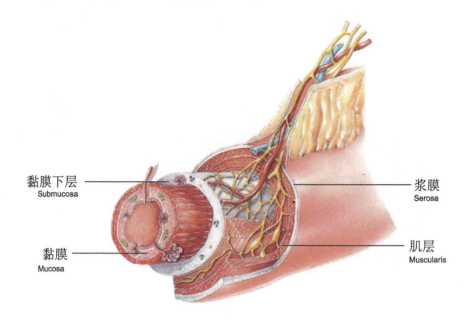

黏膜下层
Submucosa

浆膜
Serosa

黏膜
Mucosa

肌层
Muscularis

图2-1　中空性器官（小肠）模式图

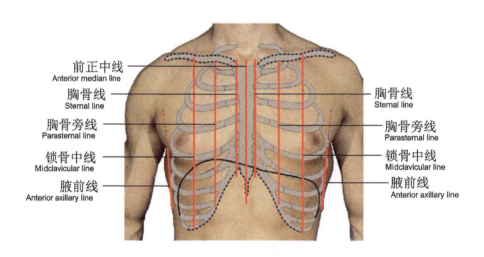

前正中线
Anterior median line

胸骨线
Sternal line

胸骨线
Sternal line

胸骨旁线
Parasternal line

胸骨旁线
Parasternal line

锁骨中线
Midclavicular line

锁骨中线
Midclavicular line

腋前线
Anterior axillary line

腋前线
Anterior axillary line

图2-2　胸部标志线（前面）

消化系统：具有摄取、消化食物，吸收营养物质，排出食物残渣等功能。

呼吸系统：具有气体交换、发音和嗅觉等功能。

泌尿系统：具有排出代谢废物和多余的水，保持机体内环境平衡和稳定等功能。

生殖系统：具有繁殖后代和维持第二性征等功能。

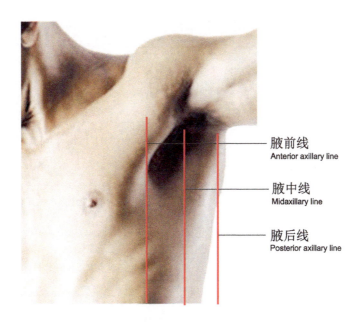

图2-3　胸部标志线（侧面）

腋前线
Anterior axillary line

腋中线
Midaxillary line

腋后线
Posterior axillary line

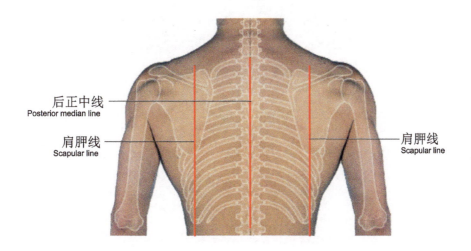

后正中线
Posterior median line

肩胛线
Scapular line

肩胛线
Scapular line

图2-4　胸部标志线（后面）

胸部的标志线：包括前正中线、胸骨线、胸骨旁线、锁骨中线、腋前线、腋中线、腋后线、肩胛线和后正中线等。

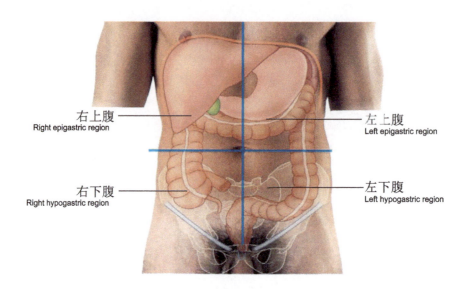

图2-5　腹部分区（四分法）

右上腹　Right epigastric region

左上腹　Left epigastric region

右下腹　Right hypogastric region

左下腹　Left hypogastric region

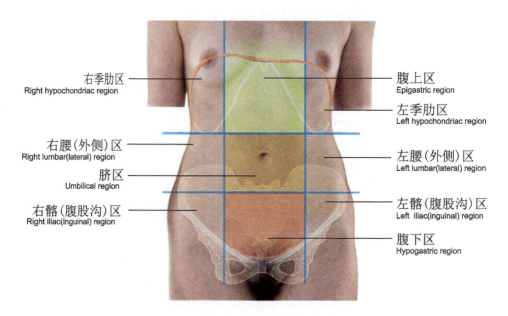

图2-6　腹部分区（九分法）

右季肋区　Right hypochondriac region

腹上区　Epigastric region

左季肋区　Left hypochondriac region

右腰（外侧）区　Right lumbar(lateral) region

左腰（外侧）区　Left lumbar(lateral) region

脐区　Umbilical region

右髂（腹股沟）区　Right iliac(inguinal) region

左髂（腹股沟）区　Left iliac(inguinal) region

腹下区　Hypogastric region

腹部分区 $\left\{\begin{array}{l}\text{四分法：经脐作水平面和矢状面，分为左、右上腹，左、右下腹四区。}\\\text{九分法：通过肋弓最低点和髂结节的两个水平面和经腹股沟韧带中点的两}\\\text{\quad 个矢状面将腹部分为九个区。}\end{array}\right.$

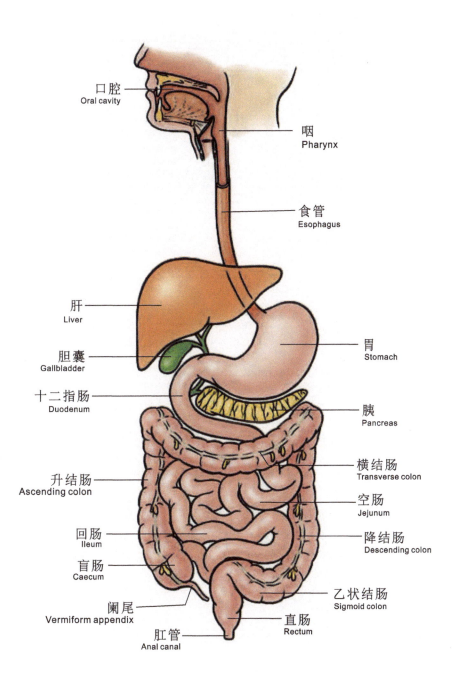

口腔
Oral cavity

咽
Pharynx

食管
Esophagus

肝
Liver

胆囊
Gallbladder

十二指肠
Duodenum

升结肠
Ascending colon

回肠
Ileum

盲肠
Caecum

阑尾
Vermiform appendix

肛管
Anal canal

胃
Stomach

胰
Pancreas

横结肠
Transverse colon

空肠
Jejunum

降结肠
Descending colon

乙状结肠
Sigmoid colon

直肠
Rectum

图2-7 消化系统模式图

消化系统 { 消化管 { 上消化道：包括口腔、咽、食管、胃和十二指肠。
下消化道：包括空肠、回肠、盲肠、阑尾、结肠、直肠和肛管。

消化腺 { 小消化腺：分布于消化管壁内（如唇腺）。
大消化腺：包括肝、胰和3对大唾液腺（腮腺、下颌下腺和舌下腺）。

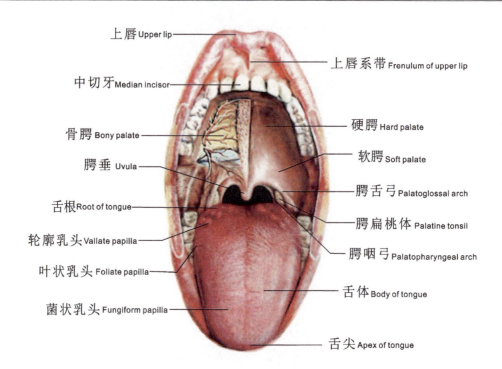

上唇 Upper lip
上唇系带 Frenulum of upper lip
中切牙 Median incisor
硬腭 Hard palate
骨腭 Bony palate
软腭 Soft palate
腭垂 Uvula
腭舌弓 Palatoglossal arch
舌根 Root of tongue
腭扁桃体 Palatine tonsil
轮廓乳头 Vallate papilla
腭咽弓 Palatopharyngeal arch
叶状乳头 Foliate papilla
舌体 Body of tongue
菌状乳头 Fungiform papilla
舌尖 Apex of tongue

图2-8 口腔

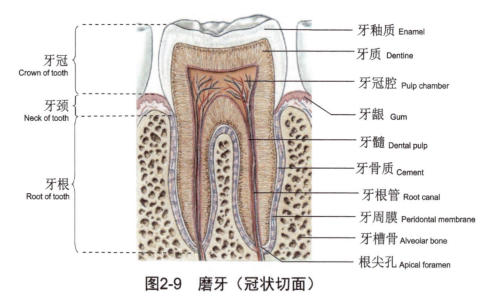

牙冠 Crown of tooth
牙颈 Neck of tooth
牙根 Root of tooth

牙釉质 Enamel
牙质 Dentine
牙冠腔 Pulp chamber
牙龈 Gum
牙髓 Dental pulp
牙骨质 Cement
牙根管 Root canal
牙周膜 Peridontal membrane
牙槽骨 Alveolar bone
根尖孔 Apical foramen

图2-9 磨牙（冠状切面）

口腔分部：分为口腔前庭和固有口腔两部。

咽峡：由腭垂、腭帆游离缘、两侧腭舌弓及舌根共同围成，是口腔与咽的分界，也是两者间的狭窄部。

牙的形态：分为牙冠、牙颈和牙根3部，按功能分为切牙、尖牙、前磨牙和磨牙4类。

牙组织：包括牙质、牙釉质、牙骨质和牙髓。

牙周组织：包括牙龈、牙周膜和牙槽骨。

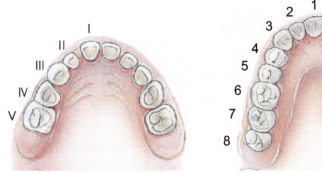

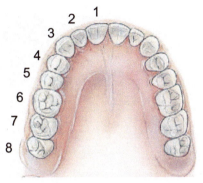

I
II
III
IV
V

图2-10 乳牙

1
2
3
4
5
6
7
8

图2-11 恒牙

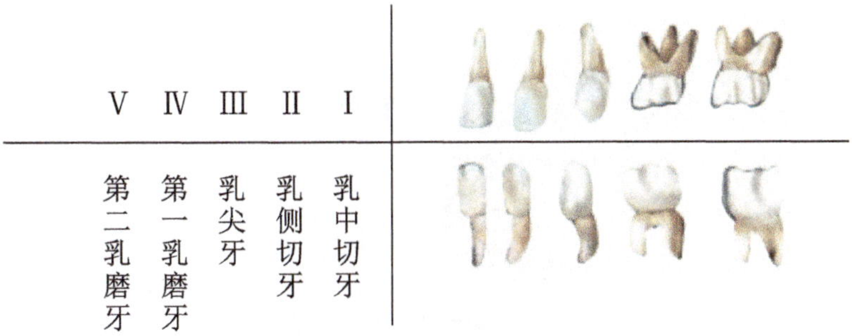

V IV III II I
第二乳磨牙
第一乳磨牙
乳尖牙
乳侧切牙
乳中切牙

图2-12 乳牙的名称及符号

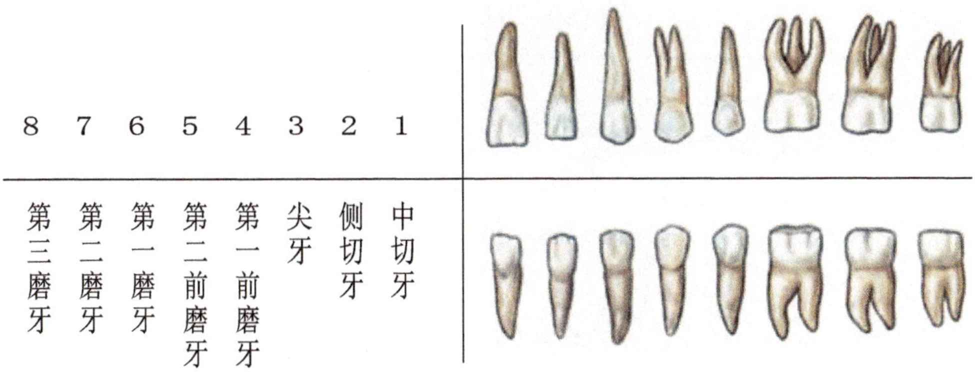

8 7 6 5 4 3 2 1
第三磨牙
第二磨牙
第一磨牙
第二前磨牙
第一前磨牙
尖牙
侧切牙
中切牙

图2-13 恒牙的名称及符号

乳牙：上、下颌牙左、右侧各5个，共20个，用罗马数字I～V表示。

恒牙：上、下颌牙左、右侧各8个，共32个，用阿拉伯数字1～8表示。

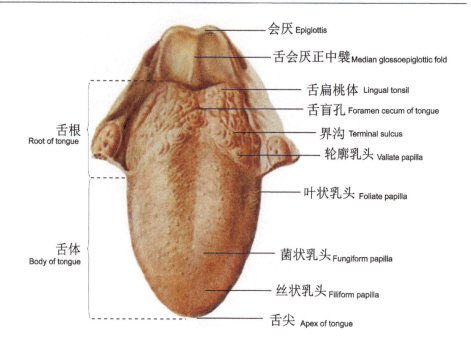

会厌 Epiglottis
舌会厌正中襞 Median glossoepiglottic fold
舌扁桃体 Lingual tonsil
舌盲孔 Foramen cecum of tongue
界沟 Terminal sulcus
轮廓乳头 Vallate papilla
叶状乳头 Foliate papilla
菌状乳头 Fungiform papilla
丝状乳头 Filiform papilla
舌尖 Apex of tongue

舌根 Root of tongue

舌体 Body of tongue

图2-14　舌背面

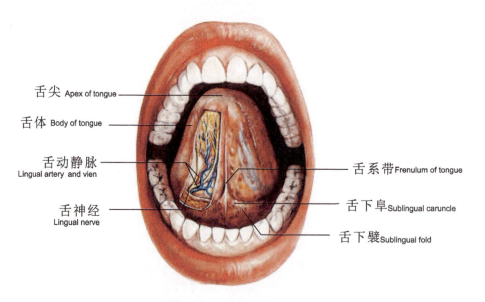

舌尖 Apex of tongue
舌体 Body of tongue
舌动静脉 Lingual artery and vien
舌神经 Lingual nerve
舌系带 Frenulum of tongue
舌下阜 Sublingual caruncle
舌下襞 Sublingual fold

图2-15　舌下面

舌的形态：以界沟为界分为前2/3的舌体和后1/3的舌根。

舌乳头 {
丝状乳头：呈白色丝绒状，遍布舌背前2/3，无味蕾。
菌状乳头：呈红色点状，散布于丝状乳头之间，含有味蕾。
叶状乳头：位于舌体侧缘后部，为叶片形皱襞，含有味蕾。
轮廓乳头：排列于界沟前方，含有味蕾。
}

舌下面的粘膜结构：舌系带、舌下阜和舌下襞。

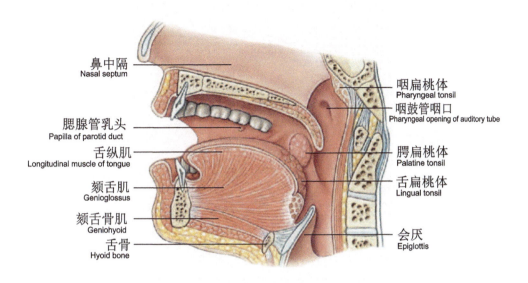

鼻中隔
Nasal septum

咽扁桃体
Pharyngeal tonsil

咽鼓管咽口
Pharyngeal opening of auditory tube

腮腺管乳头
Papilla of parotid duct

舌纵肌
Longitudinal muscle of tongue

颏舌肌
Genioglossus

颏舌骨肌
Geniohyoid

舌骨
Hyoid bone

腭扁桃体
Palatine tonsil

舌扁桃体
Lingual tonsil

会厌
Epiglottis

图2-16 口腔正中矢状切面

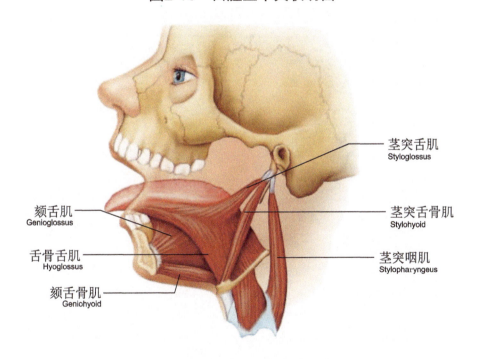

颏舌肌
Genioglossus

舌骨舌肌
Hyoglossus

颏舌骨肌
Geniohyoid

茎突舌肌
Styloglossus

茎突舌骨肌
Stylohyoid

茎突咽肌
Stylopharyngeus

图2-17 舌外肌

舌肌 { 舌内肌：包括舌横肌、舌纵肌（上纵肌、下纵肌）和舌垂直肌。

舌外肌：包括颏舌肌、腭舌肌、舌骨舌肌和茎突舌肌。

颏舌肌：两侧收缩时将舌拉向前下。一侧颏舌肌瘫痪，伸舌时舌尖偏向患侧。

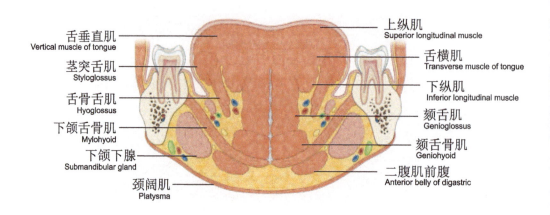

舌垂直肌
Vertical muscle of tongue

茎突舌肌
Styloglossus

舌骨舌肌
Hyoglossus

下颌舌骨肌
Mylohyoid

下颌下腺
Submandibular gland

颈阔肌
Platysma

上纵肌
Superior longitudinal muscle

舌横肌
Transverse muscle of tongue

下纵肌
Inferior longitudinal muscle

颏舌肌
Genioglossus

颏舌骨肌
Geniohyoid

二腹肌前腹
Anterior belly of digastric

图2-18　舌肌（横断面）

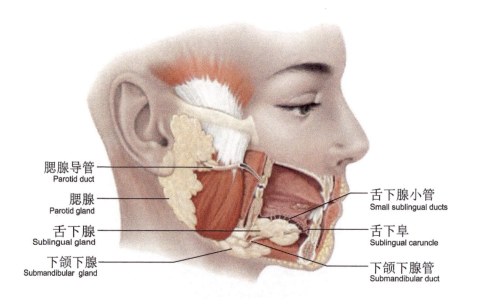

腮腺导管
Parotid duct

腮腺
Parotid gland

舌下腺
Sublingual gland

下颌下腺
Submandibular gland

舌下腺小管
Small sublingual ducts

舌下阜
Sublingual caruncle

下颌下腺管
Submandibular duct

图2-19　大唾液腺

表2-1　大唾液腺的名称、位置及开口部位

名称	位置	导管的开口部位
腮腺	外耳门前下方和下颌后窝内	平对上颌第二磨牙牙冠处的颊黏膜
下颌下腺	下颌下三角内	舌下阜
舌下腺	舌下襞深面	大管开口于舌下阜，小管开口于舌下襞

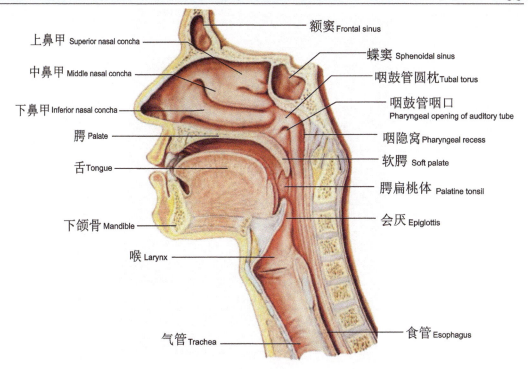

额窦 Frontal sinus

蝶窦 Sphenoidal sinus

咽鼓管圆枕 Tubal torus

咽鼓管咽口
Pharyngeal opening of auditory tube

咽隐窝 Pharyngeal recess

软腭 Soft palate

腭扁桃体 Palatine tonsil

会厌 Epiglottis

食管 Esophagus

上鼻甲 Superior nasal concha

中鼻甲 Middle nasal concha

下鼻甲 Inferior nasal concha

腭 Palate

舌 Tongue

下颌骨 Mandible

喉 Larynx

气管 Trachea

图2-20　头颈部正中矢状切面

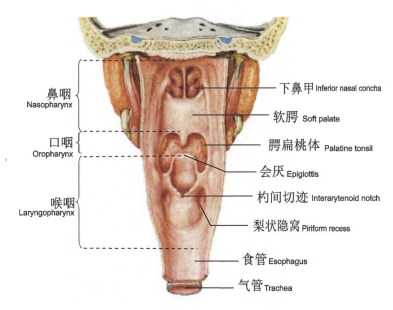

鼻咽
Nasopharynx

口咽
Oropharynx

喉咽
Laryngopharynx

下鼻甲 Inferior nasal concha

软腭 Soft palate

腭扁桃体 Palatine tonsil

会厌 Epiglottis

杓间切迹 Interarytenoid notch

梨状隐窝 Piriform recess

食管 Esophagus

气管 Trachea

图2-21　咽腔（切开咽后壁）

咽
{
鼻咽：颅底至腭帆游离缘之间的部分，主要结构有咽鼓管咽口、咽鼓管圆枕和咽隐窝等。

口咽：腭帆游离缘与会厌上缘之间，其侧壁有腭扁桃体，在舌根与会厌之间有会厌谷。

喉咽：会厌上缘与第6颈椎下缘平面之间，向前经喉口通喉腔，在喉口两侧有梨状隐窝。
}

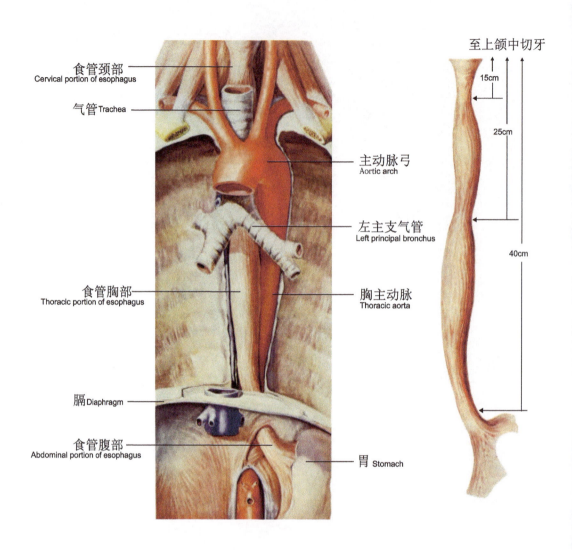

食管颈部
Cervical portion of esophagus

气管 Trachea

主动脉弓
Aortic arch

左主支气管
Left principal bronchus

食管胸部
Thoracic portion of esophagus

胸主动脉
Thoracic aorta

膈 Diaphragm

食管腹部
Abdominal portion of esophagus

胃 Stomach

至上颌中切牙

15cm

25cm

40cm

图2-22　食管

表2-2　食管的生理性狭窄

	位置	平面	距中切牙距离
上狭窄	食管起始处	平对第6颈椎下缘	15cm
中狭窄	食管与左主支气管交叉处	平对第4胸椎下缘	25cm
下狭窄	食管穿食管裂孔处	平对第10胸椎	40cm

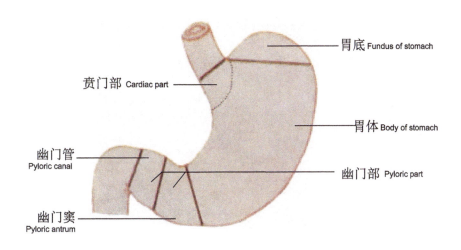

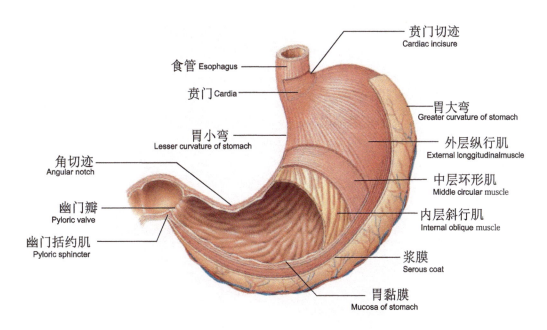

图2-23　胃

胃 {
形态：为肌性囊状器官，有前、后两壁，上、下两缘及入、出两口。其上缘称
　　　胃小弯，下缘称胃大弯。入口为贲门，出口为幽门。

位置：在中等充盈度时，大部分位于左季肋区，小部分位于腹上区。贲门位于第
　　　11胸椎左侧，幽门位于第1腰椎右侧。

分部：分为贲门部、胃底、胃体和幽门部4部。幽门部分为幽门窦和幽门管。

结构：幽门处的环形平滑肌增厚形成幽门括约肌，其表面被覆的粘膜突向腔内称幽门瓣。
}

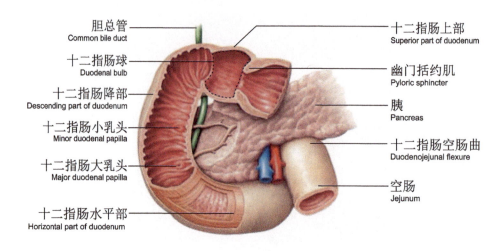

图2-24 十二指肠

十二指肠 {

上　部：近幽门处为十二指肠球，是十二指肠溃疡的好发部位。

降　部：后内侧壁有十二指肠纵襞和十二指肠大乳头，其上有肝胰壶腹的开口。

水平部：在第3腰椎水平横跨脊柱前方，其前方有肠系膜上血管跨过。

升　部：与空肠续连处形成十二指肠空肠曲，被十二指肠韧带固定于右膈脚。

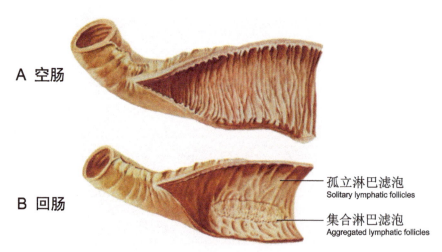

图2-25 空肠与回肠

表2-3 空肠与回肠的比较

项目	空肠	回肠
位置	主要位于左上腹	主要位于右下腹
长度	近侧 2/5	远侧 3/5
外观	粗，粉红，血管多	细，淡红，血管少
淋巴组织	孤立淋巴滤泡	孤立和集合淋巴滤泡
动脉弓	级数较少，1～2级	级数较多，3～4级

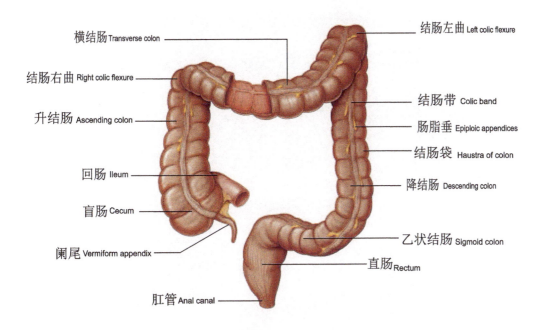

横结肠 Transverse colon

结肠左曲 Left colic flexure

结肠右曲 Right colic flexure

结肠带 Colic band

升结肠 Ascending colon

肠脂垂 Epiploic appendices

结肠袋 Haustra of colon

回肠 Ileum

降结肠 Descending colon

盲肠 Cecum

乙状结肠 Sigmoid colon

阑尾 Vermiform appendix

直肠 Rectum

肛管 Anal canal

图2-26 大肠

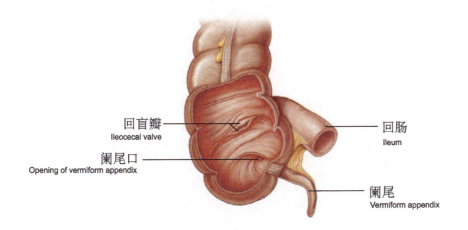

回盲瓣 Ileocecal valve

回肠 Ileum

阑尾口 Opening of vermiform appendix

阑尾 Vermiform appendix

图2-27 盲肠和阑尾

大肠：包括盲肠、阑尾、结肠、直肠和肛管5部。

结肠：包括升结肠、横结肠、降结肠和乙状结肠四部。

结肠和盲肠的特征性结构：包括结肠袋、结肠带和肠脂垂。

三条结肠带汇聚于阑尾根部，此特点是手术时寻找阑尾的可靠方法。

阑尾根部的体表投影：位于右髂前上棘与脐连线的中、外1/3交点处。

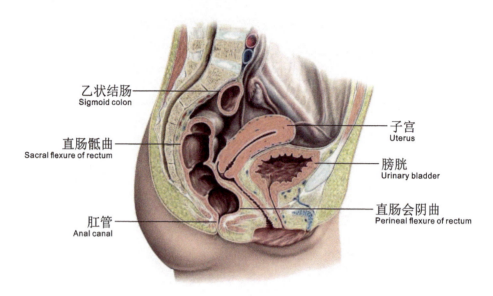

图2-28　直肠位置和弯曲

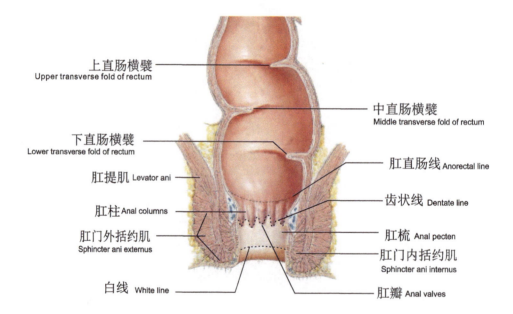

图2-29　直肠和肛管腔面的形态

直肠的弯曲：矢状面上有骶曲（凸向后）和会阴曲（凸向前）。

直肠粘膜结构：有上、中和下三个直肠横襞。

肛管壁内面的结构：包括肛柱、肛瓣、肛窦、齿状线、肛梳和白线。

齿状线：由肛柱下端和肛瓣游离缘连接而成的锯齿状环形线。齿状线是皮肤和黏膜的分
　　　　界线，其上、下方的动脉来源、静脉与淋巴引流以及神经支配均不相同，也是
　　　　临床上划分内、外痔的标志。

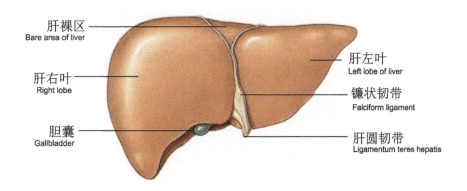

图2-30　肝（膈面）

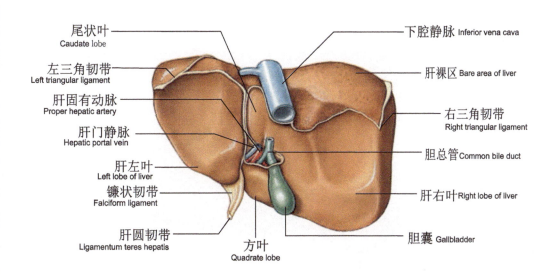

图2-31　肝（脏面）

肝上面：又称膈面，与膈相贴，光滑隆凸，被镰状韧带分为肝左叶和肝右叶。

肝下面：又称脏面，邻腹腔脏器，凹凸不平，被左、右纵沟和横沟分为肝左叶、肝右叶、方叶和尾状叶。

肝门：位于肝脏面"H"形沟的横沟处，有肝左、右管，肝固有动脉左、右支，肝门静脉左、右支以及神经和淋巴管出入。

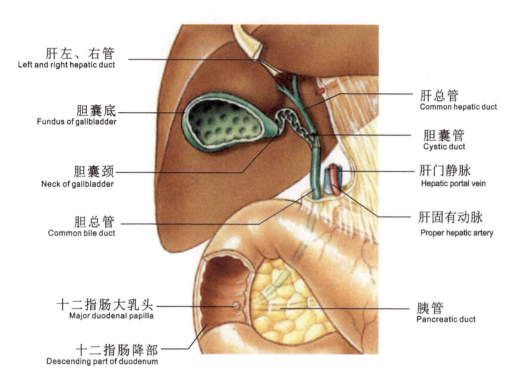

肝左、右管
Left and right hepatic duct

胆囊底
Fundus of gallbladder

胆囊颈
Neck of gallbladder

胆总管
Common bile duct

十二指肠大乳头
Major duodenal papilla

十二指肠降部
Descending part of duodenum

肝总管
Common hepatic duct

胆囊管
Cystic duct

肝门静脉
Hepatic portal vein

肝固有动脉
Proper hepatic artery

胰管
Pancreatic duct

图2-32　胆囊与输胆管道

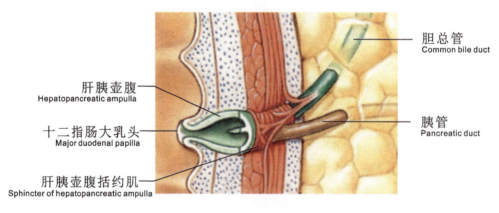

肝胰壶腹
Hepatopancreatic ampulla

十二指肠大乳头
Major duodenal papilla

肝胰壶腹括约肌
Sphincter of hepatopancreatic ampulla

胆总管
Common bile duct

胰管
Pancreatic duct

图2-33　肝胰壶腹

肝外胆道系统：包括胆囊，肝左、右管，肝总管和胆总管。

胆囊：位于肝脏面的胆囊窝内，可分为底、体、颈、管四部。

胆囊底的体表投影：位于右锁骨中线（或右腹直肌外侧缘）与右肋弓交点处。

胆囊三角：由肝总管、胆囊管和肝脏面围成。其内有肝固有动脉和胆囊动脉通过，
　　　　　是胆囊手术时寻找胆囊动脉的标志。

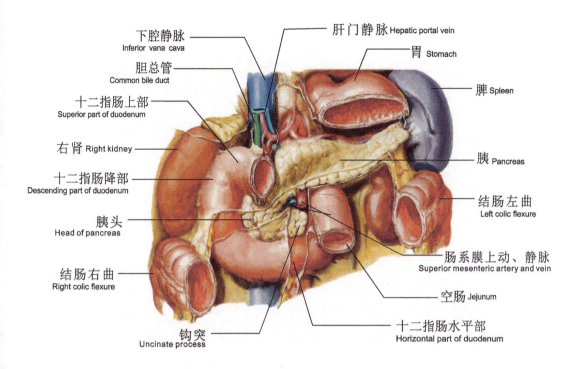

下腔静脉 Inferior vana cava
胆总管 Common bile duct
十二指肠上部 Superior part of duodenum
右肾 Right kidney
十二指肠降部 Descending part of duodenum
胰头 Head of pancreas
结肠右曲 Right colic flexure
钩突 Uncinate process
肝门静脉 Hepatic portal vein
胃 Stomach
脾 Spleen
胰 Pancreas
结肠左曲 Left colic flexure
肠系膜上动、静脉 Superior mesenteric artery and vein
空肠 Jejunum
十二指肠水平部 Horizontal part of duodenum

图2-34　胰的位置

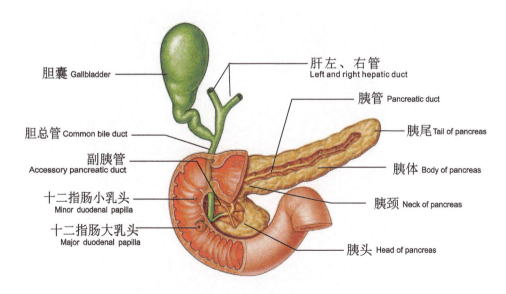

胆囊 Gallbladder
胆总管 Common bile duct
副胰管 Accessory pancreatic duct
十二指肠小乳头 Minor duodenal papilla
十二指肠大乳头 Major duodenal papilla
肝左、右管 Left and right hepatic duct
胰管 Pancreatic duct
胰尾 Tail of pancreas
胰体 Body of pancreas
胰颈 Neck of pancreas
胰头 Head of pancreas

图2-35　胰的形态

胰 {
位置：位于腹上区和左季肋区，于第1、2腰椎水平横贴于腹后壁。
分部：分为头、颈、体和尾四部。
胰管：纵贯胰实质全长，与胆总管汇合成肝胰壶腹，开口于十二指肠大乳头。
}

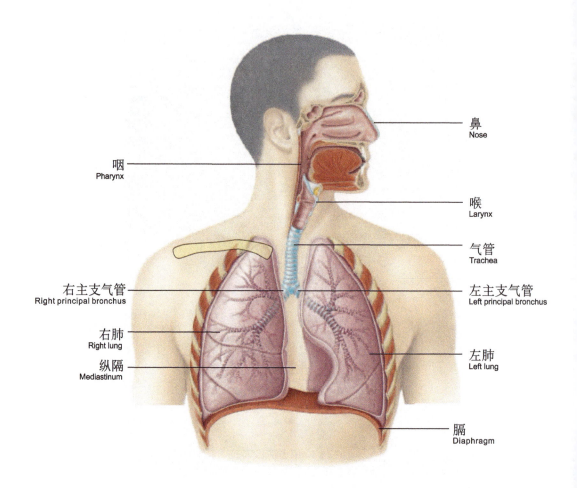

鼻
Nose

咽
Pharynx

喉
Larynx

气管
Trachea

右主支气管
Right principal bronchus

左主支气管
Left principal bronchus

右肺
Right lung

左肺
Left lung

纵隔
Mediastinum

膈
Diaphragm

图2-36　呼吸系统模式图

呼吸系统 {
　呼吸道 {
　　上呼吸道：鼻、咽和喉。
　　下呼吸道：气管和各级支气管。
　}
　肺 {
　　肺实质：支气管树和肺泡。
　　肺间质：肺实质之间的结缔组织、血管、神经、淋巴管和淋巴结等。
　}
　功能：主要是完成气体交换，还有发音、嗅觉等功能。
}

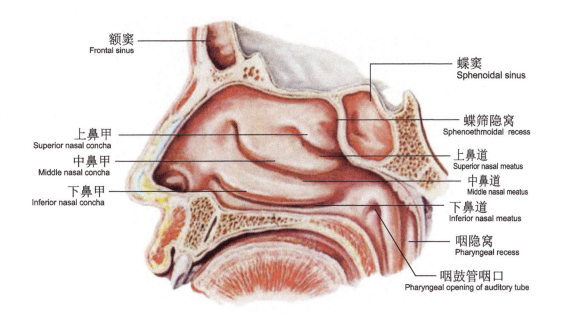

图2-37　鼻腔外侧壁

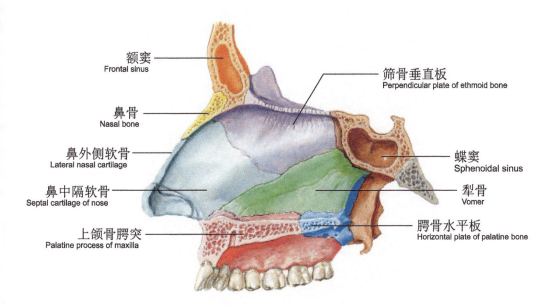

图2-38　骨性鼻中隔

鼻腔分部：以鼻阈为界分为鼻前庭和固有鼻腔两部。

鼻腔黏膜分区：分为呼吸区和嗅区，其中嗅区位于上鼻甲及其相对应鼻中隔的黏膜。

易出血区：又称Litlle区，位于鼻中隔前下部，其血管丰富，位置表浅，是鼻出血（鼻衄）的好发部位。

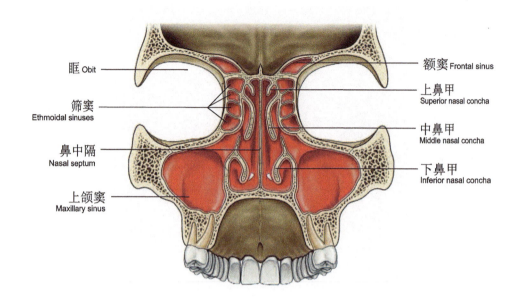

眶 Obit

筛窦 Ethmoidal sinuses

鼻中隔 Nasal septum

上颌窦 Maxillary sinus

额窦 Frontal sinus

上鼻甲 Superior nasal concha

中鼻甲 Middle nasal concha

下鼻甲 Inferior nasal concha

图2-39 鼻旁窦（冠状切面）

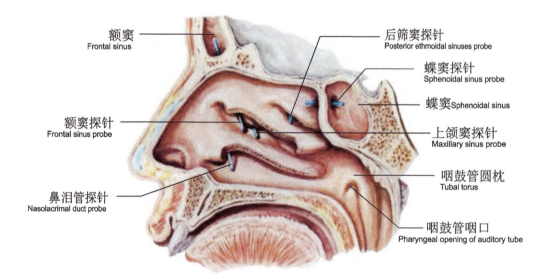

额窦 Frontal sinus

额窦探针 Frontal sinus probe

鼻泪管探针 Nasolacrimal duct probe

后筛窦探针 Posterior ethmoidal sinuses probe

蝶窦探针 Sphenoidal sinus probe

蝶窦 Sphenoidal sinus

上颌窦探针 Maxillary sinus probe

咽鼓管圆枕 Tubal torus

咽鼓管咽口 Pharyngeal opening of auditory tube

图2-40 鼻旁窦开口

鼻旁窦包括上颌窦、额窦、蝶窦和筛窦。其中上颌窦最大，因窦口高于窦底，故窦腔积液时不易引流，需体位引流或穿刺引流。又因窦底紧邻上颌牙根，故牙病与上颌窦疾病可相互累及。

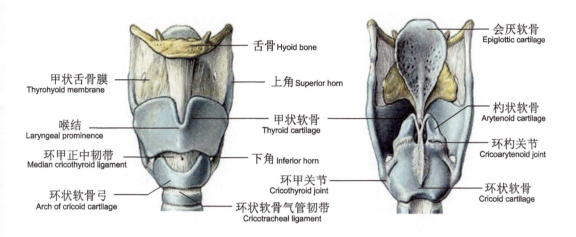

A. 前面观　　　　　　　B. 后面观

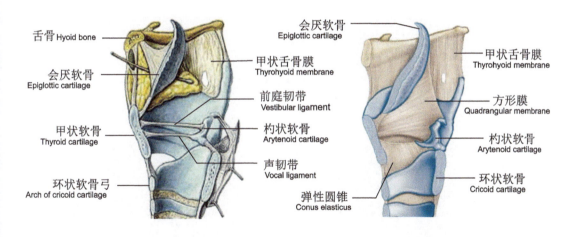

C. 内侧面观　　　　　　D. 内侧面观

图2-41 喉软骨及其连结

构成：由喉软骨、喉的连结、喉肌和喉黏膜构成。

喉软骨：主要包括甲状软骨、环状软骨、会厌软骨和杓状软骨等。其中环状软骨是唯一完整的软骨环，环状软骨弓平对第6颈椎下缘，为重要的体表标志。

喉的连结：主要包括环甲关节、环杓关节、弹性圆锥和方形膜等。

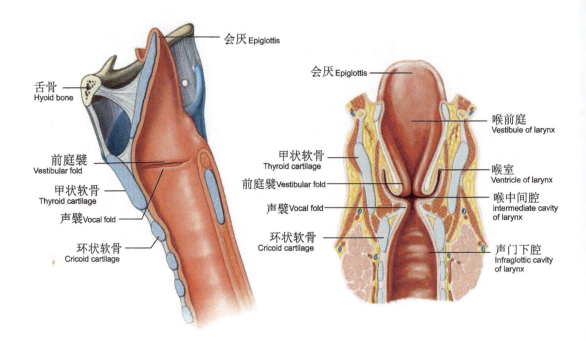

A 正中矢状切面   B 冠状切面

图2-42 喉腔

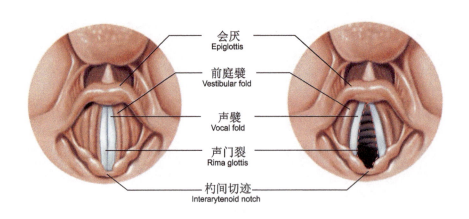

图2-43 喉腔（喉镜所见）

喉腔分部：喉腔被前庭襞和声襞分为喉前庭、喉中间腔和声门下腔三部。

声门裂：是喉腔中部的一个矢状位裂隙，由左、右声襞及杓状软骨基底部围成，分为前3/5的膜间部和后2/5的软骨间部，是喉腔最狭窄的部位。

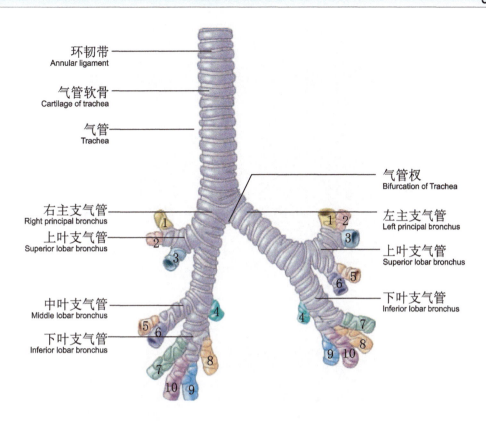

环韧带
Annular ligament

气管软骨
Cartilage of trachea

气管
Trachea

气管杈
Bifurcation of Trachea

右主支气管
Right principal bronchus

上叶支气管
Superior lobar bronchus

左主支气管
Left principal bronchus

上叶支气管
Superior lobar bronchus

下叶支气管
Inferior lobar bronchus

中叶支气管
Middle lobar bronchus

下叶支气管
Inferior lobar bronchus

图2-44　气管与支气管

表2-4　段支气管

	右肺段支气管 Segmental bronchi of right lung	左肺段支气管 Segmental bronchi of left lung
1	尖段支气管 Apical segmental bronchus	尖段支气管 Apical segmental bronchus
2	后段支气管 Posterior segmental bronchus	后段支气管 Posterior segmental bronchus
3	前段支气管 Anterior segmental bronchus	前段支气管 Anterior segmental bronchus
4	外侧段支气管 Lateral segmental bronchus	上舌段支气管 Superior lingual segmental bronchus
5	内侧段支气管 Medial segmental bronchus	下舌段支气管 Inferior lingual segmental bronchus
6	上段支气管 Superior segmental bronchus	上段支气管 Superior segmental bronchus
7	前底段支气管 Anterior basal segmental bronchus	前底段支气管 Anterior basal segmental bronchus
8	内侧底段支气管 Medial basal segmental bronchus	内侧底段支气管 Medial basal segmental bronchus
9	后底段支气管 Posterior basal segmental bronchus	后底段支气管 Posterior basal segmental bronchus
10	外侧底段支气管 Lateral basal segmental bronchus	外侧底段支气管 Lateral basal segmental bronchus

气管切开术：常在第3～5气管软骨环处施行。

左、右主支气管的特点及意义：左主支气管细长而倾斜，右主支气管粗短而陡直，故气管
异物多坠入右主支气管。

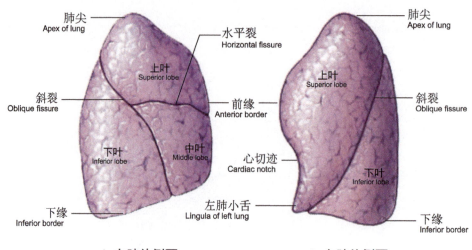

肺尖 Apex of lung
水平裂 Horizontal fissure
上叶 Superior lobe
斜裂 Oblique fissure
前缘 Anterior border
下叶 Inferior lobe
中叶 Middle lobe
下缘 Inferior border
左肺小舌 Lingula of left lung

肺尖 Apex of lung
上叶 Superior lobe
斜裂 Oblique fissure
心切迹 Cardiac notch
下叶 Inferior lobe
下缘 Inferior border

A 右肺外侧面　　　　　　　　　B 左肺外侧面

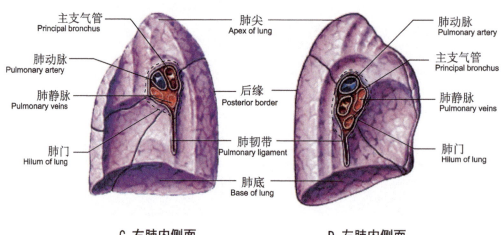

主支气管 Principal bronchus
肺动脉 Pulmonary artery
肺静脉 Pulmonary veins
肺门 Hilum of lung
肺尖 Apex of lung
后缘 Posterior border
肺韧带 Pulmonary ligament
肺底 Base of lung
肺动脉 Pulmonary artery
主支气管 Principal bronchus
肺静脉 Pulmonary veins
肺门 Hilum of lung

C 右肺内侧面　　　　　　　　　D 左肺内侧面

图3-45　肺

肺 {

位置：胸腔内，纵隔两侧，膈上方。

形态：略呈圆锥形，有一尖、一底、两面、三缘。

分叶：左肺分上、下两叶，右肺分上、中、下三叶。

肺门：位于肺内侧面中部的椭圆形凹陷处，为主支气管、肺动脉、肺静脉、支气管动静脉、神经和淋巴管出入的门户。

肺根：出入肺门的结构被结缔组织包裹形成肺根，对肺起固定、支持作用。两侧肺根内由前向后依次为肺静脉、肺动脉和主支气管。从上向下，左肺根内为肺动脉、主支气管和肺静脉；右肺根内为主支气管、肺动脉和肺静脉。

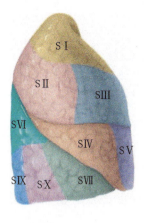

A 右肺外侧面　　　　　　　　　B 右肺内侧面

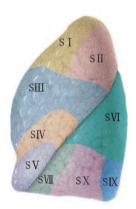　　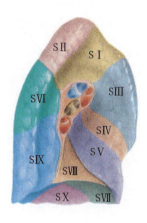

C 左肺外侧面　　　　　　　　　D 左肺内侧面

图2-46　支气管肺段

支气管肺段：由每条段支气管及其所连属的肺组织共同构成，简称肺段。

表2-5　支气管肺段

	右肺段Pulmonary segments of right lung	左肺段Pulmonary segments of left lung
S I	尖段 Apical segment	尖段 Apical segment
S II	后段 Posterior segment	后段 Posterior segment
SIII	前段 Anterior segment	前段 Anterior segment
SIV	外侧段 Lateral segment	上舌段 Superior lingual segment
S V	内侧段 Medial segment	下舌段 Inferior lingual segment
SVI	上段 Superior segment	上段 Superior segment
SVII	前底段 Anterior basal segment	前底段 Anterior basal segment
SVIII	内侧底段 Medial basal segment	内侧底段 Medial basal segment
SIX	后底段 Posterior basal segment	后底段 Posterior basal segment
S X	外侧底段 Lateral basal segment	外侧底段 Lateral basal segment

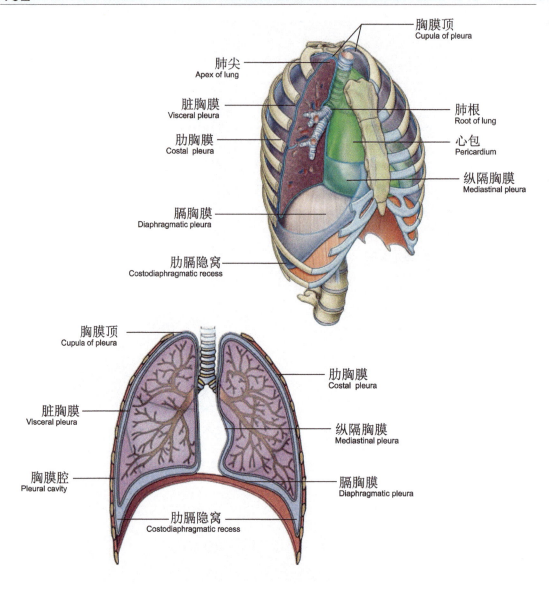

图2-47 胸膜

胸膜：是贴附于胸壁内面、膈上面、纵隔两侧及肺表面的一层浆膜，分为脏胸膜和壁胸膜。

壁胸膜：分为胸膜顶、肋胸膜、膈胸膜和纵隔胸膜四部。

胸膜腔：是胸膜的脏、壁两层在肺根处相互移行所形成的密闭、潜在腔隙，左、右各一，
 互不相通，呈负压；内有少量浆液，可减少呼吸时的摩擦。

肋膈隐窝：由肋胸膜和膈胸膜转折移行所形成的半环形间隙，是胸膜腔的最低部位，即使
 深呼吸时肺下缘也不能伸入其中，胸膜腔积液首先积聚于此。

胸膜顶和肺尖的体表投影：位于锁骨内侧1/3上方2~3cm处。

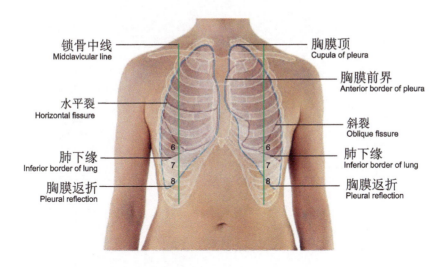

图2-48 肺和胸膜的体表投影(前面观)

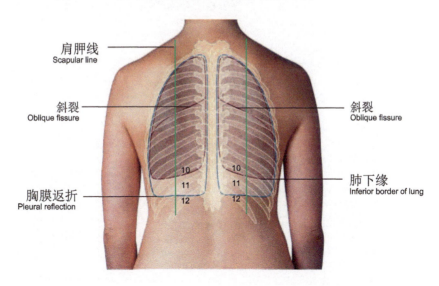

图2-49 肺和胸膜的体表投影(后面观)

表2-6 肺和胸膜下界的体表投影

	锁骨中线	腋中线	肩胛线	后正中线
肺下界	第6肋	第8肋	第10肋	第10胸椎棘突
胸膜下界	第8肋	第10肋	第11肋	第12胸椎棘突

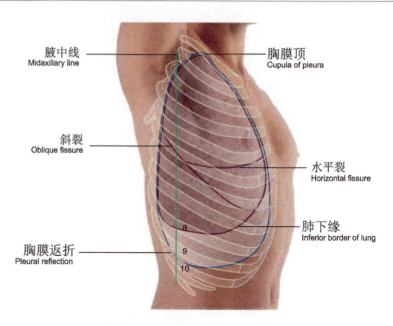

图2-50 肺和胸膜下界体表投影(侧面观)

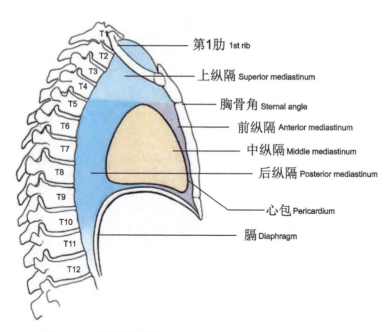

图2-51 纵隔模式图

纵隔 { 概念：是两侧纵隔胸膜间的所有器官、结构及结缔组织的总称。

分部 {

上纵隔：是胸骨角平面以上的部分。

下纵隔 {

前纵隔：位于胸骨体与心包之间。

中纵隔：位于心包所在范围。

后纵隔：位于心包与脊柱胸部之间。

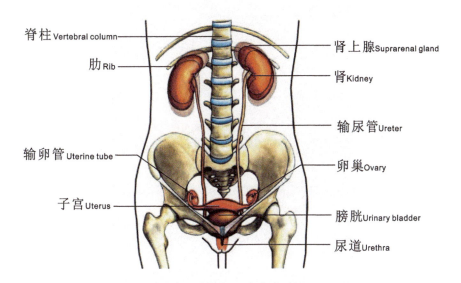

图2-52　女性泌尿系统概观

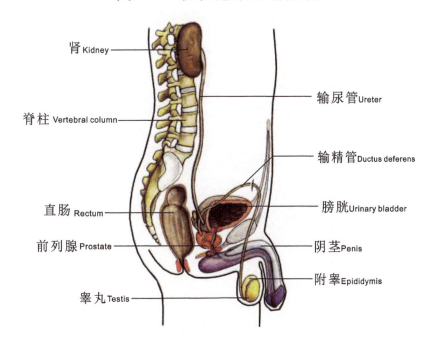

图2-53　男性泌尿系统概观

泌尿系统 {
肾：是生成尿液的器官。
输尿管：为输送尿液至膀胱的管道。
膀胱：暂时储存尿液。
尿道：是将尿液排出体外的通道。
}

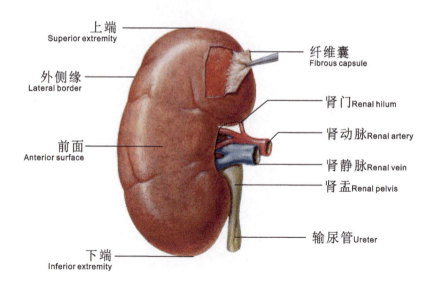

图2-54 肾的外形

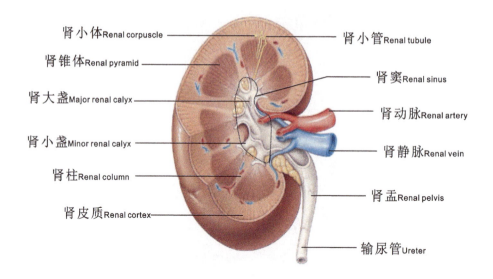

图2-55 肾的结构

肾的形态：形似蚕豆，有前、后两面，上、下两端和内、外侧两缘。

肾的结构：肾实质分为肾皮质和肾髓质。主要结构有肾锥体、肾乳头、肾柱等。

肾门：肾内侧缘中部的凹陷称肾门，有肾动脉、肾静脉、肾盂、神经和淋巴管出入。

肾蒂：出入肾门的结构被结缔组织包裹构成肾蒂，由前向后依次为肾静脉、肾动脉和肾盂，至上而下依次为肾动脉、肾静脉和肾盂。

肾窦：肾门向肾实质内凹陷形成的空腔称肾窦，容纳肾动脉的分支、肾静脉的属支、肾小盏、肾大盏、肾盂、神经、淋巴管和脂肪组织等。

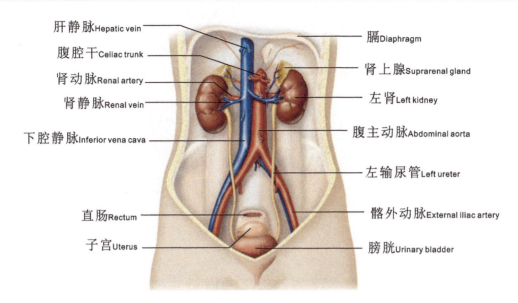

图2-56 肾与输尿管(前面观)

肝静脉Hepatic vein　　膈Diaphragm
腹腔干Celiac trunk　　肾上腺Suprarenal gland
肾动脉Renal artery　　左肾Left kidney
肾静脉Renal vein　　腹主动脉Abdominal aorta
下腔静脉Inferior vena cava　　左输尿管Left ureter
直肠Rectum　　髂外动脉External iliac artery
子宫Uterus　　膀胱Urinary bladder

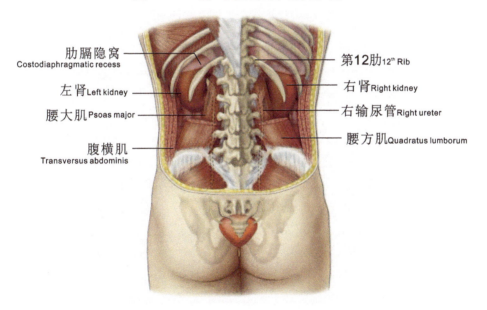

图2-57 肾与输尿管(后面观)

肋膈隐窝Costodiaphragmatic recess　　第12肋12ᵗʰ Rib
左肾Left kidney　　右肾Right kidney
腰大肌Psoas major　　右输尿管Right ureter
腹横肌Transversus abdominis　　腰方肌Quadratus lumborum

肾的位置：位于腹膜后隙内，脊柱两旁。肾门约在第1腰椎体平面，距正中线约5cm。

肾区：竖脊肌外侧缘与第12肋下缘的夹角处称肾区，为肾门的体表投影处。

输尿管 { 起止：起于肾盂，终于膀胱。

分部：分为输尿管腹部、输尿管盆部和输尿管壁内部3部。

狭窄：上狭窄位于输尿管起始处，中狭窄位于输尿管跨髂血管(小骨盆上口)处，下狭窄位于输尿管壁内部。这些狭窄是输尿管结石易嵌顿部位。

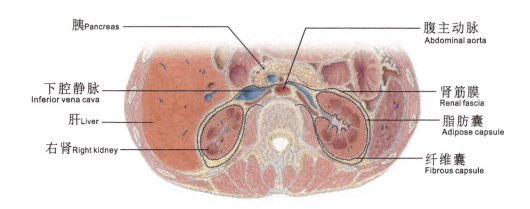

图2-58　肾的被膜（横断面）

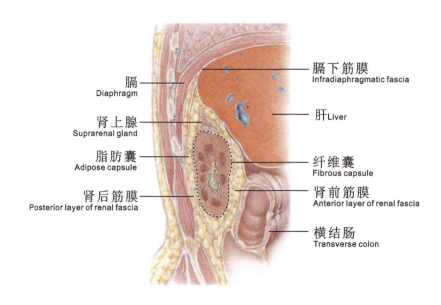

图2-59　肾的被膜（矢状切面）

肾的被膜 {
纤维囊：与肾表面结合疏松，易于剥离，病理状态下不易剥离。
脂肪囊：又称肾床。肾囊封闭即是将药物注入此囊内。
肾筋膜：分肾前筋膜和肾后筋膜，包裹肾和肾上腺。
}

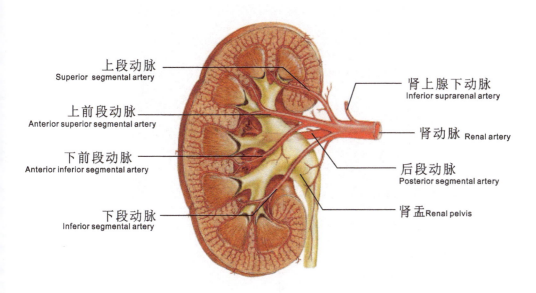

图2-60 肾的动脉

上段动脉 Superior segmental artery
肾上腺下动脉 Inferior suprarenal artery
上前段动脉 Anterior superior segmental artery
肾动脉 Renal artery
下前段动脉 Anterior inferior segmental artery
后段动脉 Posterior segmental artery
下段动脉 Inferior segmental artery
肾盂 Renal pelvis

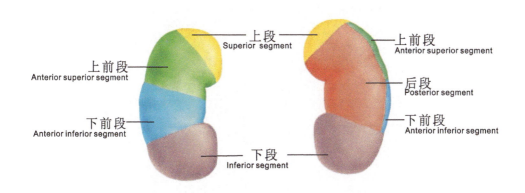

图2-61 肾段

上段 Superior segment
上前段 Anterior superior segment
上前段 Anterior superior segment
后段 Posterior segment
下前段 Anterior inferior segment
下前段 Anterior inferior segment
下段 Inferior segment

肾段：每支肾段动脉分布区域的肾实质构成一个肾段。每侧肾有五个肾段。即上段、上前段、下前段、下段和后段。

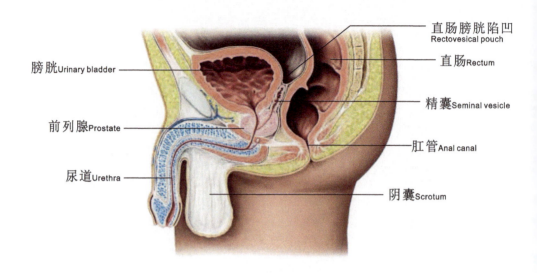

图2-62 膀胱的位置

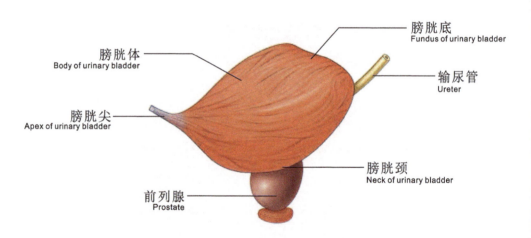

图2-63 膀胱的形态与分部

膀胱 {
- 位置：小骨盆腔前部,耻骨联合后方。
- 形态：充盈时呈卵圆形，空虚时呈三棱锥体形，分尖、体、底、颈四部。
- 结构：在膀胱底内面，两输尿管口与尿道内口所形成的三角区，称**膀胱三角**，此区因缺乏粘膜下层，始终保持平滑状态，是膀胱肿瘤和结核的好发部位。两输尿管口之间的粘膜皱襞称**输尿管间襞**，是膀胱镜检查时寻找输尿管口的标志。

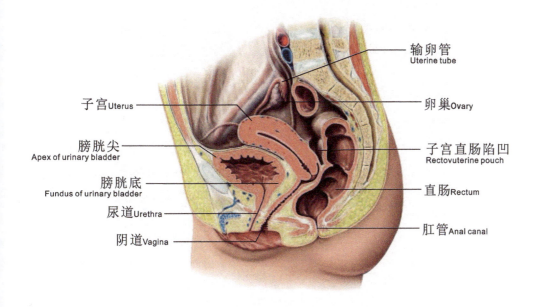

子宫Uterus

膀胱尖
Apex of urinary bladder

膀胱底
Fundus of urinary bladder

尿道Urethra

阴道Vagina

输卵管
Uterine tube

卵巢Ovary

子宫直肠陷凹
Rectovuterine pouch

直肠Rectum

肛管Anal canal

图2-64　女性尿道（正中矢状切面）

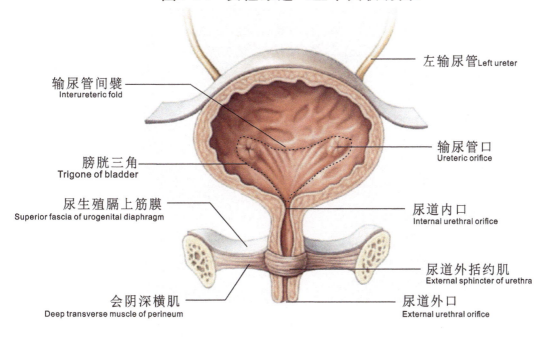

输尿管间襞
Interureteric fold

膀胱三角
Trigone of bladder

尿生殖膈上筋膜
Superior fascia of urogenital diaphragm

会阴深横肌
Deep transverse muscle of perineum

左输尿管Left ureter

输尿管口
Ureteric orifice

尿道内口
Internal urethral orifice

尿道外括约肌
External sphincter of urethra

尿道外口
External urethral orifice

图2-65　膀胱和女性尿道

女性尿道 {
起止：起于尿道内口，穿尿生殖膈，以尿道外口开口于阴道前庭前部。
尿道内、外口周围分别有膀胱括约肌（平滑肌）和尿道阴道括约肌（骨骼肌）环绕。
特点：宽、短、直。
临床意义：易引起逆行性尿路感染。
}

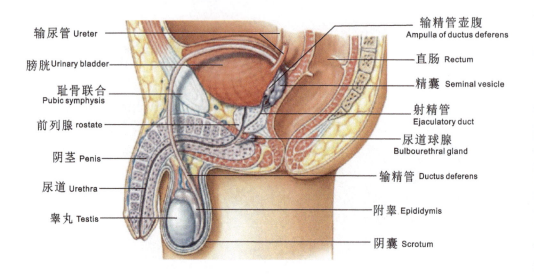

A 男性

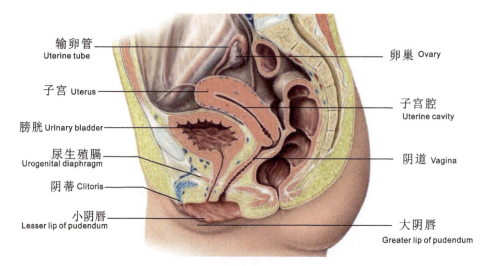

B 女性

图2-66　生殖系统概观

表2-7　男、女性生殖系统的组成

生殖系统	内生殖器			外生殖器
	生殖腺	输送管道	附属腺	
男性	睾丸	附睾、输精管、射精管、男性尿道	前列腺、精囊、尿道球腺	阴囊、阴茎
女性	卵巢	输卵管、子宫、阴道	前庭大腺	女阴

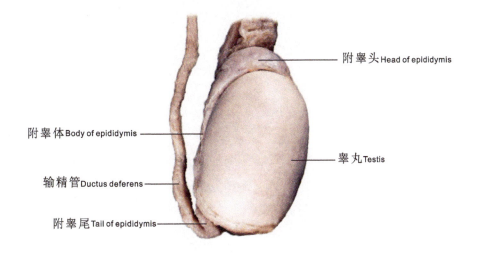

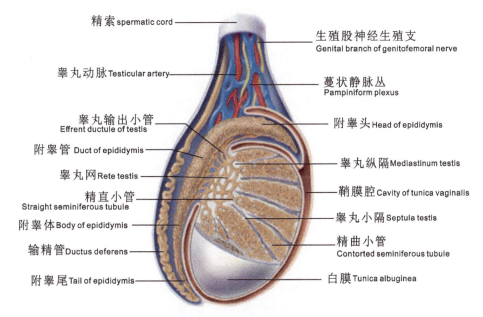

图2-67　睾丸及附睾

表2-8　睾丸与附睾的位置、形态及功能

名称	位置与形态	结构与功能
睾丸	阴囊内，扁卵圆形，分前后两缘，上下端和内外侧两面。	包括睾丸白膜，睾丸纵隔，睾丸小隔，睾丸小叶，精曲小管，精直小管，睾丸网，睾丸输出小管。其功能是产生精子和分泌雄性激素。
附睾	贴附于睾丸上端和后缘，呈新月形，分为附睾头、体和尾三部。	包括睾丸输出小管和附睾管，功能为存储与营养精子。

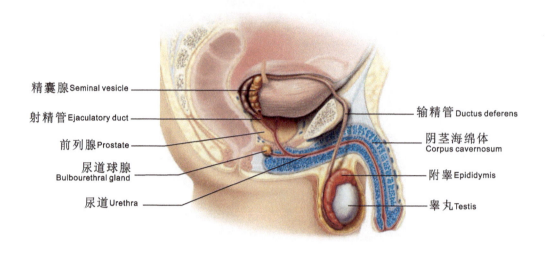

精囊腺 Seminal vesicle

射精管 Ejaculatory duct

前列腺 Prostate

尿道球腺 Bulbourethral gland

尿道 Urethra

输精管 Ductus deferens

阴茎海绵体 Corpus cavernosum

附睾 Epididymis

睾丸 Testis

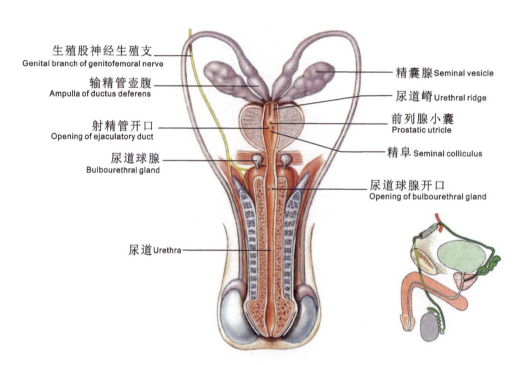

生殖股神经生殖支 Genital branch of genitofemoral nerve

输精管壶腹 Ampulla of ductus deferens

射精管开口 Opening of ejaculatory duct

尿道球腺 Bulbourethral gland

尿道 Urethra

精囊腺 Seminal vesicle

尿道嵴 Urethral ridge

前列腺小囊 Prostatic utricle

精阜 Seminal colliculus

尿道球腺开口 Opening of bulbourethral gland

图2-68　附睾、睾丸及排精途径

输精管 {
形态：壁厚腔小，活体触摸呈坚实的圆索状，其末段膨大称输精管壶腹。
分部：分为睾丸部、精索部、腹股沟管部和盆部。
意义：精索部为输精管结扎术部位。
}

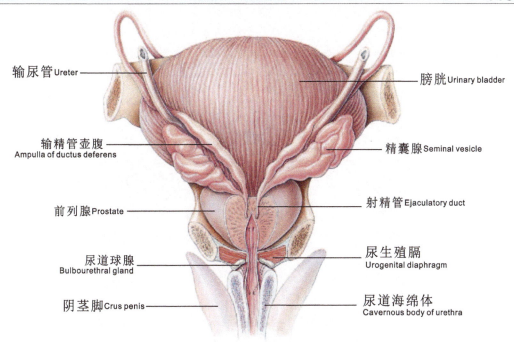

图2-69　男性附属腺（后面观）

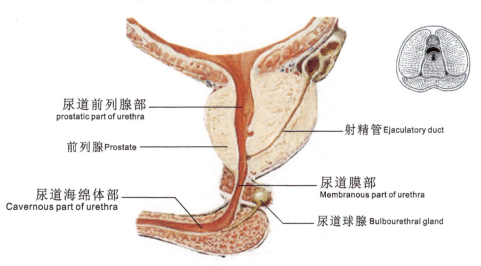

图2-70　前列腺和输精管（矢状面观）

精囊：位于膀胱底后方、输精管壶腹外下方，为长椭圆形囊状器官。

前列腺：位于膀胱颈与尿生殖膈之间，形似栗子，分为底、体和尖三部，体后面中部的纵沟称前列腺沟。前列腺分为前、中、后及两侧叶共五叶。

尿道球腺：位于会阴深横肌内，为一对豌豆大小的腺体，排泄管开口于尿道球部。

射精管：由输精管末端与精囊排泄管合成，向前下穿前列腺实质，开口于尿道前列腺部。

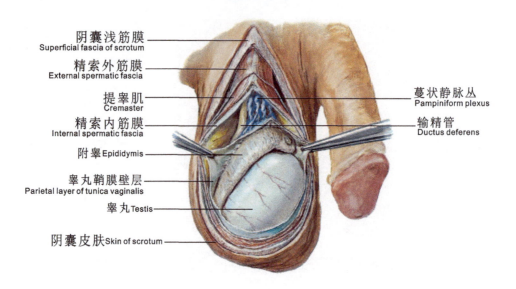

阴囊浅筋膜
Superficial fascia of scrotum

精索外筋膜
External spermatic fascia

提睾肌
Cremaster

精索内筋膜
Internal spermatic fascia

附睾 Epididymis

睾丸鞘膜壁层
Parietal layer of tunica vaginalis

睾丸 Testis

阴囊皮肤 Skin of scrotum

蔓状静脉丛
Pampiniform plexus

输精管
Ductus deferens

图2-71　阴囊结构及内容

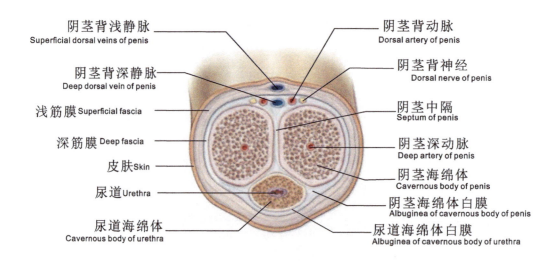

阴茎背浅静脉
Superficial dorsal veins of penis

阴茎背深静脉
Deep dorsal vein of penis

浅筋膜 Superficial fascia

深筋膜 Deep fascia

皮肤 Skin

尿道 Urethra

尿道海绵体
Cavernous body of urethra

阴茎背动脉
Dorsal artery of penis

阴茎背神经
Dorsal nerve of penis

阴茎中隔
Septum of penis

阴茎深动脉
Deep artery of penis

阴茎海绵体
Cavernous body of penis

阴茎海绵体白膜
Albuginea of cavernous body of penis

尿道海绵体白膜
Albuginea of cavernous body of urethra

图2-72　阴茎（横断面）

男性外生殖器 {
阴囊：是位于阴茎后下方的皮肤囊袋，由皮肤和肉膜构成。

阴茎 {
分部：分阴茎头、体和根三部。

构成：主要由两种海绵体构成，阴茎海绵体为两端尖细的圆柱体，位于背侧，左右各一。尿道海绵体呈两端膨大的圆柱体，位于腹侧，有尿道贯穿全长。
}
}

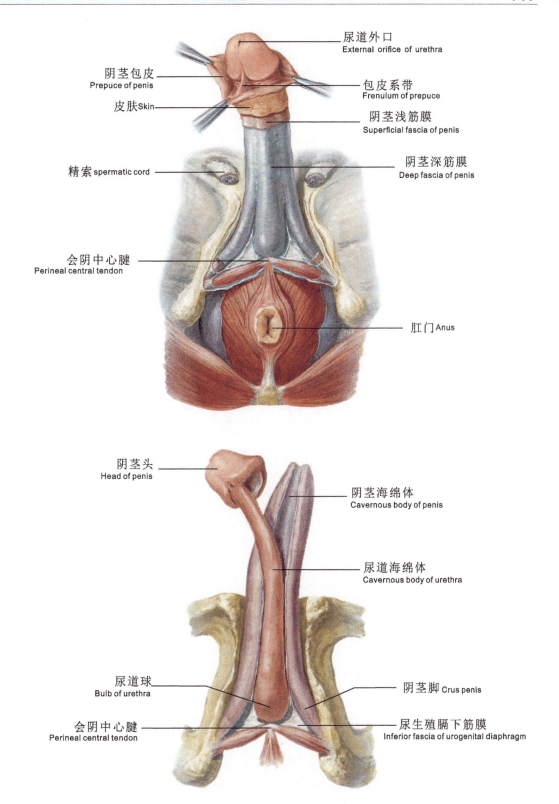

图2-73 阴茎的构造

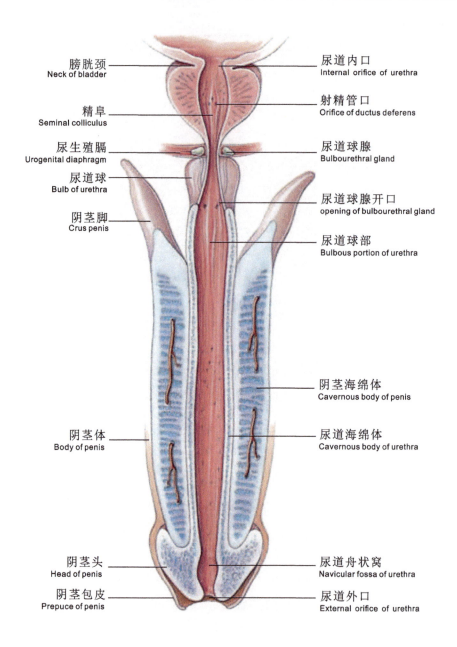

膀胱颈
Neck of bladder

尿道内口
Internal orifice of urethra

精阜
Seminal colliculus

射精管口
Orifice of ductus deferens

尿生殖膈
Urogenital diaphragm

尿道球腺
Bulbourethral gland

尿道球
Bulb of urethra

尿道球腺开口
opening of bulbourethral gland

阴茎脚
Crus penis

尿道球部
Bulbous portion of urethra

阴茎海绵体
Cavernous body of penis

阴茎体
Body of penis

尿道海绵体
Cavernous body of urethra

阴茎头
Head of penis

尿道舟状窝
Navicular fossa of urethra

阴茎包皮
Prepuce of penis

尿道外口
External orifice of urethra

图2-74　男性尿道

男性尿道 {
起止：起自尿道内口，止于尿道外口。
分部：分为前列腺部、膜部和海绵体部。
狭窄：尿道内口、尿道膜部和尿道外口。
膨大：尿道前列腺部、尿道球部和尿道舟状窝。
弯曲：耻骨下弯(凸向下后方，恒定)和耻骨前弯(凹向后下，上提阴茎时变直消失)。
}

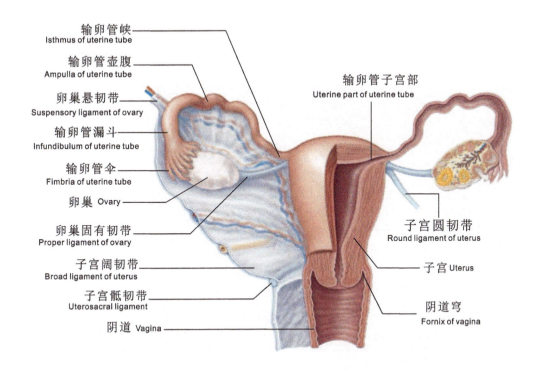

图2-75　女性内生殖器

卵巢
{
位置：盆腔侧壁，髂内、外动脉夹角处的卵巢窝内。

形态：扁卵圆形，幼女小而光滑，成人大而凹凸不平，分前、后两缘、上、下两端和内、外侧两面。

结构：卵巢悬韧带(含卵巢血管、神经等)；卵巢固有韧带；卵巢系膜缘。

功能：产生卵子、分泌雌性激素及孕激素等。
}

输卵管
{
子宫部：为贯穿子宫壁的部分，以输卵管子宫口开口于宫腔。

输卵管峡：细、短而直，为输卵管结扎术的部位。

输卵管壶腹：粗、长而弯曲，为卵细胞受精的部位。

输卵管漏斗部：以输卵管腹腔口开口于腹膜腔，输卵管伞是手术时辨认输卵管的标志，其中最长的1条输卵管伞称卵巢伞。
}

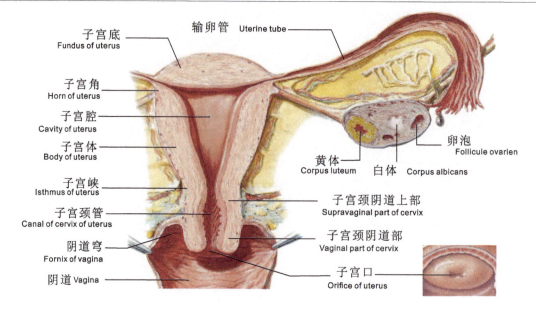

A 冠状切面

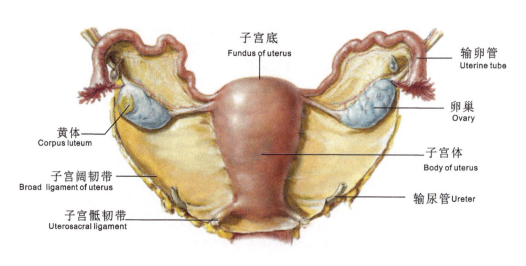

A 后面观

图2-76 卵巢、输卵管及子宫

子宫
位置：小骨盆中央，膀胱与直肠之间，两侧为子宫附件(卵巢和输卵管)，子宫底位于小骨盆入口平面以下，子宫颈下端在坐骨棘平面稍上方。成年女性子宫呈轻度前屈前倾位。

形态：成人未孕子宫呈前后略扁的倒置梨形，分为子宫底、子宫体和子宫颈(包括子宫颈阴道部和子宫颈阴道上部)。子宫颈上端与子宫体连接处的狭窄称子宫峡。子宫体内的空腔称子宫腔，子宫颈内的空腔称子宫颈管，以子宫口开口于阴道.

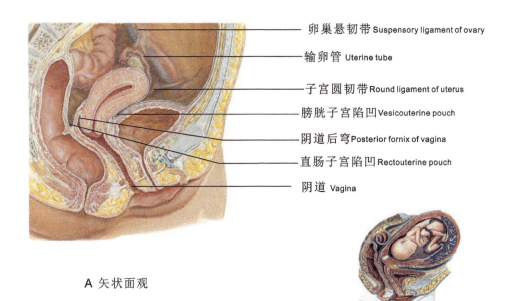

卵巢悬韧带 Suspensory ligament of ovary

输卵管 Uterine tube

子宫圆韧带 Round ligament of uterus

膀胱子宫陷凹 Vesicouterine pouch

阴道后穹 Posterior fornix of vagina

直肠子宫陷凹 Rectouterine pouch

阴道 Vagina

A 矢状面观

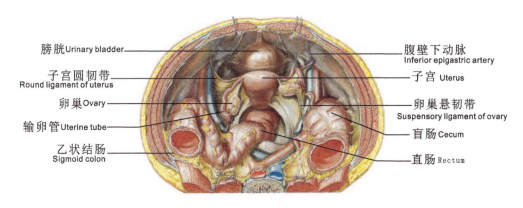

膀胱 Urinary bladder

子宫圆韧带 Round ligament of uterus

卵巢 Ovary

输卵管 Uterine tube

乙状结肠 Sigmoid colon

腹壁下动脉 Inferior epigastric artery

子宫 Uterus

卵巢悬韧带 Suspensory ligament of ovary

盲肠 Cecum

直肠 Rectum

B 上面观

图2-77 子宫的位置与固定装置

子宫的韧带

子宫阔韧带：为子宫侧缘与盆侧壁之间的双层腹膜结构，限制子宫向两侧移动。

子宫圆韧带：是由平滑肌和结缔组织构成的圆索，主要维持子宫前倾。

子宫主韧带：由平滑肌和结缔组织构成，是防止子宫脱垂的主要结构。

子宫骶韧带：由平滑肌和结缔组织构成，维持子宫前倾前屈位。

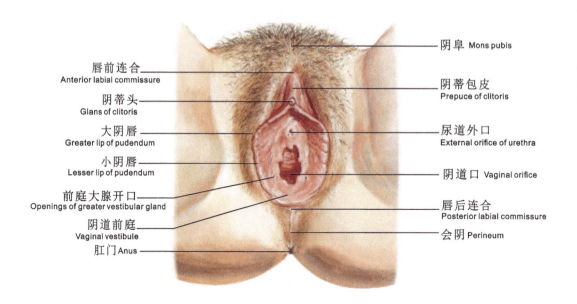

唇前连合 Anterior labial commissure
阴蒂头 Glans of clitoris
大阴唇 Greater lip of pudendum
小阴唇 Lesser lip of pudendum
前庭大腺开口 Openings of greater vestibular gland
阴道前庭 Vaginal vestibule
肛门 Anus
阴阜 Mons pubis
阴蒂包皮 Prepuce of clitoris
尿道外口 External orifice of urethra
阴道口 Vaginal orifice
唇后连合 Posterior labial commissure
会阴 Perineum

图2-78　女性外生殖器

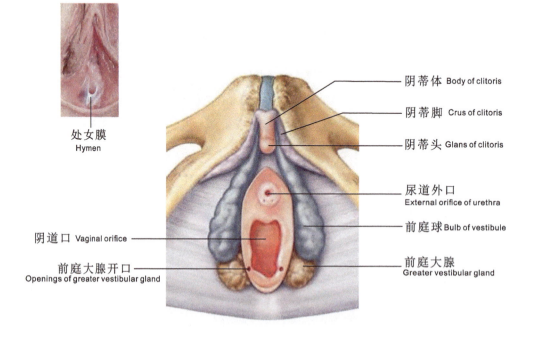

处女膜 Hymen

阴蒂体 Body of clitoris
阴蒂脚 Crus of clitoris
阴蒂头 Glans of clitoris
尿道外口 External orifice of urethra
前庭球 Bulb of vestibule
前庭大腺 Greater vestibular gland
阴道口 Vaginal orifice
前庭大腺开口 Openings of greater vestibular gland

图2-79　阴蒂、前庭球及前庭大腺

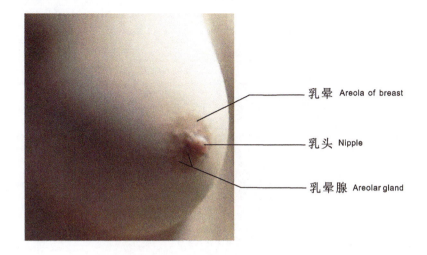

乳晕 Areola of breast

乳头 Nipple

乳晕腺 Areolar gland

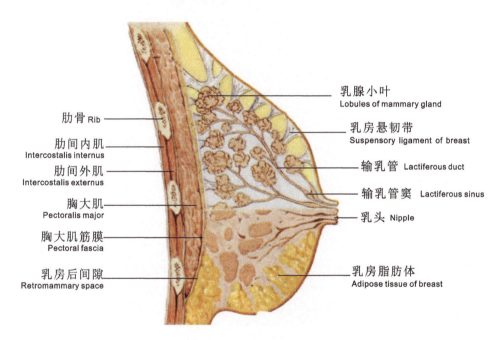

乳腺小叶 Lobules of mammary gland

肋骨 Rib

乳房悬韧带 Suspensory ligament of breast

肋间内肌 Intercostalis internus

肋间外肌 Intercostalis externus

输乳管 Lactiferous duct

胸大肌 Pectoralis major

输乳管窦 Lactiferous sinus

乳头 Nipple

胸大肌筋膜 Pectoral fascia

乳房后间隙 Retromammary space

乳房脂肪体 Adipose tissue of breast

图2-80 女性乳房

乳房
- 位置：胸大肌及筋膜表面，介于第2～6肋之间、胸骨旁线与腋中线之间。
- 形态：成年未哺乳女性呈半球形，紧张而富有弹性。分为乳头、乳晕和乳晕腺。
- 结构：由皮肤、脂肪组织、纤维组织和乳腺等构成。乳腺的结构包括乳腺小叶、乳腺叶、输乳管、输乳管窦等。
- 意义：乳腺叶与输乳管均以乳头为中心呈放射状排列，故乳房手术时宜作放射状切口；乳腺癌时癌细胞侵犯乳房悬韧带使其缩短，牵拉表面皮肤形成小凹陷，出现皮肤"橘皮样"变。

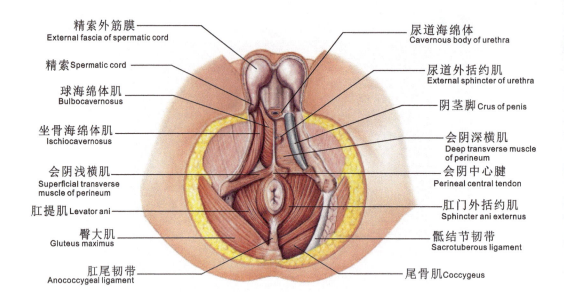

精索外筋膜
External fascia of spermatic cord

精索 Spermatic cord

球海绵体肌
Bulbocavernosus

坐骨海绵体肌
Ischiocavernosus

会阴浅横肌
Superficial transverse
muscle of perineum

肛提肌 Levator ani

臀大肌
Gluteus maximus

肛尾韧带
Anococcygeal ligament

尿道海绵体
Cavernous body of urethra

尿道外括约肌
External sphincter of urethra

阴茎脚 Crus of penis

会阴深横肌
Deep transverse muscle
of perineum

会阴中心腱
Perineal central tendon

肛门外括约肌
Sphincter ani externus

骶结节韧带
Sacrotuberous ligament

尾骨肌 Coccygeus

图2-81　男性会阴

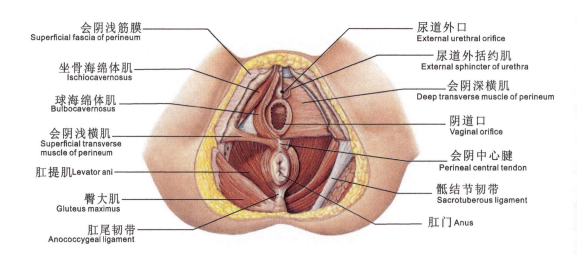

会阴浅筋膜
Superficial fascia of perineum

坐骨海绵体肌
Ischiocavernosus

球海绵体肌
Bulbocavernosus

会阴浅横肌
Superficial transverse
muscle of perineum

肛提肌 Levator ani

臀大肌
Gluteus maximus

肛尾韧带
Anococcygeal ligament

尿道外口
External urethral orifice

尿道外括约肌
External sphincter of urethra

会阴深横肌
Deep transverse muscle of perineum

阴道口
Vaginal orifice

会阴中心腱
Perineal central tendon

骶结节韧带
Sacrotuberous ligament

肛门 Anus

图2-82　女性会阴

会阴 {
广义会阴：指盆膈以下封闭骨盆下口的全部软组织，呈菱形，以两侧坐骨结节的连线为界分为前方的尿生殖三角区和后方的肛三角区。

狭义会阴：指外生殖器与肛门之间的区域，在女性也称产科会阴。
}

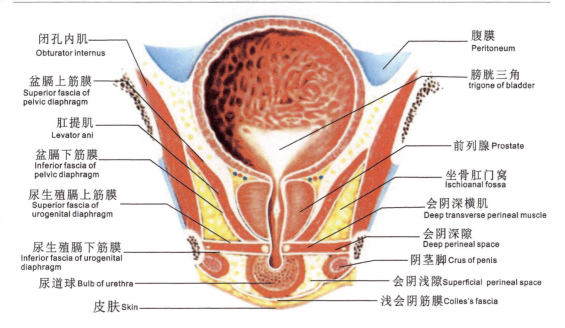

图2-83　男性盆腔模式图（经前列腺冠状切面观）

闭孔内肌 Obturator internus
盆膈上筋膜 Superior fascia of pelvic diaphragm
肛提肌 Levator ani
盆膈下筋膜 Inferior fascia of pelvic diaphragm
尿生殖膈上筋膜 Superior fascia of urogenital diaphragm
尿生殖膈下筋膜 Inferior fascia of urogenital diaphragm
尿道球 Bulb of urethra
皮肤 Skin

腹膜 Peritoneum
膀胱三角 trigone of bladder
前列腺 Prostate
坐骨肛门窝 Ischioanal fossa
会阴深横肌 Deep transverse perineal muscle
会阴深隙 Deep perineal space
阴茎脚 Crus of penis
会阴浅隙 Superficial perineal space
浅会阴筋膜 Colles's fascia

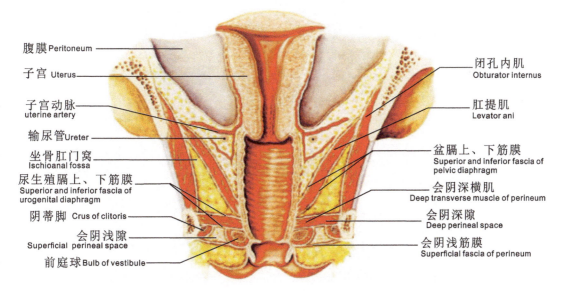

图2-84　女性盆腔模式图（经阴道冠状切面观）

腹膜 Peritoneum
子宫 Uterus
子宫动脉 uterine artery
输尿管 Ureter
坐骨肛门窝 Ischioanal fossa
尿生殖膈上、下筋膜 Superior and inferior fascia of urogenital diaphragm
阴蒂脚 Crus of clitoris
会阴浅隙 Superficial perineal space
前庭球 Bulb of vestibule

闭孔内肌 Obturator internus
肛提肌 Levator ani
盆膈上、下筋膜 Superior and inferior fascia of pelvic diaphragm
会阴深横肌 Deep transverse muscle of perineum
会阴深隙 Deep perineal space
会阴浅筋膜 Superficial fascia of perineum

盆膈：由盆膈上、下筋膜及其间的肛提肌和尾骨肌共同构成，有肛管穿过。
尿生殖膈：由尿生殖膈上、下筋膜及其间的会阴深横肌和尿道外括约肌共同构成。
　　　　　男性有尿道穿过，女性有尿道和阴道穿过。
坐骨肛门窝：位于盆膈下方，坐骨结节与肛门之间的楔形间隙，富含脂肪的组织填
　　　　　充，并有血管、神经穿过。是肛瘘和肛周脓肿的好发部位。

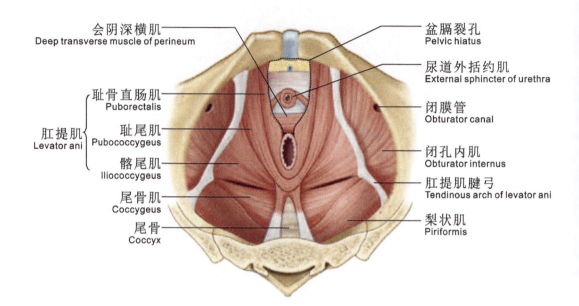

图2-85　盆部肌（上面观）

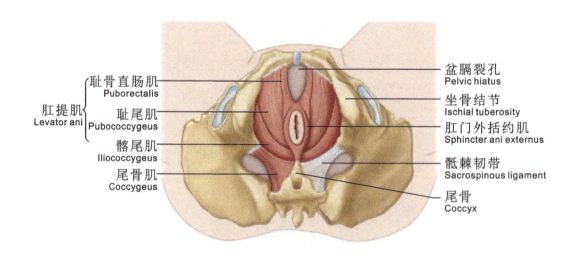

图2-86　盆部肌（下面观）

盆部肌 { 盆底肌：包括肛提肌和尾骨肌。
盆壁肌：包括闭孔内肌和梨状肌。

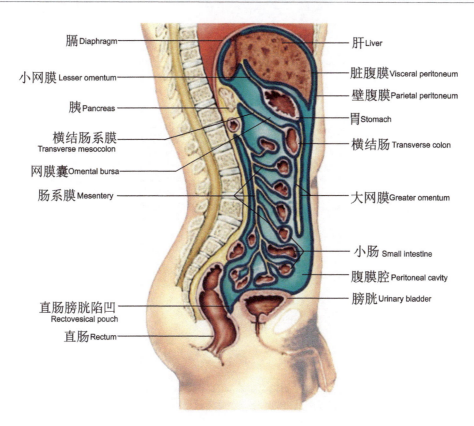

图2-87　腹膜模式图（正中矢状切面）

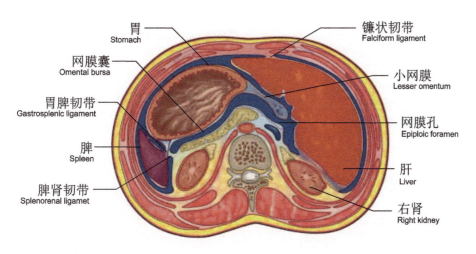

图2-88　腹腔横断面（经网膜孔）

腹膜：是贴附于腹、盆脏器表面、膈下面及腹、盆壁内面的一层浆膜，分为脏、壁两层。

腹膜腔：是腹膜的脏、壁两层之间转折移行而形成的不规则潜在间隙，男性完全密闭，女性间接与外界相通。

网膜囊：是胃与小网膜后方的扁窄间隙，又称小腹膜腔。

网膜孔：位于肝十二指肠韧带游离缘后方，是连通网膜囊与大腹膜腔的唯一通道。

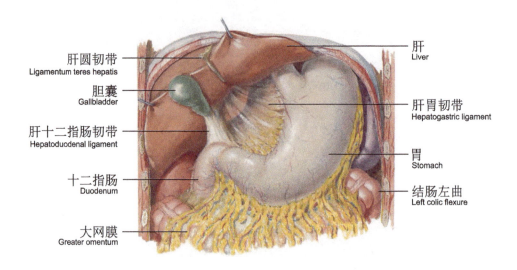

图2-89 小网膜

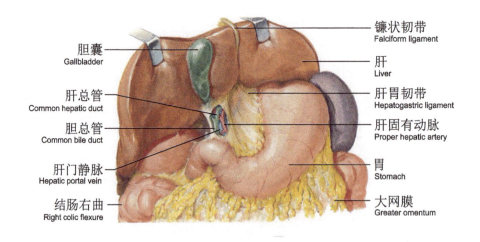

图2-90 肝十二指肠韧带内的结构

小网膜：是连于肝门与胃小弯、十二指肠上部之间的双层腹膜结构，分为肝胃韧带和肝十二指肠韧带。后者内有肝固有动脉、肝门静脉和胆总管等。

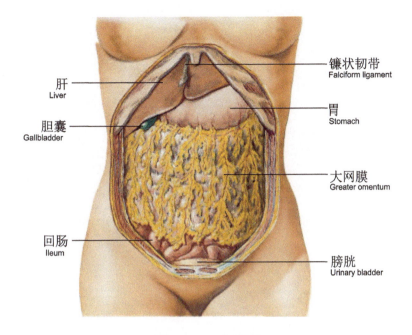

图2-91 大网膜

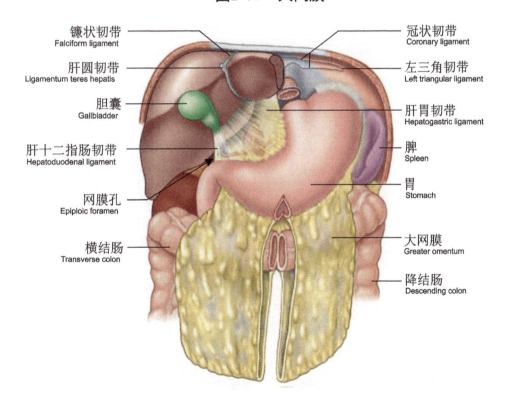

图2-92 网膜

大网膜：由四层腹膜构成，形似围裙覆盖于空、回肠和横结肠的前方，其左缘与胃脾韧带相连续。连于胃大弯和横结肠之间的大网膜前两层称胃结肠韧带。

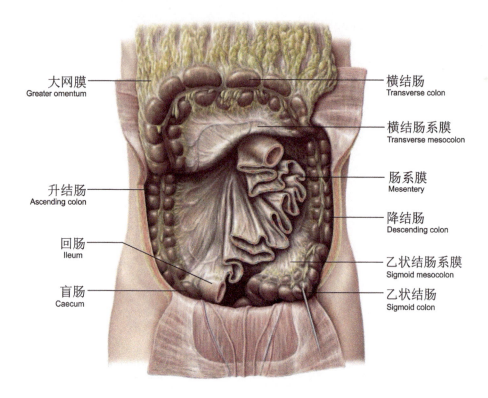

大网膜
Greater omentum

升结肠
Ascending colon

回肠
Ileum

盲肠
Caecum

横结肠
Transverse colon

横结肠系膜
Transverse mesocolon

肠系膜
Mesentery

降结肠
Descending colon

乙状结肠系膜
Sigmoid mesocolon

乙状结肠
Sigmoid colon

图2-93　系膜

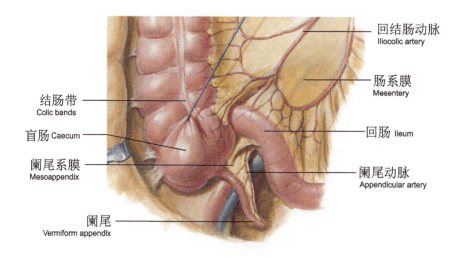

结肠带
Colic bands

盲肠 Caecum

阑尾系膜
Mesoappendix

阑尾
Vermiform appendix

回结肠动脉
Iliocolic artery

肠系膜
Mesentery

回肠 Ileum

阑尾动脉
Appendicular artery

图2-94　阑尾系膜

系膜：是连于腹后壁与器官之间或连于器官与器官之间的双层腹膜结构，其内含有该器官的血管、神经和淋巴管等。系膜主要有肠系膜、阑尾系膜、横结肠系膜和乙状结肠系膜。

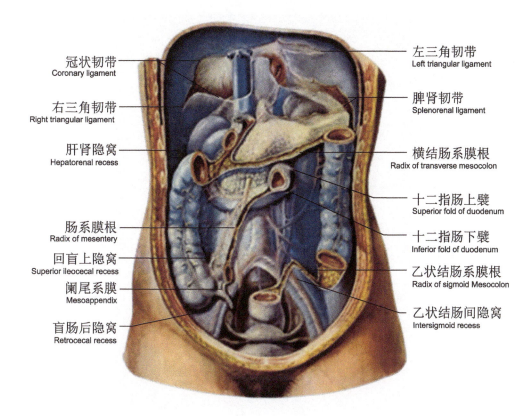

图2-95 腹后壁腹膜形成的结构

左三角韧带 Left triangular ligament
脾肾韧带 Splenorenal ligament
横结肠系膜根 Radix of transverse mesocolon
十二指肠上襞 Superior fold of duodenum
十二指肠下襞 Inferior fold of duodenum
乙状结肠系膜根 Radix of sigmoid Mesocolon
乙状结肠间隐窝 Intersigmoid recess

冠状韧带 Coronary ligament
右三角韧带 Right triangular ligament
肝肾隐窝 Hepatorenal recess
肠系膜根 Radix of mesentery
回盲上隐窝 Superior ileocecal recess
阑尾系膜 Mesoappendix
盲肠后隐窝 Retrocecal recess

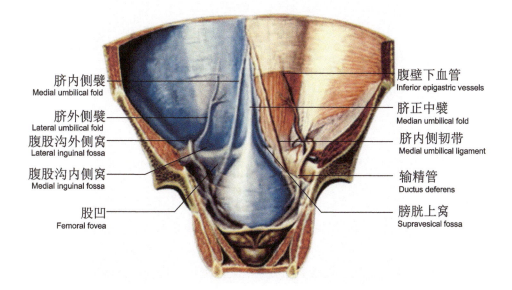

图2-96 腹前壁的腹膜皱襞和隐窝

脐内侧襞 Medial umbilical fold
脐外侧襞 Lateral umbilical fold
腹股沟外侧窝 Lateral inguinal fossa
腹股沟内侧窝 Medial inguinal fossa
股凹 Femoral fovea

腹壁下血管 Inferior epigastric vessels
脐正中襞 Median umbilical fold
脐内侧韧带 Medial umbilical ligament
输精管 Ductus deferens
膀胱上窝 Supravesical fossa

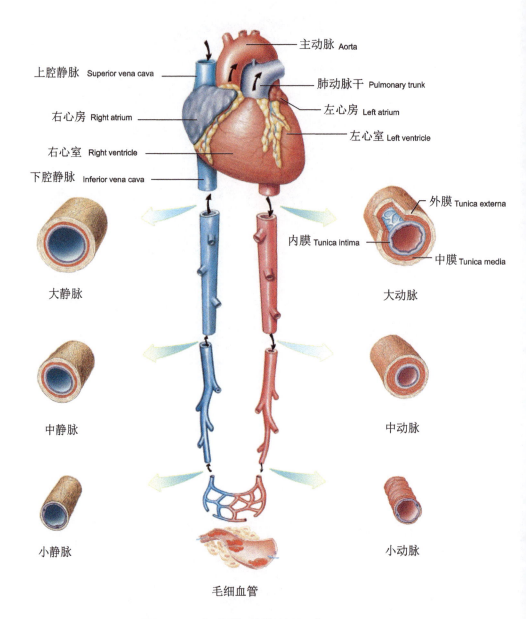

图3-1　心血管系统的组成

心血管系统 {
心：是中空性肌性器官，包括左、右心房和左、右心室，为血液循环的"动力泵"。

动脉：是运送血液离心的血管，依管径大小分为大、中和小动脉。

静脉：是运送血液回心的血管，依管径大小分为大、中和小静脉。

毛细血管：是连接于最小动、静脉之间的血管，为物质交换的场所。

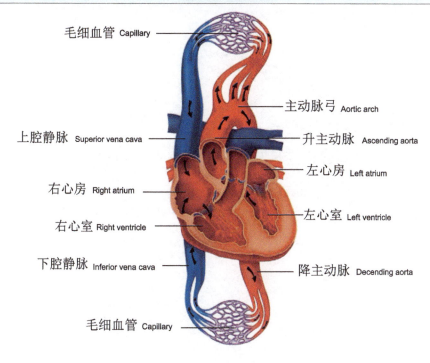

毛细血管 Capillary

主动脉弓 Aortic arch

上腔静脉 Superior vena cava

升主动脉 Ascending aorta

左心房 Left atrium

右心房 Right atrium

右心室 Right ventricle

左心室 Left ventricle

下腔静脉 Inferior vena cava

降主动脉 Decending aorta

毛细血管 Capillary

A 体循环模式图

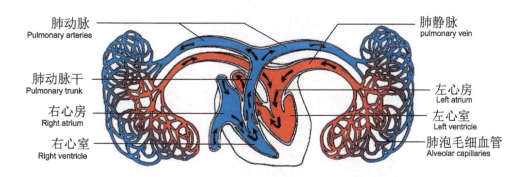

肺动脉 Pulmonary arteries

肺静脉 pulmonary vein

肺动脉干 Pulmonary trunk

右心房 Right atrium

左心房 Left atrium

右心室 Right ventricle

左心室 Left ventricle

肺泡毛细血管 Alveolar capillaries

B 肺循环模式图

图3-2　血液循环示意图

表3-1　体循环与肺循环的比较

	循环路径	特点	功能
体循环	左心室→主动脉及分支→全身毛细血管→各级静脉→上、下腔静脉和冠状窦→右心房	路径长，范围广动脉内含动脉血静脉内含静脉血	以动脉血滋养全身各部，并将代谢产物运送回心
肺循环	右心室→肺动脉及分支→肺泡毛细血管→肺静脉→左心房	路径短，范围小动脉内含静脉血静脉内含动脉血	完成气体交换

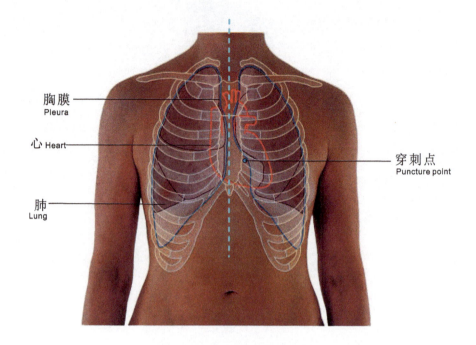

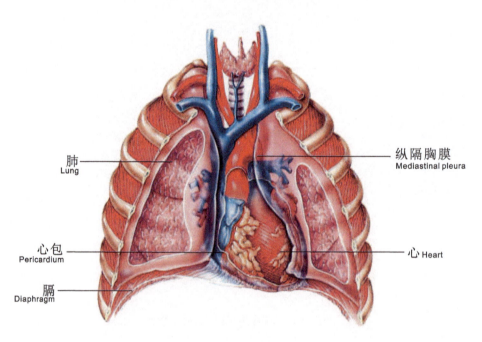

胸膜
Pleura

心 Heart

肺
Lung

穿刺点
Puncture point

肺
Lung

纵隔胸膜
Mediastinal pleura

心包
Pericardium

心 Heart

膈
Diaphragm

图3-3　心的位置

心的位置：位于胸腔中纵隔内，约2/3在正中线左侧，1/3在正中线右侧。

心尖体表投影点：位于左侧第5肋间隙、左锁骨中线内侧1~2cm处。

心内注射穿刺点：在左侧第4或5肋间隙靠近胸骨左缘进针，可避免伤及胸膜和肺。

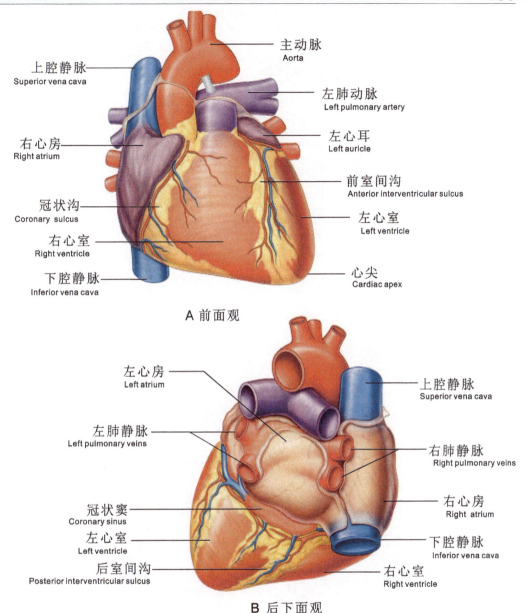

A 前面观

主动脉
Aorta

上腔静脉
Superior vena cava

左肺动脉
Left pulmonary artery

右心房
Right atrium

左心耳
Left auricle

冠状沟
Coronary sulcus

前室间沟
Anterior interventricular sulcus

右心室
Right ventricle

左心室
Left ventricle

下腔静脉
Inferior vena cava

心尖
Cardiac apex

B 后下面观

左心房
Left atrium

上腔静脉
Superior vena cava

左肺静脉
Left pulmonary veins

右肺静脉
Right pulmonary veins

冠状窦
Coronary sinus

右心房
Right atrium

左心室
Left ventricle

下腔静脉
Inferior vena cava

后室间沟
Posterior interventricular sulcus

右心室
Right ventricle

图3-4　心的外形

外形 {

一尖：心尖，朝向左前下方，由左心室构成。

一底：心底，朝向右后上方，由左心房（大部分）和右心房（小部分）构成。

两面 { 胸肋面，大部分为右心房和右心室，小部分为左心室和左心耳。

膈面，大部分为左心室，小部分为右心室。

三缘：包括下缘、左缘和右缘。

四沟 { 冠状沟：为心表面心房和心室的分界标志。

前、后室间沟：是心表面左、右心室的分界标志。

后房间沟：右心房与右肺上、下静脉交界处，是心表面左右心房分界标志。

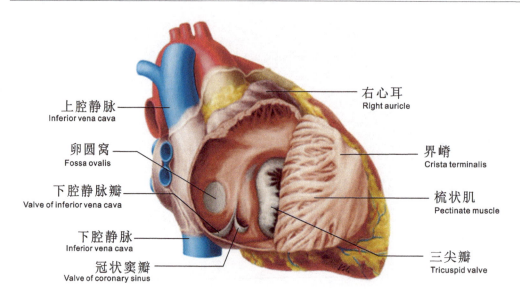

上腔静脉
Inferior vena cava

卵圆窝
Fossa ovalis

下腔静脉瓣
Valve of inferior vena cava

下腔静脉
Inferior vena cava

冠状窦瓣
Valve of coronary sinus

右心耳
Right auricle

界嵴
Crista terminalis

梳状肌
Pectinate muscle

三尖瓣
Tricuspid valve

图3-5　右心房内面观

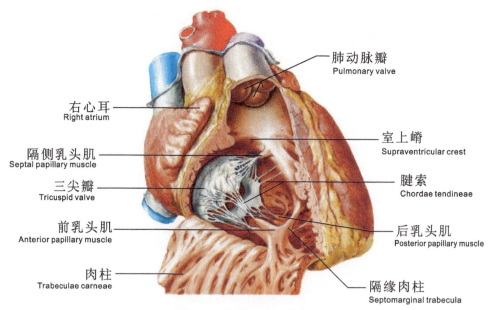

肺动脉瓣
Pulmonary valve

右心耳
Right atrium

隔侧乳头肌
Septal papillary muscle

三尖瓣
Tricuspid valve

前乳头肌
Anterior papillary muscle

肉柱
Trabeculae carneae

室上嵴
Supraventricular crest

腱索
Chordae tendineae

后乳头肌
Posterior papillary muscle

隔缘肉柱
Septomarginal trabecula

图3-6　右心室内面观

表3-2　右心房与右心室

	右心房	右心室
分　部	前部为固有心房，后部为腔静脉窦	后下方为流入道，前上方为流出道
结　构	界嵴、梳状肌和卵圆窝	肉柱、乳头肌、腱索和三尖瓣
入　口	上腔静脉口、下腔静脉口和冠状窦口	右房室口
出　口	右房室口	肺动脉口

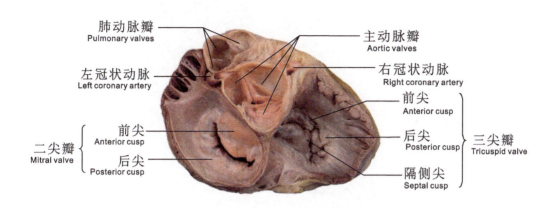

肺动脉瓣
Pulmonary valves

主动脉瓣
Aortic valves

左冠状动脉
Left coronary artery

右冠状动脉
Right coronary artery

前尖
Anterior cusp

二尖瓣
Mitral valve

前尖
Anterior cusp

后尖
Posterior cusp

后尖
Posterior cusp

三尖瓣
Tricuspid valve

隔侧尖
Septal cusp

A 心瓣膜（上面观）

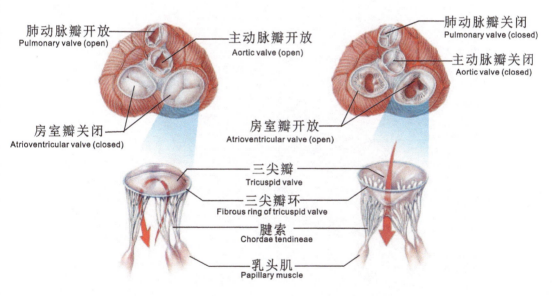

肺动脉瓣开放
Pulmonary valve (open)

主动脉瓣开放
Aortic valve (open)

肺动脉瓣关闭
Pulmonary valve (closed)

主动脉瓣关闭
Aortic valve (closed)

房室瓣关闭
Atrioventricular valve (closed)

房室瓣开放
Atrioventricular valve (open)

三尖瓣
Tricuspid valve

三尖瓣环
Fibrous ring of tricuspid valve

腱索
Chordae tendineae

乳头肌
Papillary muscle

B 三尖瓣关闭

C 三尖瓣开放

图3-7　心瓣膜

心瓣膜
位置：位于房室口和动脉口处。
包括：二尖瓣、三尖瓣、主动脉瓣和肺动脉瓣。
功能：顺血流开放，逆血流关闭，是防止血液逆流的重要装置。
三尖瓣复合体：位于右房室口，由三尖瓣环、三尖瓣、腱索和乳头肌组成。
二尖瓣复合体：位于左房室口，由二尖瓣环、二尖瓣、腱索和乳头肌组成。

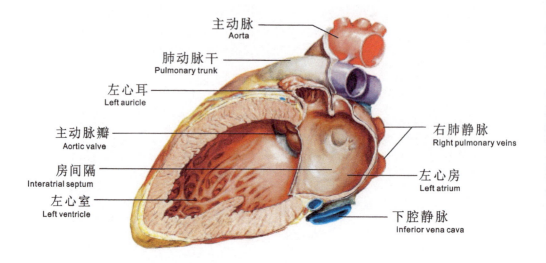

主动脉
Aorta

肺动脉干
Pulmonary trunk

左心耳
Left auricle

主动脉瓣
Aortic valve

房间隔
Interatrial septum

左心室
Left ventricle

右肺静脉
Right pulmonary veins

左心房
Left atrium

下腔静脉
Inferior vena cava

图3-8　左心房与左心室（内面观）

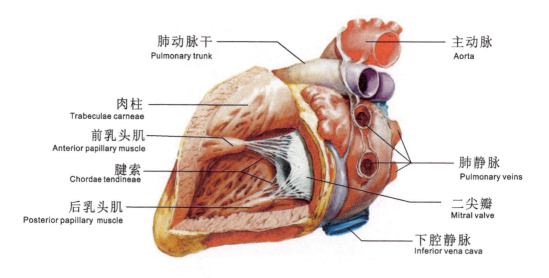

肺动脉干
Pulmonary trunk

肉柱
Trabeculae carneae

前乳头肌
Anterior papillary muscle

腱索
Chordae tendineae

后乳头肌
Posterior papillary muscle

主动脉
Aorta

肺静脉
Pulmonary veins

二尖瓣
Mitral valve

下腔静脉
Inferior vena cava

图3-9　左心室（内面观）

表3-3　左心房与左心室

	左心房	左心室
分部	前部为左心耳，后部为左心房窦	左后方为流入道，右前方为流出道
结构	左心耳、梳状肌和肺静脉口	肉柱、乳头肌、腱索和二尖瓣
入口	肺静脉口	左房室口
出口	左房室口	主动脉口

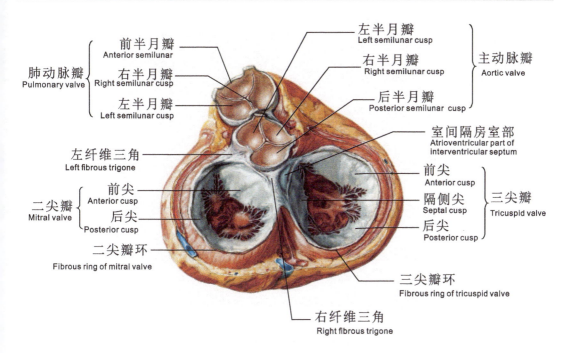

肺动脉瓣
Pulmonary valve
前半月瓣 Anterior semilunar
右半月瓣 Right semilunar cusp
左半月瓣 Left semilunar cusp

左半月瓣 Left semilunar cusp
右半月瓣 Right semilunar cusp
后半月瓣 Posterior semilunar cusp

主动脉瓣 Aortic valve

室间隔房室部 Atrioventricular part of interventricular septum

左纤维三角 Left fibrous trigone

前尖 Anterior cusp
隔侧尖 Septal cusp
后尖 Posterior cusp

三尖瓣 Tricuspid valve

二尖瓣 Mitral valve
前尖 Anterior cusp
后尖 Posterior cusp
二尖瓣环 Fibrous ring of mitral valve

三尖瓣环 Fibrous ring of tricuspid valve

右纤维三角 Right fibrous trigone

图3-10　心的瓣膜和纤维环（上面观）

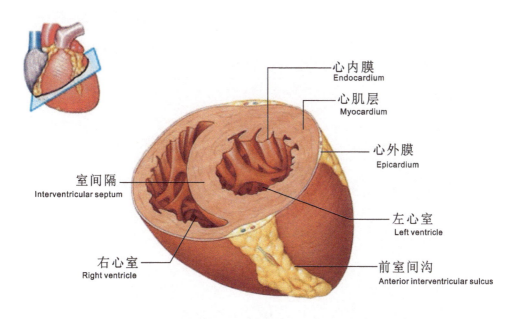

心内膜 Endocardium
心肌层 Myocardium
心外膜 Epicardium

室间隔 Interventricular septum

左心室 Left ventricle

右心室 Right ventricle

前室间沟 Anterior interventricular sulcus

图3-11　心壁

心的纤维骨骼
位置：位于左右房室口、主动脉口和肺动脉口周围的致密结缔组织。
功能：为心肌和瓣膜提供附着点，对心起支持和稳定作用。
组成：二尖瓣环、三尖瓣环、主动脉瓣环、肺动脉瓣环和左、右纤维三角等。

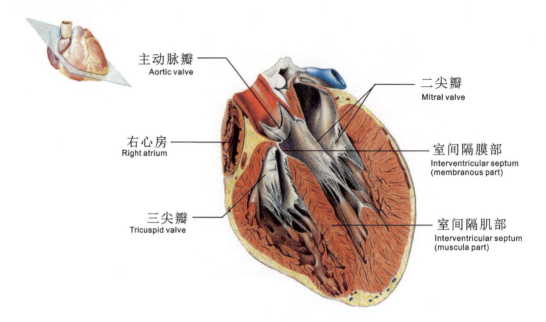

图3-12　室间隔

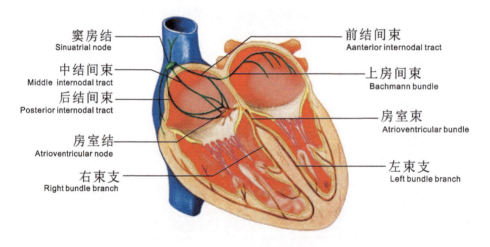

图3-13　心的传导系（一）

心间隔 ｛

位置：左、右半心之间。

房间隔 ｛
位置：左、右心房之间。
构造：双层心内膜中间夹心房肌和结缔组织构成。
卵圆窝：是房间隔缺损好发部位。

室间隔 ｛
位置：左心室与右心室、右心房之间。
构造：双层心内膜中间夹心室肌和结缔组织构成。
分部：分为肌部和膜部。膜部是室间隔缺损好发部位。

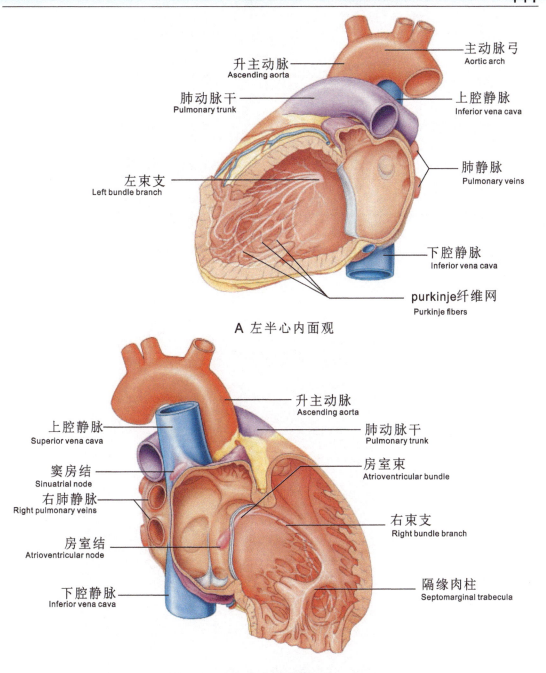

升主动脉
Ascending aorta

主动脉弓
Aortic arch

肺动脉干
Pulmonary trunk

上腔静脉
Inferior vena cava

左束支
Left bundle branch

肺静脉
Pulmonary veins

下腔静脉
Inferior vena cava

purkinje纤维网
Purkinje fibers

A 左半心内面观

上腔静脉
Superior vena cava

升主动脉
Ascending aorta

窦房结
Sinuatrial node

肺动脉干
Pulmonary trunk

右肺静脉
Right pulmonary veins

房室束
Atrioventricular bundle

房室结
Atrioventricular node

右束支
Right bundle branch

下腔静脉
Inferior vena cava

隔缘肉柱
Septomarginal trabecula

B 右半心内面观

图3-14 心的传导系（二）

概念：是特殊分化的心肌细胞，具有产生和传导兴奋的功能。

组成：窦房结、结间束、房室结、房室束及左、右束支和purkinje纤维网。

窦房结：位于上腔静脉与右心房交界处心外膜深面，为心的正常起搏点。

结间束：将窦房结的冲动传向心房和房室结。

房室结：位于koch三角心内膜深面，具有延搁和传递兴奋的作用，是心的次级起搏点。

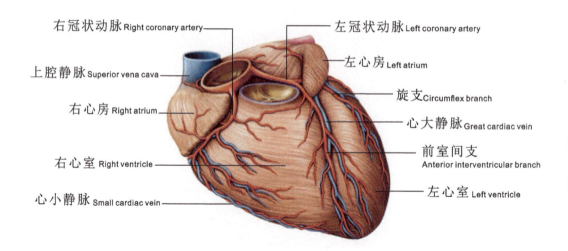

A 前面观

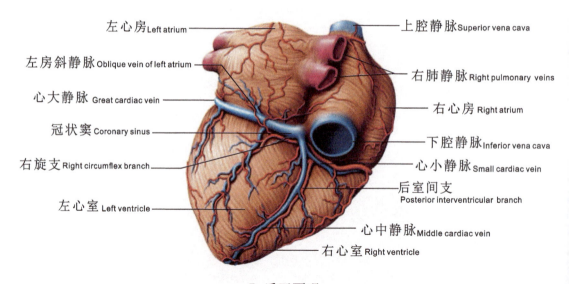

B 后下面观

图3-15　心的血管

表3-4　左、右冠状动脉及分支分布

	左冠状动脉	右冠状动脉
起始	主动脉左窦	主动脉右窦
分支	主要有前室间支和旋支	主要有后室间支和右旋支
分布	主要为左半心和室间隔前2/3	主要分布于右半心和室间隔后1/3

冠状窦：为心静脉血回流的主要途径，位于心膈面，左心房和左心室之间的冠状
　　　　沟内。其主要属支有心大静脉、心中静脉和心小静脉，开口于右心房。

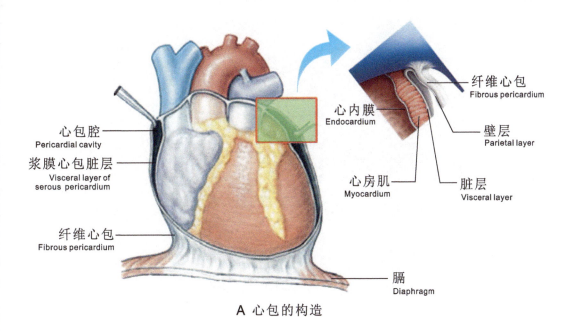

心包腔
Pericardial cavity

浆膜心包脏层
Visceral layer of
serous pericardium

纤维心包
Fibrous pericardium

膈
Diaphragm

纤维心包
Fibrous pericardium

心内膜
Endocardium

心房肌
Myocardium

壁层
Parietal layer

脏层
Visceral layer

A 心包的构造

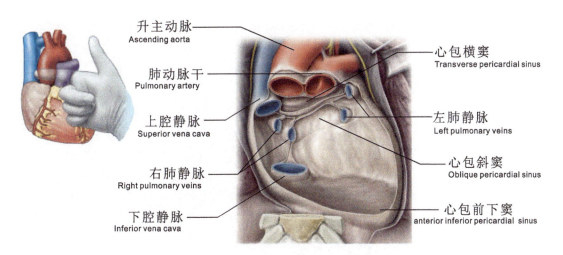

升主动脉
Ascending aorta

肺动脉干
Pulmonary artery

上腔静脉
Superior vena cava

右肺静脉
Right pulmonary veins

下腔静脉
Inferior vena cava

心包横窦
Transverse pericardial sinus

左肺静脉
Left pulmonary veins

心包斜窦
Oblique pericardial sinus

心包前下窦
anterior inferior pericardial sinus

B 心包腔和心包窦

图3-16 心包

心包 {
概念：是包裹心和出入心的大血管根部的锥形纤维浆膜囊。

构造：外层为纤维心包，为致密纤维结缔组织，与膈的中心腱愈着并与
大血管根部的外膜相延续。内层为浆膜心包，分脏、壁两层。

心包腔：由浆膜心包脏、壁两层在出入心的大血管根部相互移行围成的
潜在密闭腔隙。内含少量浆液，起润滑作用。

心包窦：包括心包横窦、心包斜窦和心包前下窦。
}

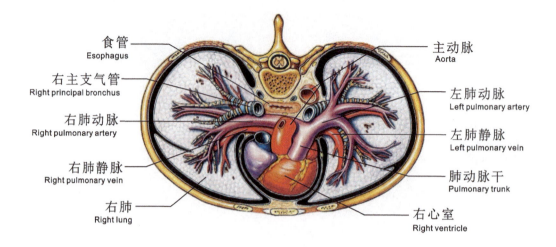

图3-17　肺循环的动脉

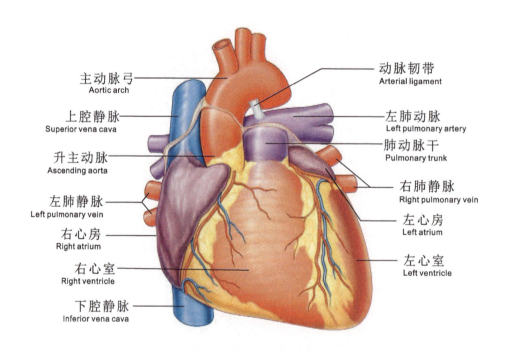

图3-18　动脉韧带

动脉韧带 { 位置：是连于肺动脉干分叉处稍左侧与主动脉弓下缘间的纤维结缔组织条索。

形成：是胚胎时期动脉导管闭锁而成的遗迹。

意义：动脉导管若在出生后6个月尚未闭锁，则称为动脉导管未闭。

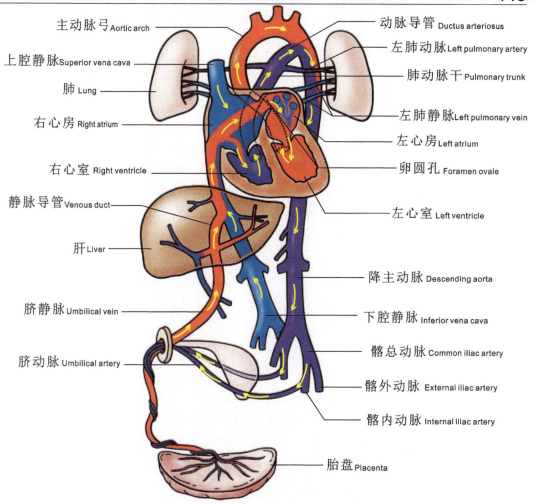

主动脉弓 Aortic arch
动脉导管 Ductus arteriosus
上腔静脉 Superior vena cava
左肺动脉 Left pulmonary artery
肺 Lung
肺动脉干 Pulmonary trunk
右心房 Right atrium
左肺静脉 Left pulmonary vein
左心房 Left atrium
右心室 Right ventricle
卵圆孔 Foramen ovale
静脉导管 Venous duct
左心室 Left ventricle
肝 Liver
降主动脉 Descending aorta
脐静脉 Umbilical vein
下腔静脉 Inferior vena cava
脐动脉 Umbilical artery
髂总动脉 Common iliac artery
髂外动脉 External iliac artery
髂内动脉 Internal iliac artery
胎盘 Placenta

图3-19 胎儿血液循环模式图

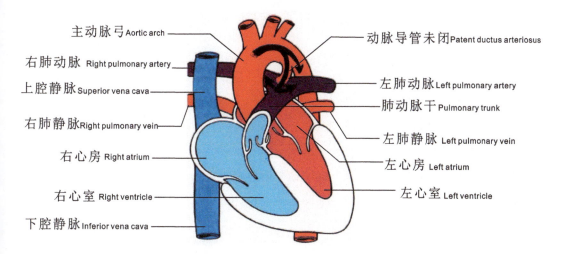

主动脉弓 Aortic arch
动脉导管未闭 Patent ductus arteriosus
右肺动脉 Right pulmonary artery
左肺动脉 Left pulmonary artery
上腔静脉 Superior vena cava
肺动脉干 Pulmonary trunk
右肺静脉 Right pulmonary vein
左肺静脉 Left pulmonary vein
右心房 Right atrium
左心房 Left atrium
右心室 Right ventricle
左心室 Left ventricle
下腔静脉 Inferior vena cava

图3-20 动脉导管未闭

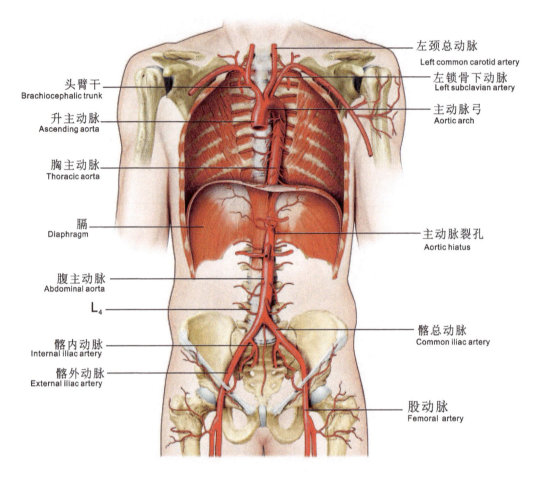

图3-21　主动脉

主动脉：分为升主动脉、主动脉弓和降主动脉三部。

升主动脉：发左、右冠状动脉分布于心。

主动脉弓：自右向左发出头臂干、左颈总动脉和左锁骨下动脉，主要分布于头颈和上肢，
　　　　　其外膜下有压力感受器，动脉韧带附近有主动脉小球（为化学感受器）。

降主动脉：被膈分为胸主动脉和腹主动脉，至第4腰椎下缘分为左、右髂总动脉。

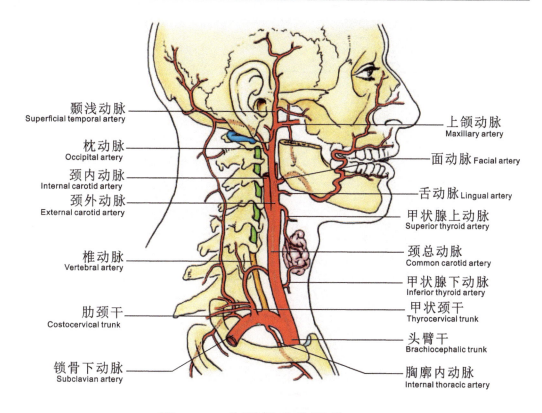

图3-22　头颈部动脉概貌

颈外动脉的分支：有甲状腺上动脉、舌动脉、面动脉、上颌动脉和颞浅动脉等。

锁骨下动脉的分支：有甲状颈干、椎动脉、胸廓内动脉和肋颈干等。

颈动脉窦：是位于颈总动脉末端和颈内动脉起始处的膨大，外膜内有丰富神经
　　　　　末稍，为压力感受器。当血压升高时可反射性地引起心跳减慢，外周
　　　　　血管扩张，使血压下降。

颈动脉小球：是位于颈总动脉分叉处后方的扁椭圆形小体，为化学感受器。当
　　　　　血液中氧分压降低或二氧化碳分压升高时，可反射性调节呼吸。

表3-5　头颈部动脉的摸脉或压迫止血点

动脉名称	摸脉或压迫止血点
颈总动脉	平环状软骨弓将动脉压向颈动脉结节
锁骨下动脉	在锁骨中点上方将动脉压向第一肋
面动脉	在咬肌前缘和下颌骨下缘交界处将动脉压向下颌骨
颞浅动脉	在外耳门前方将动脉压向颧弓

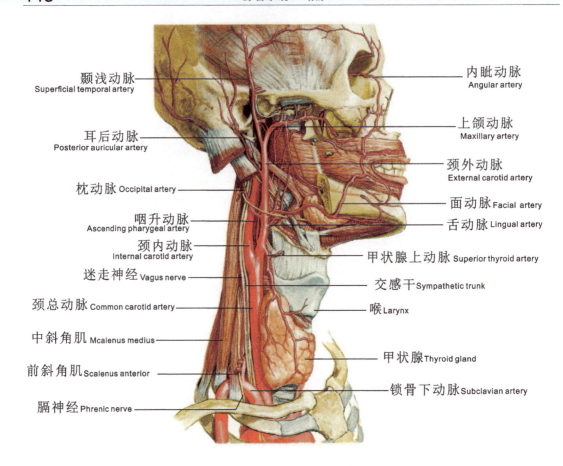

图3-23　颈外动脉及分支

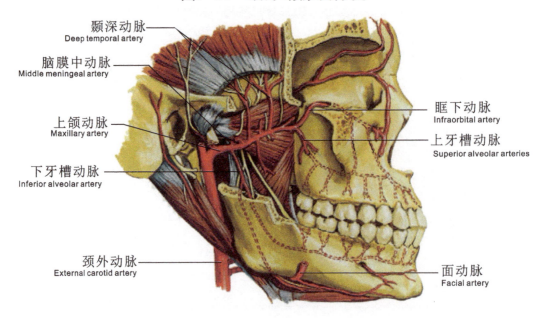

图3-24　上颌动脉及分支

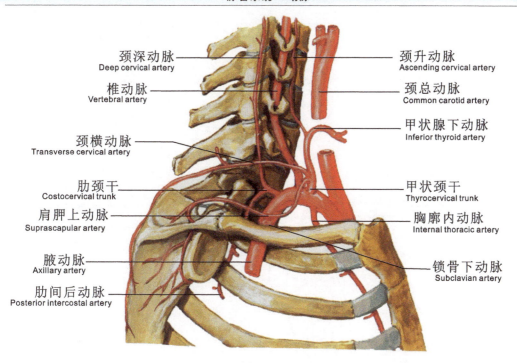

颈深动脉
Deep cervical artery

椎动脉
Vertebral artery

颈横动脉
Transverse cervical artery

肋颈干
Costocervical trunk

肩胛上动脉
Suprascapular artery

腋动脉
Axillary artery

肋间后动脉
Posterior intercostal artery

颈升动脉
Ascending cervical artery

颈总动脉
Common carotid artery

甲状腺下动脉
Inferior thyroid artery

甲状颈干
Thyrocervical trunk

胸廓内动脉
Internal thoracic artery

锁骨下动脉
Subclavian artery

图3-25　锁骨下动脉及分支

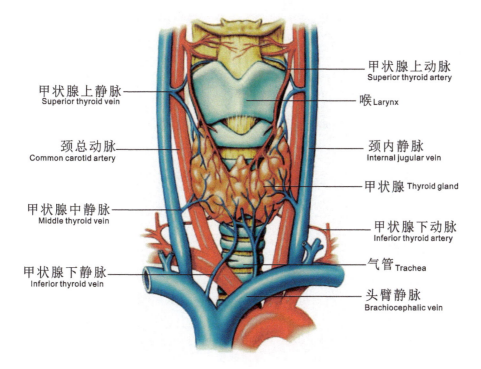

甲状腺上静脉
Superior thyroid vein

颈总动脉
Common carotid artery

甲状腺中静脉
Middle thyroid vein

甲状腺下静脉
Inferior thyroid vein

甲状腺上动脉
Superior thyroid artery

喉 Larynx

颈内静脉
Internal jugular vein

甲状腺 Thyroid gland

甲状腺下动脉
Inferior thyroid artery

气管 Trachea

头臂静脉
Brachiocephalic vein

图3-26　甲状腺的血管

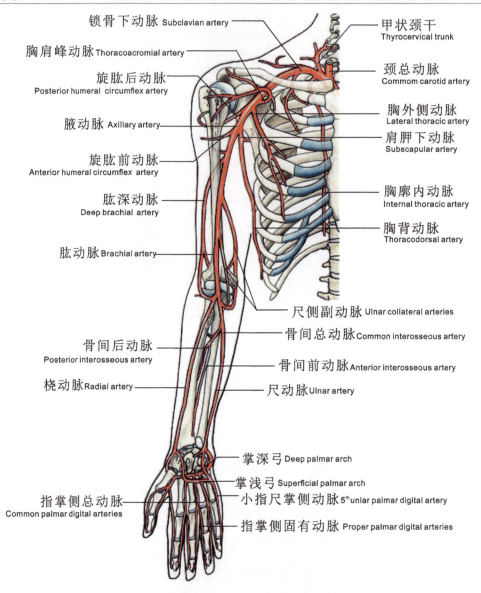

锁骨下动脉 Subclavian artery

甲状颈干 Thyrocervical trunk

胸肩峰动脉 Thoracoacromial artery

颈总动脉 Commom carotid artery

旋肱后动脉 Posterior humeral circumflex artery

胸外侧动脉 Lateral thoracic artery

腋动脉 Axillary artery

肩胛下动脉 Subscapular artery

旋肱前动脉 Anterior humeral circumflex artery

肱深动脉 Deep brachial artery

胸廓内动脉 Internal thoracic artery

胸背动脉 Thoracodorsal artery

肱动脉 Brachial artery

尺侧副动脉 Ulnar collateral arteries

骨间总动脉 Common interosseous artery

骨间后动脉 Posterior interosseous artery

骨间前动脉 Anterior interosseous artery

桡动脉 Radial artery

尺动脉 Ulnar artery

掌深弓 Deep palmar arch

掌浅弓 Superficial palmar arch

小指尺掌侧动脉 5ᵗʰ unlar palmar digital artery

指掌侧总动脉 Common palmar digital arteries

指掌侧固有动脉 Proper palmar digital arteries

图3-27　上肢动脉概貌

表3-6　上肢动脉的压迫止血和摸脉点

动脉名称	压迫止血或摸脉点
肱动脉	在肱二头肌内侧沟中部将动脉压向肱骨止血
桡动脉	在桡骨茎突内上方，肱桡肌腱内侧摸脉
指掌侧固有动脉	在指根两侧将动脉压向指骨

掌浅弓：由桡动脉掌浅支和尺动脉末端吻合而成位于掌腱膜深面，发出三条指掌侧总动脉和一条小指尺掌侧动脉。

掌深弓：由尺动脉掌深支和桡动脉末端吻合而成，位于屈指肌腱深面，发出三条掌心动脉。

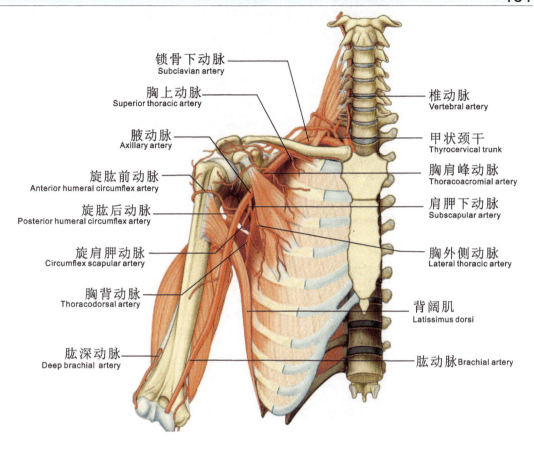

图3-28　腋动脉及分支

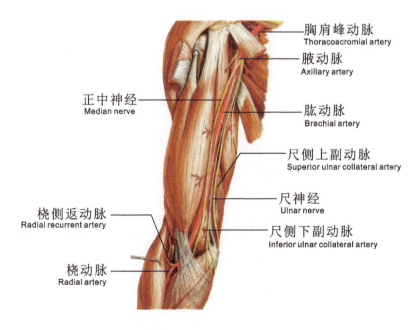

图3-29　肱动脉

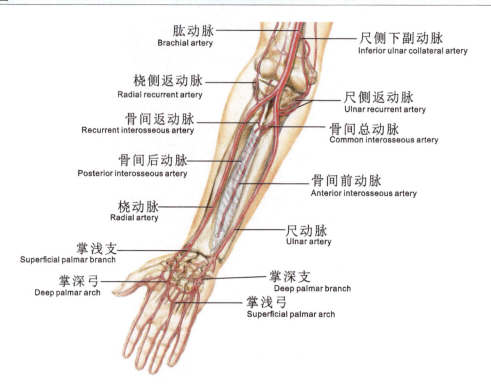

图3-30 尺动脉和桡动脉

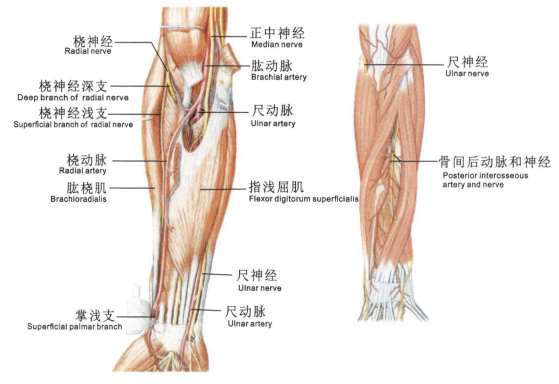

图3-31 前臂动脉（前面）　　图3-32 前臂动脉（后面）

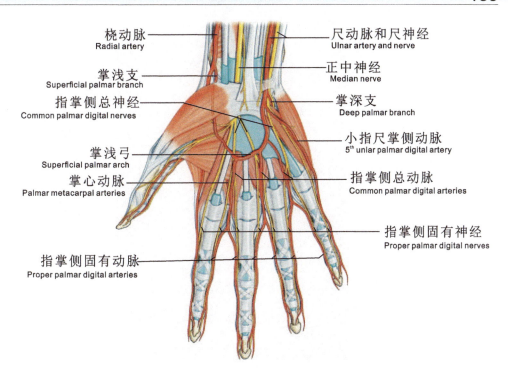

桡动脉
Radial artery

尺动脉和尺神经
Ulnar artery and nerve

掌浅支
Superficial palmar branch

正中神经
Median nerve

指掌侧总神经
Common palmar digital nerves

掌深支
Deep palmar branch

掌浅弓
Superficial palmar arch

小指尺掌侧动脉
5th unlar palmar digital artery

掌心动脉
Palmar metacarpal arteries

指掌侧总动脉
Common palmar digital arteries

指掌侧固有神经
Proper palmar digital nerves

指掌侧固有动脉
Proper palmar digital arteries

图3-33 掌浅弓

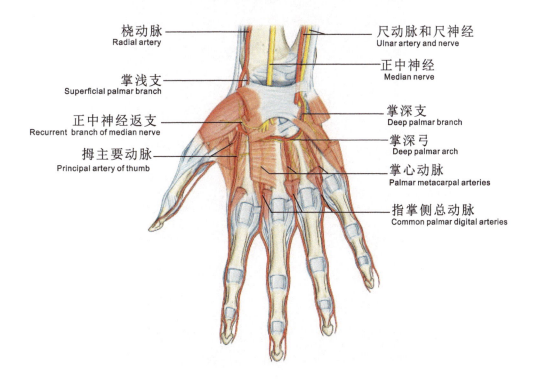

桡动脉
Radial artery

尺动脉和尺神经
Ulnar artery and nerve

掌浅支
Superficial palmar branch

正中神经
Median nerve

正中神经返支
Recurrent branch of median nerve

掌深支
Deep palmar branch

掌深弓
Deep palmar arch

拇主要动脉
Principal artery of thumb

掌心动脉
Palmar metacarpal arteries

指掌侧总动脉
Common palmar digital arteries

图3-34 掌深弓

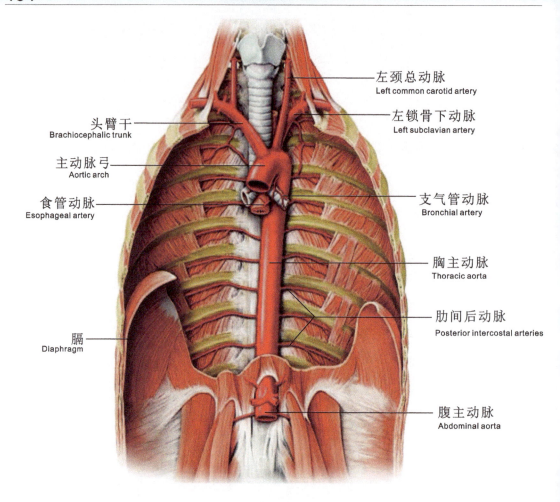

左颈总动脉
Left common carotid artery

左锁骨下动脉
Left subclavian artery

头臂干
Brachiocephalic trunk

主动脉弓
Aortic arch

食管动脉
Esophageal artery

支气管动脉
Bronchial artery

胸主动脉
Thoracic aorta

肋间后动脉
Posterior intercostal arteries

膈
Diaphragm

腹主动脉
Abdominal aorta

图3-35　胸主动脉及分支

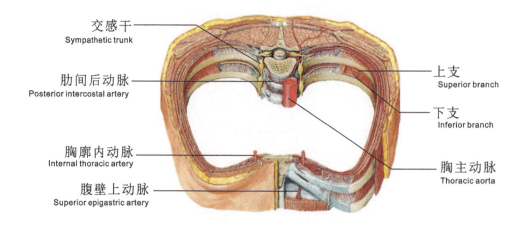

交感干
Sympathetic trunk

肋间后动脉
Posterior intercostal artery

胸廓内动脉
Internal thoracic artery

腹壁上动脉
Superior epigastric artery

上支
Superior branch

下支
Inferior branch

胸主动脉
Thoracic aorta

图3-36　肋间后动脉

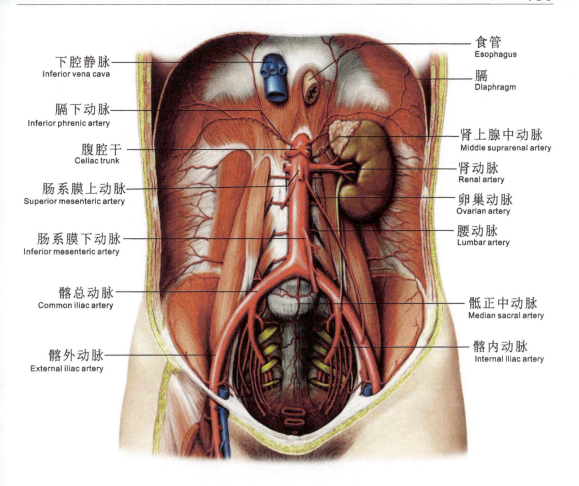

下腔静脉
Inferior vena cava

膈下动脉
Inferior phrenic artery

腹腔干
Celiac trunk

肠系膜上动脉
Superior mesenteric artery

肠系膜下动脉
Inferior mesenteric artery

髂总动脉
Common iliac artery

髂外动脉
External iliac artery

食管
Esophagus

膈
Diaphragm

肾上腺中动脉
Middle suprarenal artery

肾动脉
Renal artery

卵巢动脉
Ovarian artery

腰动脉
Lumbar artery

骶正中动脉
Median sacral artery

髂内动脉
Internal iliac artery

图3-37　腹主动脉及分支

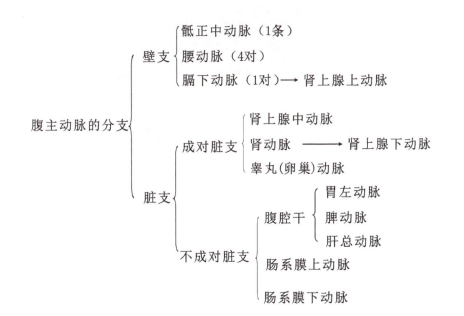

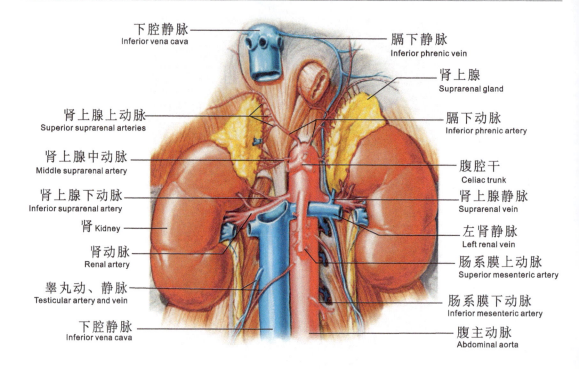

下腔静脉 Inferior vena cava
膈下静脉 Inferior phrenic vein
肾上腺 Suprarenal gland
肾上腺上动脉 Superior suprarenal arteries
膈下动脉 Inferior phrenic artery
肾上腺中动脉 Middle suprarenal artery
腹腔干 Celiac trunk
肾上腺下动脉 Inferior suprarenal artery
肾上腺静脉 Suprarenal vein
肾 Kidney
左肾静脉 Left renal vein
肾动脉 Renal artery
肠系膜上动脉 Superior mesenteric artery
睾丸动、静脉 Testicular artery and vein
肠系膜下动脉 Inferior mesenteric artery
下腔静脉 Inferior vena cava
腹主动脉 Abdominal aorta

图3-38　肾及肾上腺的动脉

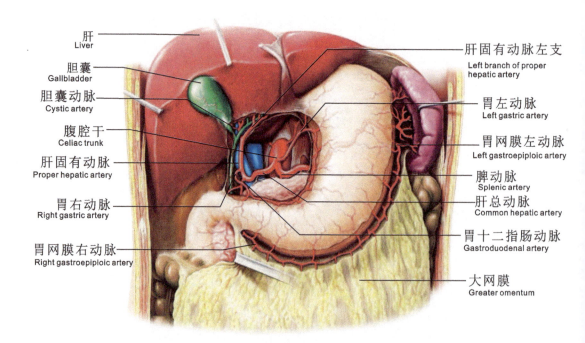

肝 Liver
肝固有动脉左支 Left branch of proper hepatic artery
胆囊 Gallbladder
胆囊动脉 Cystic artery
胃左动脉 Left gastric artery
腹腔干 Celiac trunk
胃网膜左动脉 Left gastroepiploic artery
肝固有动脉 Proper hepatic artery
脾动脉 Splenic artery
胃右动脉 Right gastric artery
肝总动脉 Common hepatic artery
胃网膜右动脉 Right gastroepiploic artery
胃十二指肠动脉 Gastroduodenal artery
大网膜 Greater omentum

图3-39　腹腔干及分支（胃前面）

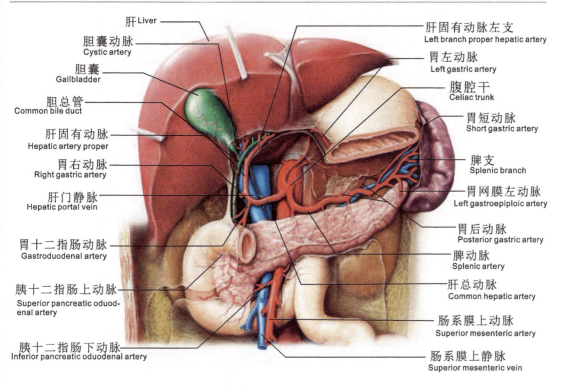

肝 Liver
胆囊动脉 Cystic artery
胆囊 Gallbladder
胆总管 Common bile duct
肝固有动脉 Hepatic artery proper
胃右动脉 Right gastric artery
肝门静脉 Hepatic portal vein
胃十二指肠动脉 Gastroduodenal artery
胰十二指肠上动脉 Superior pancreatic oduodenal artery
胰十二指肠下动脉 Inferior pancreatic oduodenal artery

肝固有动脉左支 Left branch proper hepatic artery
胃左动脉 Left gastric artery
腹腔干 Celiac trunk
胃短动脉 Short gastric artery
脾支 Splenic branch
胃网膜左动脉 Left gastroepiploic artery
胃后动脉 Posterior gastric artery
脾动脉 Splenic artery
肝总动脉 Common hepatic artery
肠系膜上动脉 Superior mesenteric artery
肠系膜上静脉 Superior mesenteric vein

图3-40　腹腔干及分支（胃后面）

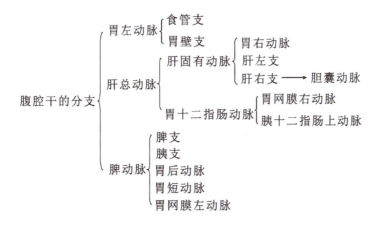

腹腔干的分支
- 胃左动脉
  - 食管支
  - 胃壁支
- 肝总动脉
  - 肝固有动脉
    - 胃右动脉
    - 肝左支
    - 肝右支 —→ 胆囊动脉
  - 胃十二指肠动脉
    - 胃网膜右动脉
    - 胰十二指肠上动脉
- 脾动脉
  - 脾支
  - 胰支
  - 胃后动脉
  - 胃短动脉
  - 胃网膜左动脉

表3-7　胃的动脉

名　称	来　源	分　布
胃左动脉	腹腔干	胃小弯左侧的胃壁
胃右动脉	肝固有动脉	胃小弯右侧的胃壁
胃短动脉	脾动脉	胃底的前、后壁
胃网膜左动脉	脾动脉	胃大弯左侧的胃壁
胃网膜右动脉	胃十二指肠动脉	胃大弯右侧的胃壁
胃后动脉	脾动脉	胃底的后壁

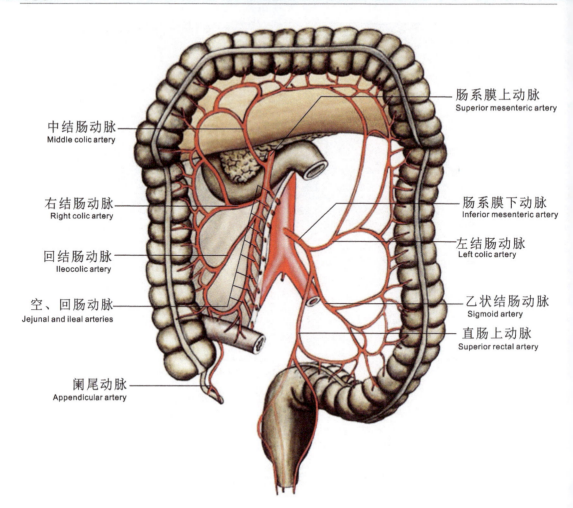

中结肠动脉
Middle colic artery

右结肠动脉
Right colic artery

回结肠动脉
Ileocolic artery

空、回肠动脉
Jejunal and ileal arteries

阑尾动脉
Appendicular artery

肠系膜上动脉
Superior mesenteric artery

肠系膜下动脉
Inferior mesenteric artery

左结肠动脉
Left colic artery

乙状结肠动脉
Sigmoid artery

直肠上动脉
Superior rectal artery

图3-41　肠系膜上、下动脉及分支

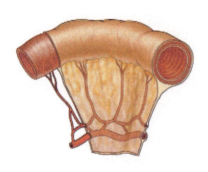
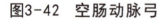
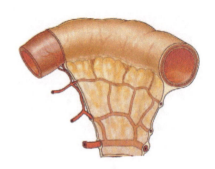

图3-42　空肠动脉弓　　　　图3-43　回肠动脉弓

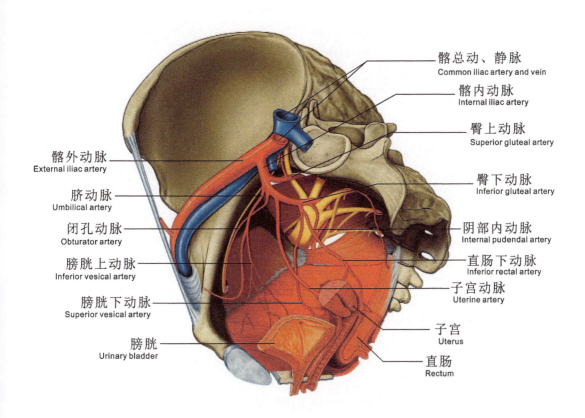

髂总动、静脉
Common iliac artery and vein

髂内动脉
Internal iliac artery

臀上动脉
Superior gluteal artery

臀下动脉
Inferior gluteal artery

阴部内动脉
Internal pudendal artery

直肠下动脉
Inferior rectal artery

子宫动脉
Uterine artery

子宫
Uterus

直肠
Rectum

髂外动脉
External iliac artery

脐动脉
Umbilical artery

闭孔动脉
Obturator artery

膀胱上动脉
Inferior vesical artery

膀胱下动脉
Superior vesical artery

膀胱
Urinary bladder

图3-44　盆部的动脉

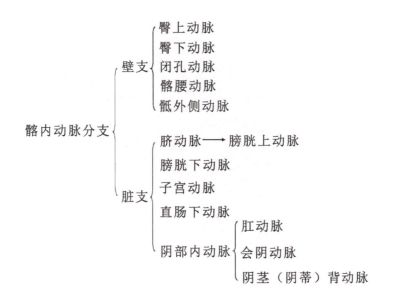

髂内动脉分支
- 壁支
  - 臀上动脉
  - 臀下动脉
  - 闭孔动脉
  - 髂腰动脉
  - 骶外侧动脉
- 脏支
  - 脐动脉 ⟶ 膀胱上动脉
  - 膀胱下动脉
  - 子宫动脉
  - 直肠下动脉
  - 阴部内动脉
    - 肛动脉
    - 会阴动脉
    - 阴茎（阴蒂）背动脉

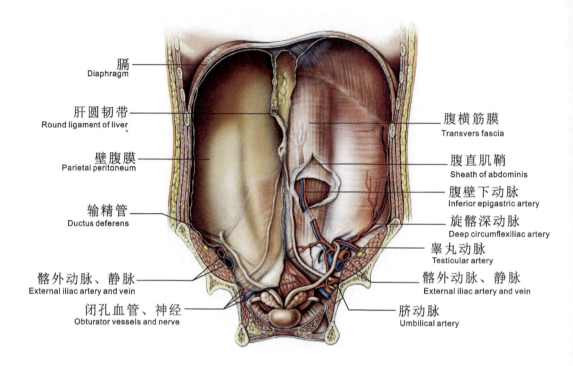

图3-45　腹前壁的动脉

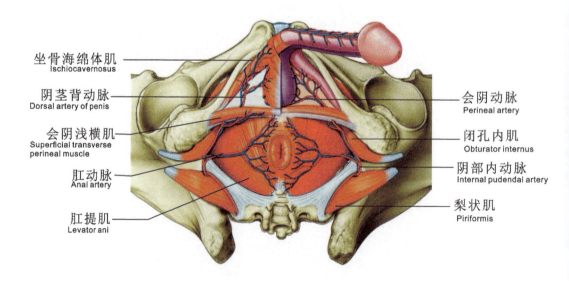

图3-46　会阴部的动脉(男性)

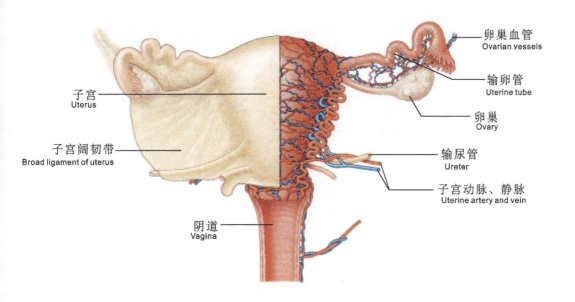

子宫
Uterus

子宫阔韧带
Broad ligament of uterus

阴道
Vagina

卵巢血管
Ovarian vessels

输卵管
Uterine tube

卵巢
Ovary

输尿管
Ureter

子宫动脉、静脉
Uterine artery and vein

图3-47　子宫动脉

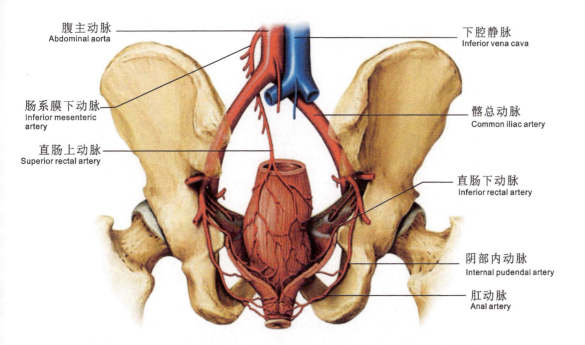

腹主动脉
Abdominal aorta

肠系膜下动脉
Inferior mesenteric artery

直肠上动脉
Superior rectal artery

下腔静脉
Inferior vena cava

髂总动脉
Common iliac artery

直肠下动脉
Inferior rectal artery

阴部内动脉
Internal pudendal artery

肛动脉
Anal artery

图3-48　直肠的动脉

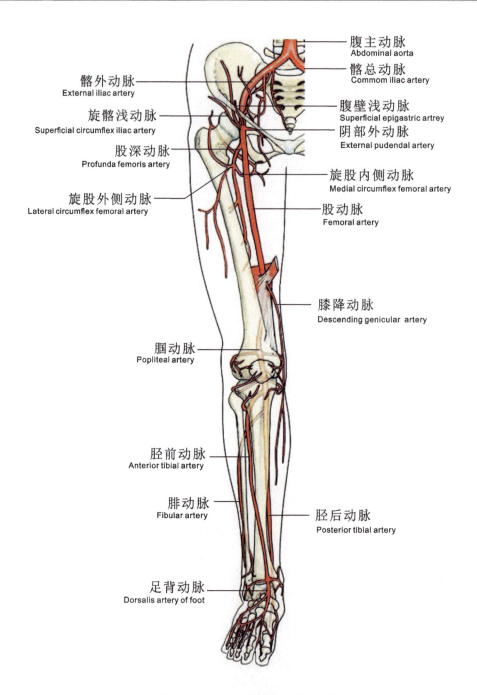

腹主动脉
Abdominal aorta

髂总动脉
Commom iliac artery

髂外动脉
External iliac artery

腹壁浅动脉
Superficial epigastric artrey

旋髂浅动脉
Superficial circumflex iliac artery

阴部外动脉
External pudendal artery

股深动脉
Profunda femoris artery

旋股内侧动脉
Medial circumflex femoral artery

旋股外侧动脉
Lateral circumflex femoral artery

股动脉
Femoral artery

膝降动脉
Descending genicular artery

腘动脉
Popliteal artery

胫前动脉
Anterior tibial artery

腓动脉
Fibular artery

胫后动脉
Posterior tibial artery

足背动脉
Dorsalis artery of foot

图3-49　下肢的动脉概貌

表3-8　下肢的动脉压迫止血点或摸脉点

动脉	压迫止血点或摸脉点
股动脉	于腹股沟韧带中点稍下方将动脉压向耻骨上支
足背动脉	于内、外踝前方连线中点向深部压迫

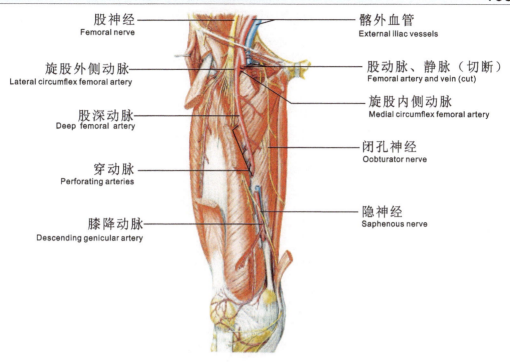

股神经
Femoral nerve

髂外血管
External iliac vessels

旋股外侧动脉
Lateral circumflex femoral artery

股动脉、静脉（切断）
Femoral artery and vein (cut)

旋股内侧动脉
Medial circumflex femoral artery

股深动脉
Deep femoral artery

闭孔神经
Oobturator nerve

穿动脉
Perforating arteries

隐神经
Saphenous nerve

膝降动脉
Descending genicular artery

图3-50　股动脉及分支

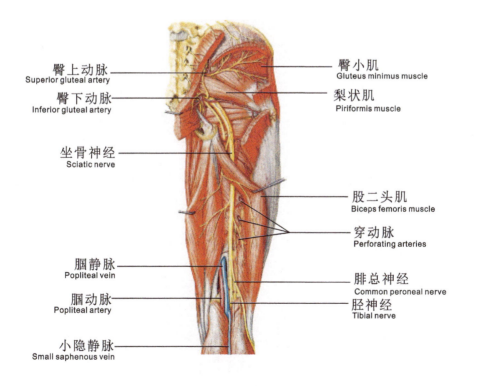

臀上动脉
Superlor gluteal artery

臀小肌
Gluteus minimus muscle

臀下动脉
Inferior gluteal artery

梨状肌
Piriformis muscle

坐骨神经
Sciatic nerve

股二头肌
Biceps femoris muscle

穿动脉
Perforating arteries

腘静脉
Popliteal vein

腓总神经
Common peroneal nerve

腘动脉
Popliteal artery

胫神经
Tibial nerve

小隐静脉
Small saphenous vein

图3-51　臀部和股后区的动脉

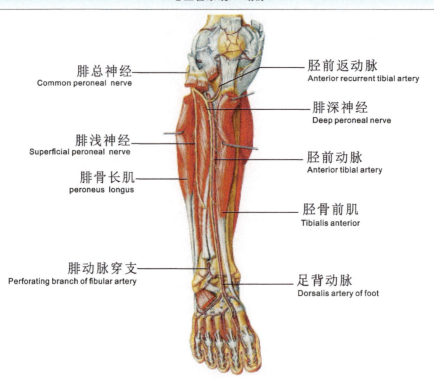

腓总神经
Common peroneal nerve

胫前返动脉
Anterior recurrent tibial artery

腓深神经
Deep peroneal nerve

腓浅神经
Superficial peroneal nerve

胫前动脉
Anterior tibial artery

腓骨长肌
peroneus longus

胫骨前肌
Tibialis anterior

腓动脉穿支
Perforating branch of fibular artery

足背动脉
Dorsalis artery of foot

图3-52　　小腿前面的动脉

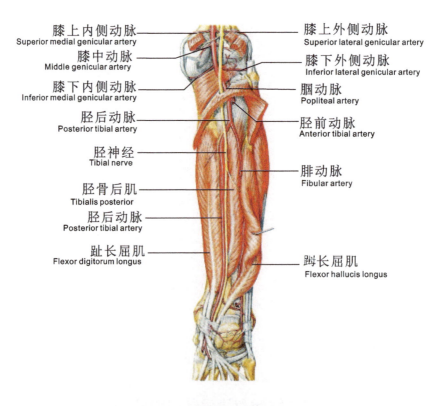

膝上内侧动脉
Superior medial genicular artery

膝上外侧动脉
Superior lateral genicular artery

膝中动脉
Middle genicular artery

膝下外侧动脉
Inferior lateral genicular artery

膝下内侧动脉
Inferior medial genicular artery

腘动脉
Popliteal artery

胫后动脉
Posterior tibial artery

胫前动脉
Anterior tibial artery

胫神经
Tibial nerve

腓动脉
Fibular artery

胫骨后肌
Tibialis posterior

胫后动脉
Posterior tibial artery

趾长屈肌
Flexor digitorum longus

踇长屈肌
Flexor hallucis longus

图3-53　　小腿后面的动脉

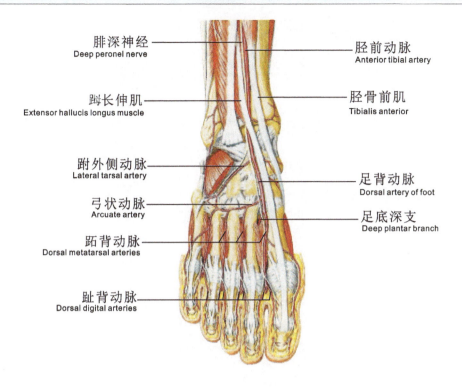

腓深神经
Deep peronel nerve

胫前动脉
Anterior tibial artery

踇长伸肌
Extensor hallucis longus muscle

胫骨前肌
Tibialis anterior

跗外侧动脉
Lateral tarsal artery

足背动脉
Dorsal artery of foot

弓状动脉
Arcuate artery

足底深支
Deep plantar branch

跖背动脉
Dorsal metatarsal arteries

趾背动脉
Dorsal digital arteries

图3-54　　足背的动脉

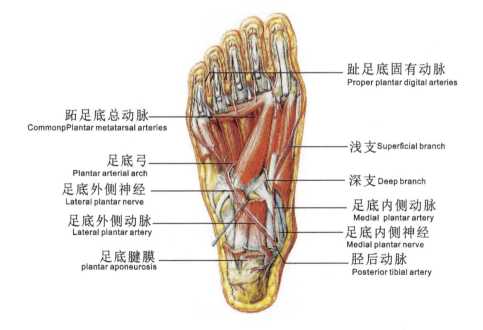

趾足底固有动脉
Proper plantar digital arteries

跖足底总动脉
CommonpPlantar metatarsal arteries

足底弓
Plantar arterial arch

浅支 Superficial branch

深支 Deep branch

足底外侧神经
Lateral plantar nerve

足底内侧动脉
Medial plantar artery

足底外侧动脉
Lateral plantar artery

足底内侧神经
Medial plantar nerve

足底腱膜
plantar aponeurosis

胫后动脉
Posterior tibial artery

图3-55　足底的动脉

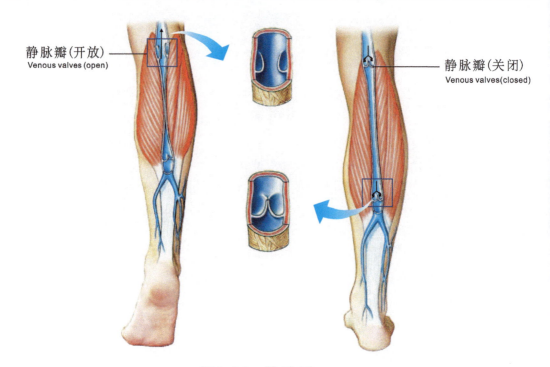

图3-56 静脉瓣

静脉瓣(开放) Venous valves (open)

静脉瓣(关闭) Venous valves(closed)

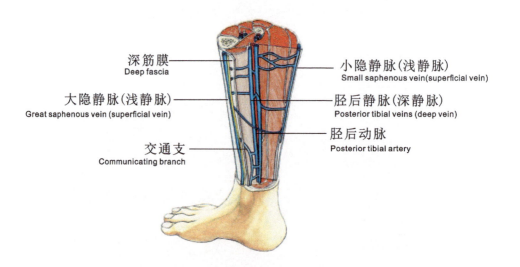

深筋膜 Deep fascia

大隐静脉(浅静脉) Great saphenous vein (superficial vein)

交通支 Communicating branch

小隐静脉(浅静脉) Small saphenous vein(superficial vein)

胫后静脉(深静脉) Posterior tibial veins (deep vein)

胫后动脉 Posterior tibial artery

图3-57 浅静脉与深静脉

静脉瓣：呈半月形，成对存在，向心开放；是防止血液逆流的重要装置。离心远或
　　　　受重力影响大的部位，静脉瓣数量较多。

浅静脉：位于浅筋膜内，多不与动脉伴行；临床常进行输液、采血和静脉插管。

深静脉：位于深筋膜深方，与同名动脉伴行，引流同名动脉分布区的静脉血。

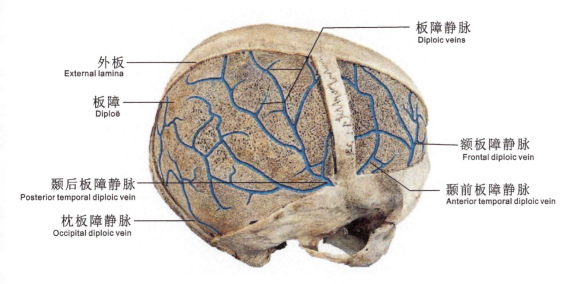

图3-58 板障静脉

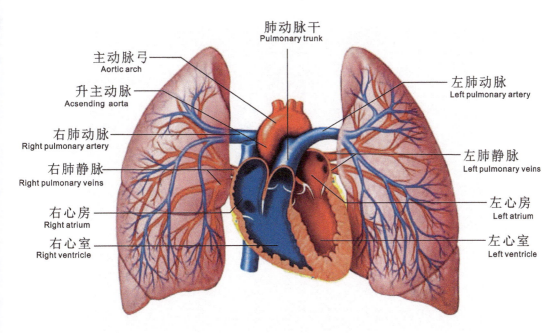

图3-59 肺循环的静脉

板障静脉：位于板障内，壁薄无静脉瓣；借导静脉连接头皮静脉和硬脑膜窦。

硬脑膜窦：是硬脑膜两层之间的特殊静脉，无平滑肌和瓣膜，外伤破裂时难以自行止血。

肺静脉：起于肺门，注入左心房，其内含动脉血。

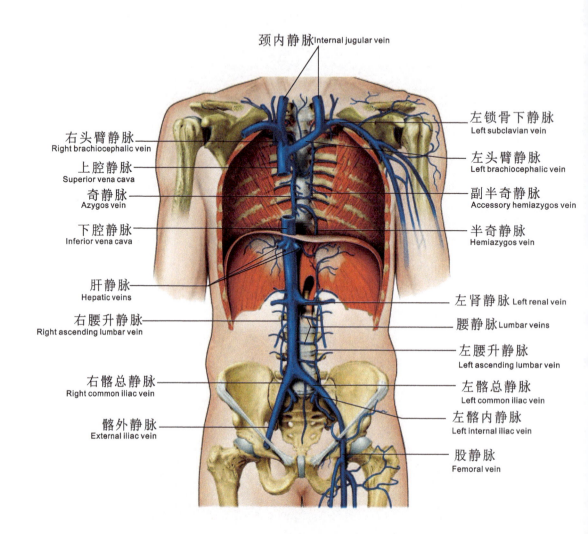

颈内静脉 Internal jugular vein

左锁骨下静脉
Left subclavian vein

右头臂静脉
Right brachiocephalic vein

左头臂静脉
Left brachiocephalic vein

上腔静脉
Superior vena cava

奇静脉
Azygos vein

副半奇静脉
Accessory hemiazygos vein

下腔静脉
Inferior vena cava

半奇静脉
Hemiazygos vein

肝静脉
Hepatic veins

左肾静脉 Left renal vein

腰静脉 Lumbar veins

右腰升静脉
Right ascending lumbar vein

左腰升静脉
Left ascending lumbar vein

右髂总静脉
Right common iliac vein

左髂总静脉
Left common iliac vein

左髂内静脉
Left internal iliac vein

髂外静脉
External iliac vein

股静脉
Femoral vein

图3-60 体循环的静脉

体循环的静脉：包括上腔静脉系、下腔静脉系（包括肝门静脉系）和心静脉系。

上腔静脉系：由上腔静脉及属支组成，收集头颈、上肢和胸部（除心）的静脉血。

下腔静脉系：由下腔静脉及属支组成，收集下肢、腹部和盆部的静脉血。

心静脉系：主要由冠状窦及属支组成，收集心的静脉血。

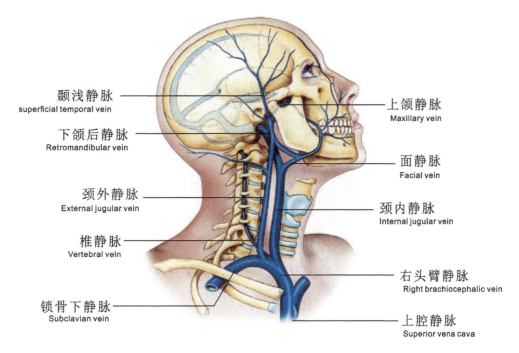

图3-61 头颈部的静脉（侧面）

颞浅静脉 superficial temporal vein

下颌后静脉 Retromandibular vein

颈外静脉 External jugular vein

椎静脉 Vertebral vein

锁骨下静脉 Subclavian vein

上颌静脉 Maxillary vein

面静脉 Facial vein

颈内静脉 Internal jugular vein

右头臂静脉 Right brachiocephalic vein

上腔静脉 Superior vena cava

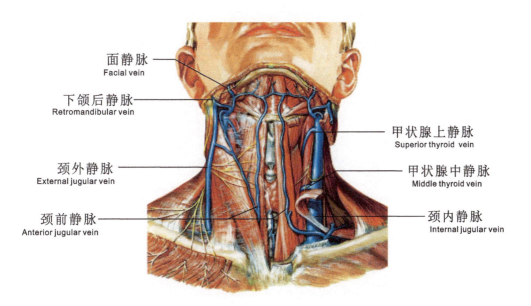

图3-62 颈部的静脉（前面）

面静脉 Facial vein

下颌后静脉 Retromandibular vein

颈外静脉 External jugular vein

颈前静脉 Anterior jugular vein

甲状腺上静脉 Superior thyroid vein

甲状腺中静脉 Middle thyroid vein

颈内静脉 Internal jugular vein

颈外静脉：由下颌后静脉后支、耳后静脉和枕静脉汇合而成，注入锁骨下静脉。若心脏疾病或上腔静脉内压力升高，可导致颈外静脉怒张。

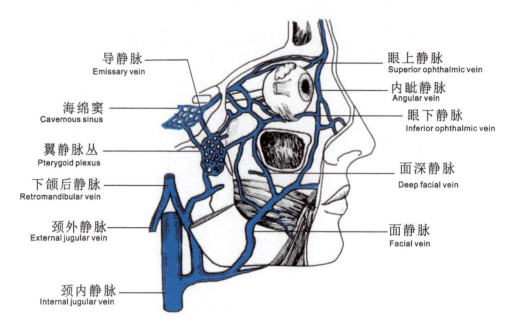

导静脉
Emissary vein

海绵窦
Cavernous sinus

翼静脉丛
Pterygoid plexus

下颌后静脉
Retromandibular vein

颈外静脉
External jugular vein

颈内静脉
Internal jugular vein

眼上静脉
Superior ophthalmic vein

内眦静脉
Angular vein

眼下静脉
Inferior ophthalmic vein

面深静脉
Deep facial vein

面静脉
Facial vein

图3-63　　面静脉及交通

面静脉 → 内眦静脉 → 眼上静脉和眼下静脉 → 海绵窦

面静脉 → 面深静脉 → 翼静脉丛 → 导静脉 → 海绵窦

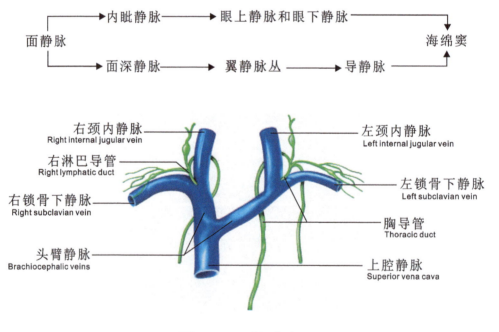

右颈内静脉
Right internal jugular vein

右淋巴导管
Right lymphatic duct

右锁骨下静脉
Right subclavian vein

头臂静脉
Brachiocephalic veins

左颈内静脉
Left internal jugular vein

左锁骨下静脉
Left subclavian vein

胸导管
Thoracic duct

上腔静脉
Superior vena cava

图3-64　　静脉角

静脉角：位于胸锁关节后方，为同侧颈内静脉和锁骨下静脉汇合成头臂静脉
形成的夹角。左侧有胸导管注入，右侧有右淋巴导管注入。

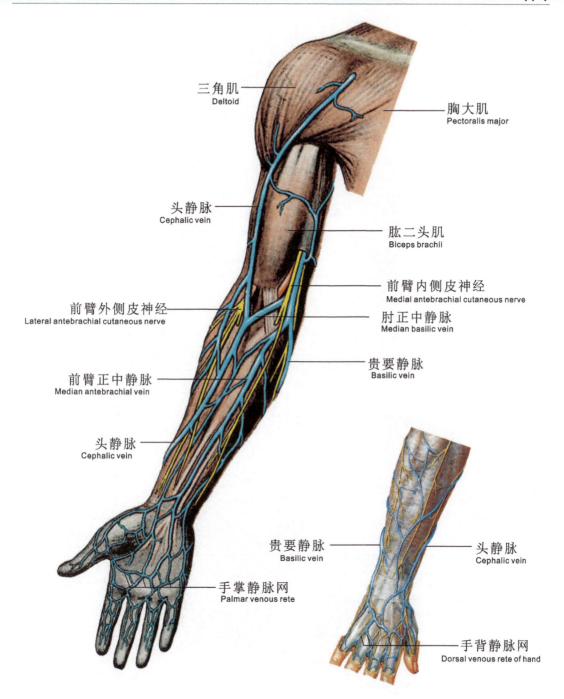

图3-65 上肢的浅静脉

头静脉：起于手背静脉网桡侧，注入腋静脉或锁骨下静脉。

贵要静脉：起于手背静脉网尺侧，注入肱静脉或腋静脉。

肘正中静脉：位于肘窝，连接头静脉和贵要静脉；临床常利用此静脉采血。

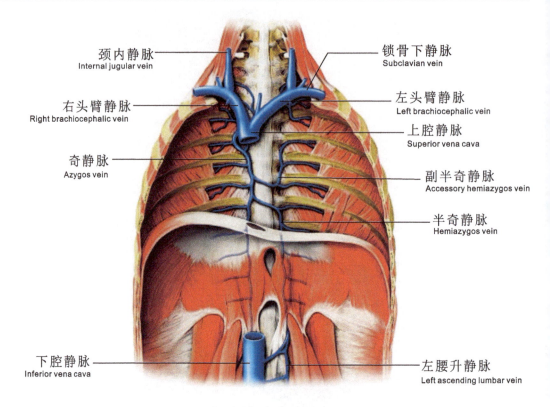

颈内静脉
Internal jugular vein

锁骨下静脉
Subclavian vein

右头臂静脉
Right brachiocephalic vein

左头臂静脉
Left brachiocephalic vein

上腔静脉
Superior vena cava

奇静脉
Azygos vein

副半奇静脉
Accessory hemiazygos vein

半奇静脉
Hemiazygos vein

下腔静脉
Inferior vena cava

左腰升静脉
Left ascending lumbar vein

图3-66　上腔静脉及其属支

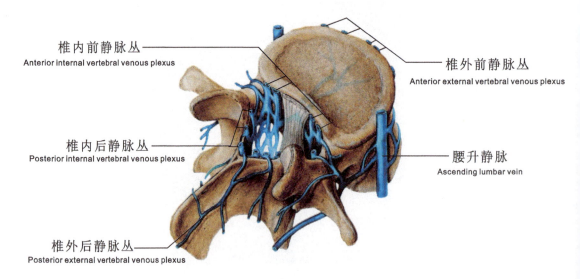

椎内前静脉丛
Anterior internal vertebral venous plexus

椎外前静脉丛
Anterior external vertebral venous plexus

椎内后静脉丛
Posterior internal vertebral venous plexus

腰升静脉
Ascending lumbar vein

椎外后静脉丛
Posterior external vertebral venous plexus

图3-67　脊柱的静脉

头臂静脉：由颈内静脉和锁骨下静脉在胸锁关节的后方汇合形成。

上腔静脉：由左、右头臂静脉在右侧第1胸肋结合处后方汇合形成，注入右心房。

奇静脉：起于右腰升静脉，跨右肺根注入上腔静脉。是沟通上、下腔静脉系的重要通道。

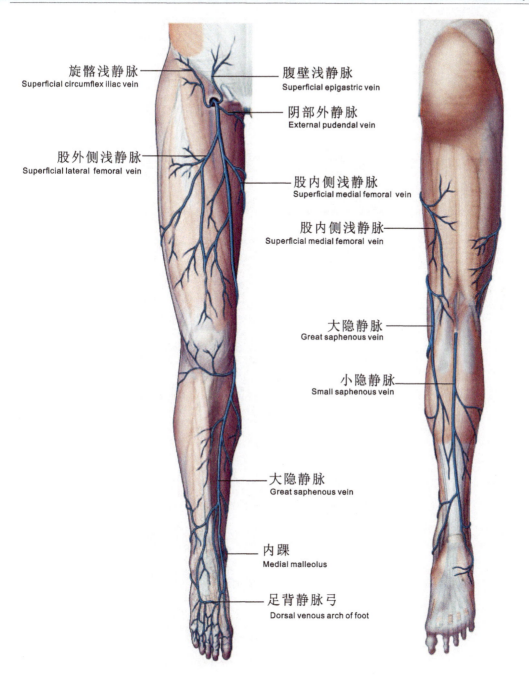

旋髂浅静脉
Superficial circumflex iliac vein

腹壁浅静脉
Superficial epigastric vein

阴部外静脉
External pudendal vein

股外侧浅静脉
Superficial lateral femoral vein

股内侧浅静脉
Superficial medial femoral vein

股内侧浅静脉
Superficial medial femoral vein

大隐静脉
Great saphenous vein

小隐静脉
Small saphenous vein

大隐静脉
Great saphenous vein

内踝
Medial malleolus

足背静脉弓
Dorsal venous arch of foot

图3-68 下肢的浅静脉

大隐静脉：起于足背静脉弓内侧端，经内踝前方、小腿内侧、大腿前内侧，注入股
　　　　静脉。主要属支有腹壁浅静脉、旋髂浅静脉、阴部外静脉、股外侧浅静
　　　　脉和股内侧浅静脉。

小隐静脉：起于足背静脉弓外侧端，经外踝后方，沿小腿后正中线上行，注入腘静脉。

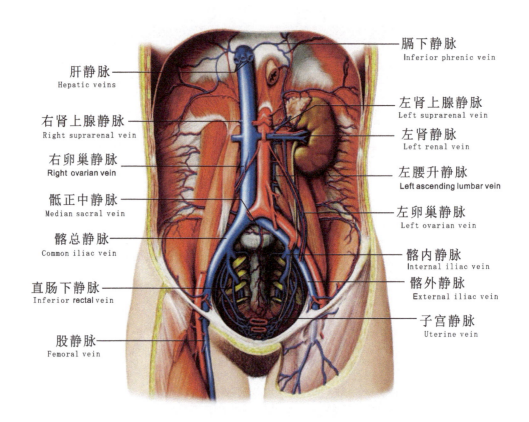

图3-69 下腔静脉及其属支

下腔静脉 {

起始、行程、注入：在第5腰椎右前方由左、右髂总静脉汇合而成，在腹主动脉右侧、脊柱右前方上行，经肝的腔静脉沟，穿膈的腔，静脉孔入胸腔注入右心房。

属支：包括左、右髂总静脉，肾静脉，腰静脉(4对)，膈下静脉(1对)，骶正中静脉，肝静脉，右肾上腺静脉，右睾丸(卵巢)静脉。

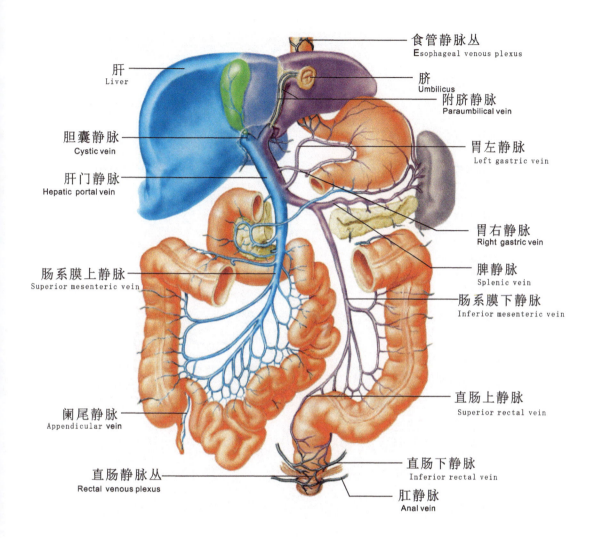

食管静脉丛
Esophageal venous plexus

肝
Liver

脐
Umbilicus

附脐静脉
Paraumbilical vein

胆囊静脉
Cystic vein

胃左静脉
Left gastric vein

肝门静脉
Hepatic portal vein

胃右静脉
Right gastric vein

肠系膜上静脉
Superior mesenteric vein

脾静脉
Splenic vein

肠系膜下静脉
Inferior mesenteric vein

直肠上静脉
Superior rectal vein

阑尾静脉
Appendicular vein

直肠下静脉
Inferior rectal vein

直肠静脉丛
Rectal venous plexus

肛静脉
Anal vein

图3-70　肝门静脉及其属支

肝门静脉的组成：由肠系膜上静脉和脾静脉在胰颈的后方汇合形成。

收纳范围：收集腹腔非成对器官的静脉血（除肝以外）。

主要属支：包括脾静脉、肠系膜上静脉、肠系膜下静脉、胃左静脉、胃右静脉、
　　　　　胆囊静脉和附脐静脉。

特点：肝门静脉及其属支内均无静脉瓣。

　　　两端为毛细血管，起自脏器的毛细血管，终于肝血窦。

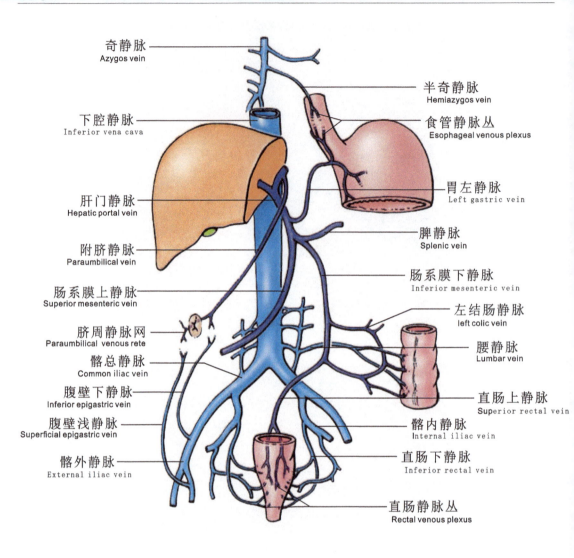

图3-71　门腔静脉吻合模式图

表3-9　门腔静脉吻合途径

腔静脉系	吻合名称	肝门静脉系
上腔v←奇v和半奇v ←	食管静脉丛	→ 胃左v →肝门v
下腔v←髂总v←髂外v←直肠下v和肛v ←	直肠静脉丛	→ 直肠上v →肠系膜下v →肝门v
上腔v ┄┄┄┄ 腋v←胸外侧v←腹壁上v ⎫ 　　　　　　　　　　　　　　　　　　⎬ 脐周静脉网 → 附脐v →肝门v 下腔v←髂总v←髂内v←腹壁下v ⎭		
上、下腔v←肋间后v和腰v ←	椎内外静脉丛	→ 腹后壁小v →肝门v
上、下腔v←膈下v、肾v和腰v ←	Retzius静脉丛	→ 肝、胰和肠管的小v →肝门v

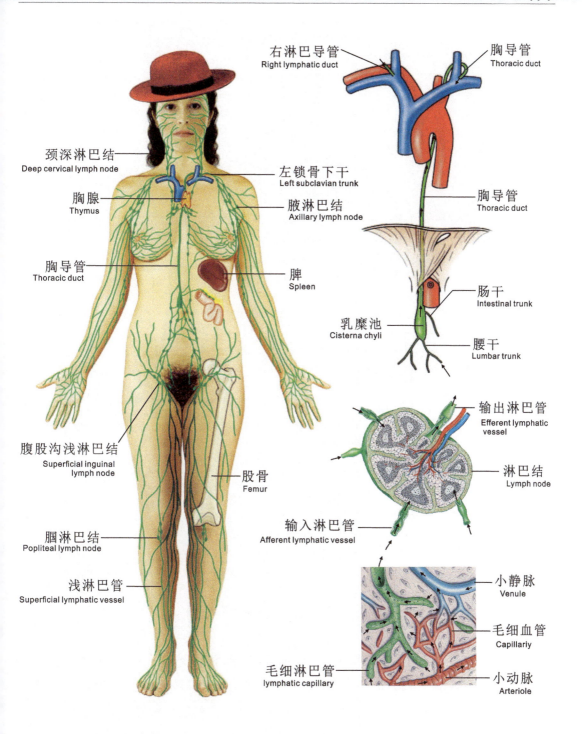

图3-72　淋巴系统概观

淋巴系统：由淋巴管道、淋巴组织和淋巴器官组成。

功能：是静脉的辅助装置；产生淋巴细胞、过滤淋巴和参与免疫应答。

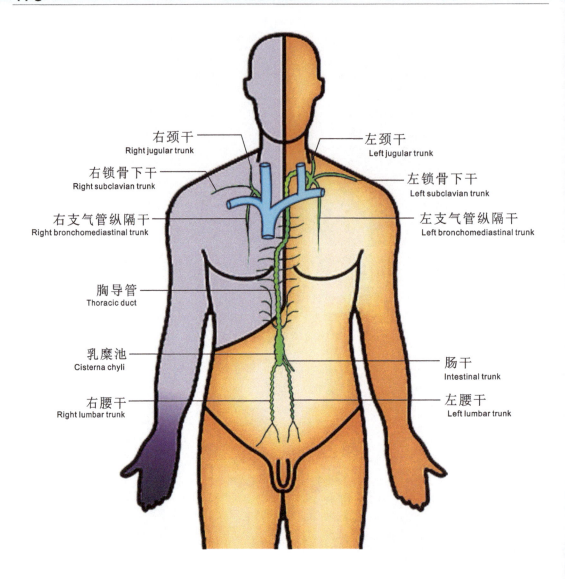

图3-73　　淋巴干和淋巴导管

淋巴干：左、右颈干，左、右锁骨下干，左、右支气管纵隔干，左、右腰干和肠干。

乳糜池：位于第1腰椎前方的囊状膨大，收纳左、右腰干和肠干，是胸导管的起始处。

胸导管：在第12胸椎前方起于乳糜池，穿主动脉裂孔入胸腔，沿脊柱上行，出胸廓
　　　　　上口，注入左静脉角，注入前收纳左颈干、左锁骨下干和左支气管纵隔干。
　　　　　胸导管引流全身约3/4的淋巴。

右淋巴导管：由右颈干、右锁骨下干和右支气管纵隔干汇合而成，注入右静脉角，引流
　　　　　全身约1/4的淋巴。

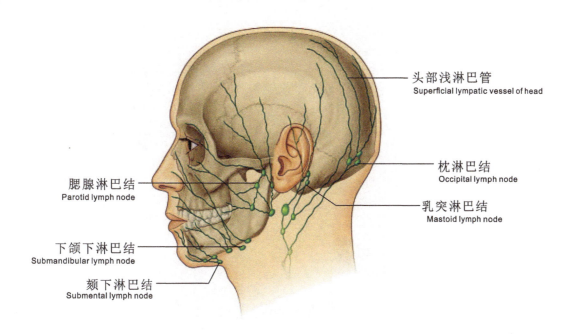

头部浅淋巴管
Superficial lympatic vessel of head

枕淋巴结
Occipital lymph node

乳突淋巴结
Mastoid lymph node

腮腺淋巴结
Parotid lymph node

下颌下淋巴结
Submandibular lymph node

颏下淋巴结
Submental lymph node

图3-74　头部淋巴管和淋巴结

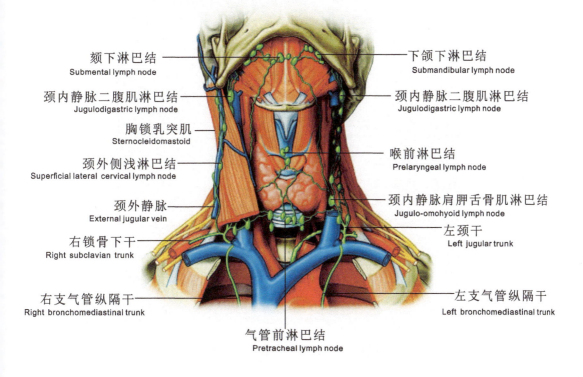

颏下淋巴结
Submental lymph node

颈内静脉二腹肌淋巴结
Jugulodigastric lymph node

胸锁乳突肌
Sternocleidomastoid

颈外侧浅淋巴结
Superficial lateral cervical lymph node

颈外静脉
External jugular vein

右锁骨下干
Right subclavian trunk

右支气管纵隔干
Right bronchomediastinal trunk

下颌下淋巴结
Submandibular lymph node

颈内静脉二腹肌淋巴结
Jugulodigastric lymph node

喉前淋巴结
Prelaryngeal lymph node

颈内静脉肩胛舌骨肌淋巴结
Jugulo-omohyoid lymph node

左颈干
Left jugular trunk

左支气管纵隔干
Left bronchomediastinal trunk

气管前淋巴结
Pretracheal lymph node

图3-75　颈部淋巴管和淋巴结（前面观）

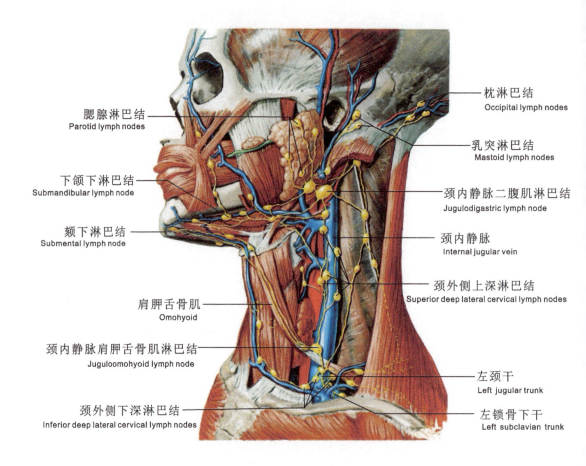

腮腺淋巴结
Parotid lymph nodes

下颌下淋巴结
Submandibular lymph node

颏下淋巴结
Submental lymph node

肩胛舌骨肌
Omohyoid

颈内静脉肩胛舌骨肌淋巴结
Juguloomohyoid lymph node

颈外侧下深淋巴结
Inferior deep lateral cervical lymph nodes

枕淋巴结
Occipital lymph nodes

乳突淋巴结
Mastoid lymph nodes

颈内静脉二腹肌淋巴结
Jugulodigastric lymph node

颈内静脉
Internal jugular vein

颈外侧上深淋巴结
Superior deep lateral cervical lymph nodes

左颈干
Left jugular trunk

左锁骨下干
Left subclavian trunk

图3-76　颈部淋巴管和淋巴结（侧面观）

颈外侧浅淋巴结：主要沿颈外静脉排列，输出淋巴管注入颈外侧深淋巴结。

颈外侧深淋巴结：主要沿颈内静脉排列，以肩胛舌骨肌为界分为上、下两群，
其输出淋巴管合成颈干。

表3-10　主要颈外侧深淋巴结的位置及临床意义

名称	位置	意义
颈内静脉二腹肌淋巴结	颈内静脉和二腹肌后腹之间	鼻咽癌和舌根癌细胞常转移到该群淋巴结
颈内静脉肩胛舌骨肌淋巴结	颈内静脉和肩胛舌骨肌中间腱之间	舌尖癌细胞常转移到该群淋巴结
左锁骨上淋巴结	左锁骨上大窝内	胃癌和食管癌细胞常转移到此群淋巴结

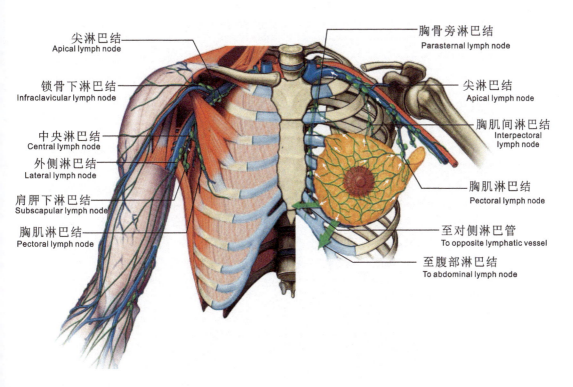

图3-77　上肢的淋巴管、淋巴结和乳房的淋巴引流

表3-11　腋淋巴结及引流

淋巴结名称	位　置	输出淋巴管
胸肌淋巴结	沿胸外侧血管排列	注入中央淋巴结
外侧淋巴结	沿腋静脉远侧段排列	注入中央淋巴结
肩胛下淋巴结	沿肩胛下血管排列	注入中央淋巴结
中央淋巴结	腋窝脂肪组织内	注入尖淋巴结
尖淋巴结	沿腋静脉近侧段排列	合成锁骨下干

表3-12　乳房的淋巴引流途径

乳房各部的淋巴管	引流途径
外侧部和中央部的浅淋巴管	胸肌淋巴结
上部的浅淋巴管	尖淋巴结或锁骨上淋巴结
内侧部的浅淋巴管	胸骨旁淋巴结，并与对侧浅淋巴管吻合
内下部的浅淋巴管	膈上淋巴结
深部的淋巴管	胸肌间淋巴结

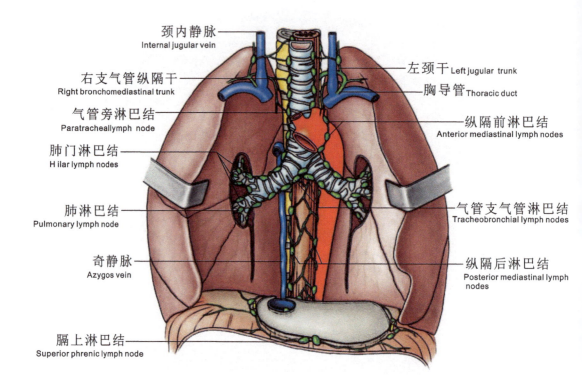

颈内静脉
Internal jugular vein

右支气管纵隔干
Right bronchomediastinal trunk

气管旁淋巴结
Paratracheallymph node

肺门淋巴结
H ilar lymph nodes

肺淋巴结
Pulmonary lymph node

奇静脉
Azygos vein

膈上淋巴结
Superior phrenic lymph node

左颈干 Left jugular trunk

胸导管 Thoracic duct

纵隔前淋巴结
Anterior mediastinal lymph nodes

气管支气管淋巴结
Tracheobronchial lymph nodes

纵隔后淋巴结
Posterior mediastinal lymph nodes

图3-78　胸腔器官的淋巴管和淋巴结

表3-13　胸腔器官的淋巴结及淋巴引流

名称	位置	输出淋巴管
肺淋巴结	叶支气管和段支气管夹角处	注入肺门淋巴结
肺门淋巴结	肺门处	注入气管支气管淋巴结
气管支气管淋巴结	气管杈下方	注入气管旁淋巴结
气管旁淋巴结	气管两侧	合成支气管纵隔干

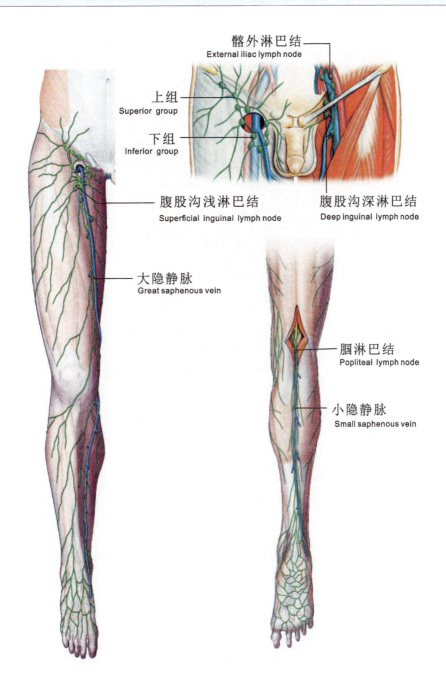

髂外淋巴结
External iliac lymph node

上组
Superior group

下组
Inferior group

腹股沟浅淋巴结
Superficial inguinal lymph node

腹股沟深淋巴结
Deep inguinal lymph node

大隐静脉
Great saphenous vein

腘淋巴结
Popliteal lymph node

小隐静脉
Small saphenous vein

图3-79 下肢的淋巴管和淋巴结

腹股沟浅淋巴结：上组沿腹股沟韧带排列；下组沿大隐静脉末段排列。
其输出管注入腹股沟深淋巴结。

腹股沟深淋巴结：主要沿股静脉根部排列，其输出管注入髂外淋巴结。

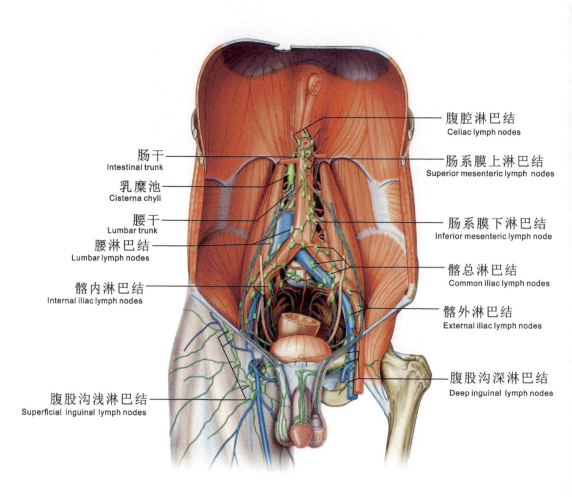

腹腔淋巴结
Celiac lymph nodes

肠干
Intestinal trunk

乳糜池
Cisterna chyli

腰干
Lumbar trunk

腰淋巴结
Lumbar lymph nodes

髂内淋巴结
Internal iliac lymph nodes

腹股沟浅淋巴结
Superficial inguinal lymph nodes

肠系膜上淋巴结
Superior mesenteric lymph nodes

肠系膜下淋巴结
Inferior mesenteric lymph node

髂总淋巴结
Common iliac lymph nodes

髂外淋巴结
External iliac lymph nodes

腹股沟深淋巴结
Deep inguinal lymph nodes

图3-80 盆部、腹后壁的淋巴管和淋巴结

表3-14 盆部、腹后壁淋巴结及引流

名称	位置	输出淋巴管
髂内淋巴结	沿髂内血管排列	注入髂总淋巴结
髂外淋巴结	沿髂外血管排列	注入髂总淋巴结
髂总淋巴结	沿髂总血管排列	注入腰淋巴结
腰淋巴结	沿腹主动脉和下腔静脉排列	合成腰干

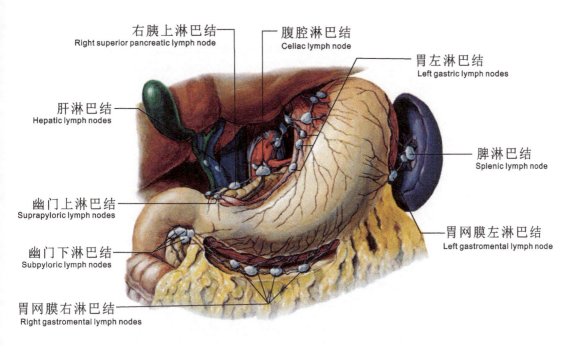

右胰上淋巴结
Right superior pancreatic lymph node

腹腔淋巴结
Celiac lymph node

胃左淋巴结
Left gastric lymph nodes

肝淋巴结
Hepatic lymph nodes

脾淋巴结
Splenic lymph node

幽门上淋巴结
Suprapyloric lymph nodes

幽门下淋巴结
Subpyloric lymph nodes

胃网膜左淋巴结
Left gastromental lymph node

胃网膜右淋巴结
Right gastromental lymph nodes

图3-81　沿腹腔干及其分支排列的淋巴结

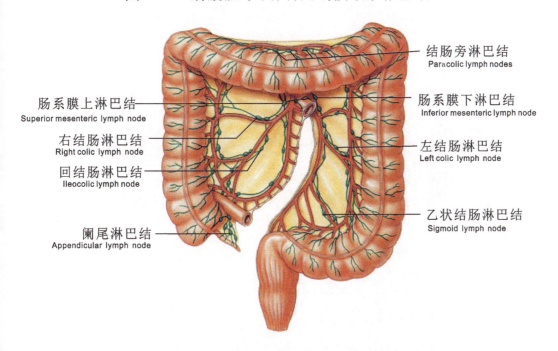

结肠旁淋巴结
Paracolic lymph nodes

肠系膜上淋巴结
Superior mesenteric lymph node

肠系膜下淋巴结
Inferior mesenteric lymph node

右结肠淋巴结
Right colic lymph node

左结肠淋巴结
Left colic lymph node

回结肠淋巴结
Ileocolic lymph node

乙状结肠淋巴结
Sigmoid lymph node

阑尾淋巴结
Appendicular lymph node

图3-82　大肠的淋巴管和淋巴结

腹腔淋巴结和肠系膜上、下淋巴结的输出管合成肠干，注入乳糜池。

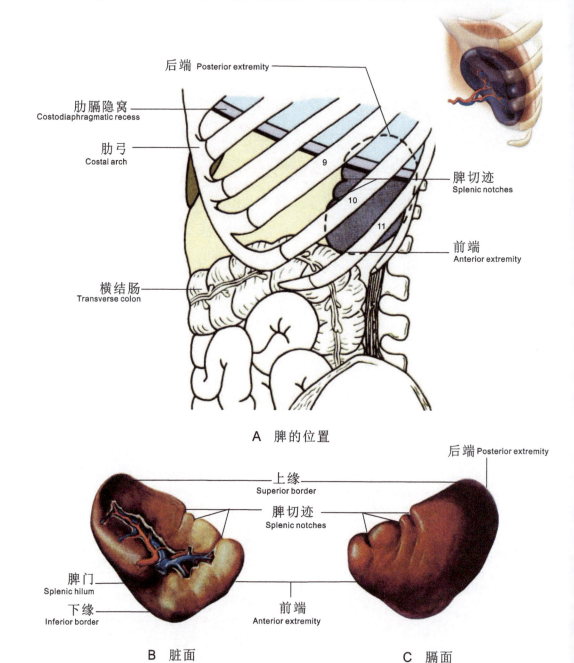

后端 Posterior extremity

肋膈隐窝
Costodiaphragmatic recess

肋弓
Costal arch

脾切迹
Splenic notches

前端
Anterior extremity

横结肠
Transverse colon

A　脾的位置

后端 Posterior extremity

上缘
Superior border

脾切迹
Splenic notches

脾门
Splenic hilum

下缘
Inferior border

前端
Anterior extremity

B　脏面　　　　　　　　　　**C　膈面**

图3-83　脾

脾 〈
特点：是人体最大的淋巴器官。

位置：左季肋区，介于第9~11肋之间，其长轴与第10肋一致。

形态：有前、后两端，上、下两缘，脏、膈两面。

脾切迹：位于脾上缘，是临床触诊脾的标志。

脾门：脾脏面中央的凹陷，为血管和神经出入处。

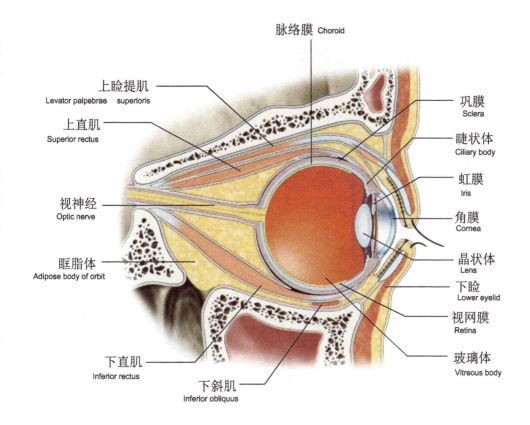

脉络膜 Choroid

上睑提肌
Levator palpebrae　superioris

上直肌
Superior rectus

视神经
Optic nerve

眶脂体
Adipose body of orbit

下直肌
Inferior rectus

下斜肌
Inferior obliquus

巩膜
Sclera

睫状体
Ciliary body

虹膜
Iris

角膜
Cornea

晶状体
Lens

下睑
Lower eyelid

视网膜
Retina

玻璃体
Vitreous body

图4-1　视器（右侧眶矢状切面）

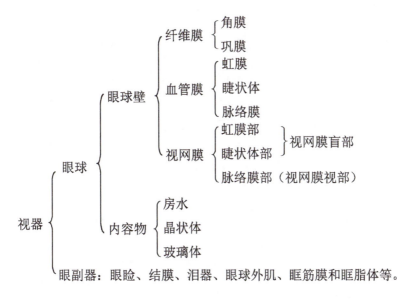

眼副器：眼睑、结膜、泪器、眼球外肌、眶筋膜和眶脂体等。

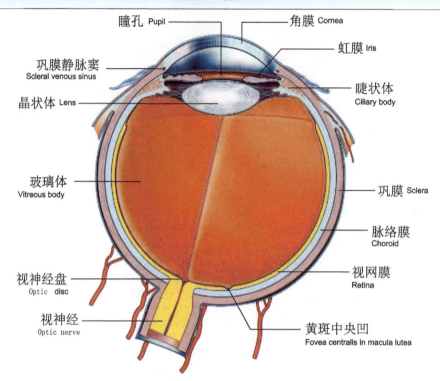

瞳孔 Pupil

角膜 Cornea

虹膜 Iris

巩膜静脉窦 Scleral venous sinus

睫状体 Ciliary body

晶状体 Lens

玻璃体 Vitreous body

巩膜 Sclera

脉络膜 Choroid

视网膜 Retina

视神经盘 Optic disc

视神经 Optic nerve

黄斑中央凹 Fovea centralis in macula lutea

图4-2　右眼球水平切面

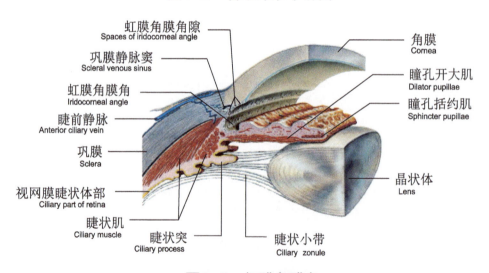

虹膜角膜角隙 Spaces of iridocorneal angle

角膜 Cornea

巩膜静脉窦 Scleral venous sinus

瞳孔开大肌 Dilator pupillae

虹膜角膜角 Iridocorneal angle

瞳孔括约肌 Sphincter pupillae

睫前静脉 Anterior ciliary vein

巩膜 Sclera

晶状体 Lens

视网膜睫状体部 Ciliary part of retina

睫状肌 Ciliary muscle

睫状突 Ciliary process

睫状小带 Ciliary zonule

图4-3　虹膜角膜角

角膜：占外膜前 1/6，无色透明，无血管，曲度大，有丰富神经末梢，有屈光功能。

巩膜：占外膜后 5/6，乳白色，其与角膜交界处深面有巩膜静脉窦。

虹膜：位于中膜前部；圆盘状，中央有瞳孔；其内有瞳孔括约肌和瞳孔开大肌，
　　　可缩小和开大瞳孔，分别受副交感和交感神经支配。

睫状体：位于中膜中部，其作用是调节晶状体曲度和产生房水，其内的睫状肌，
　　　受副交感神经支配。

脉络膜：占中膜后 2/3，富含血管和色素细胞，其作用为营养、吸收眼内分散光线。

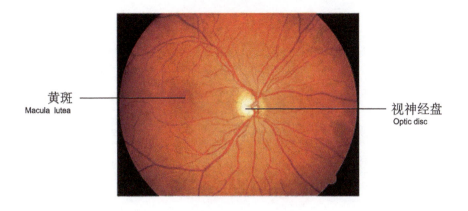

图4-4　眼底（右侧）

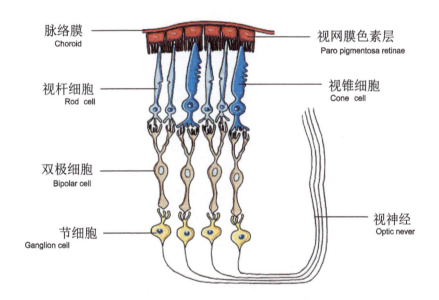

图4-5　视网膜视部神经细胞示意图

视网膜：分虹膜部、睫状体部和视部三部。虹膜部和睫状体部无感光功能称盲部。

视神经盘：是视神经起始处的白色圆盘状隆起，由节细胞轴突聚集而成，有视网膜
　　　　　中央动脉和静脉穿过。该处无感光细胞，称生理性盲点。

黄斑：是视神经盘颞侧稍下方约　3.5mm 处的黄色小区，含大量密集的视锥细胞。
　　　其中央的凹陷称中央凹，无血管，为感光最敏锐处。

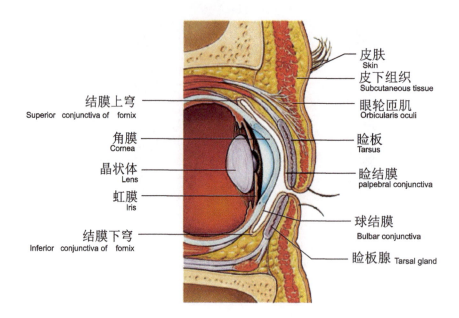

图4-6　眼睑和结膜

结膜上穹 Superior conjunctiva of fornix
角膜 Cornea
晶状体 Lens
虹膜 Iris
结膜下穹 Inferior conjunctiva of fornix
皮肤 Skin
皮下组织 Subcutaneous tissue
眼轮匝肌 Orbicularis oculi
睑板 Tarsus
睑结膜 palpebral conjunctiva
球结膜 Bulbar conjunctiva
睑板腺 Tarsal gland

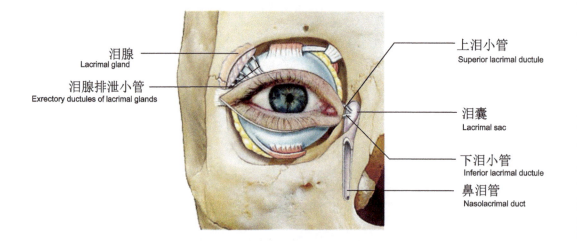

图4-7　泪器

泪腺 Lacrimal gland
泪腺排泄小管 Exrectory ductules of lacrimal glands
上泪小管 Superior lacrimal ductule
泪囊 Lacrimal sac
下泪小管 Inferior lacrimal ductule
鼻泪管 Nasolacrimal duct

眼的屈光装置：包括角膜、房水、晶状体和玻璃体。

房水的产生及循环途径：由睫状体产生→眼后房→瞳孔→眼前房→虹膜角膜角
　　　　　　　　　→巩膜静脉窦→睫前静脉→眼上、下静脉

临床意义：若房水循环受阻，可使眼内压增高，导致继发性青光眼。

　　　　　各种原因导致晶状体变浑浊，称白内障。

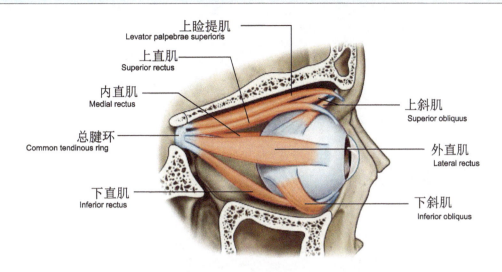

A 侧面观

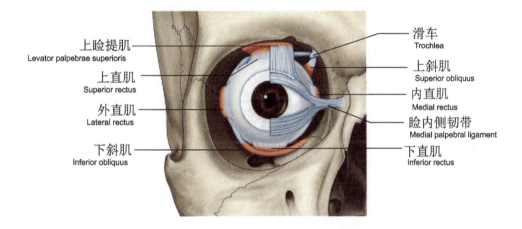

B 前面观

图4-8 眼球外肌（右眼）

表4-1 眼球外肌的作用及神经支配

眼外肌名称	作用	神经支配
上直肌	使瞳孔转向上内	动眼神经
下直肌	使瞳孔转向下内	动眼神经
内直肌	使瞳孔转向内侧	动眼神经
外直肌	使瞳孔转向外侧	展神经
上斜肌	使瞳孔转向下外	滑车神经
下斜肌	使瞳孔转向上外	动眼神经

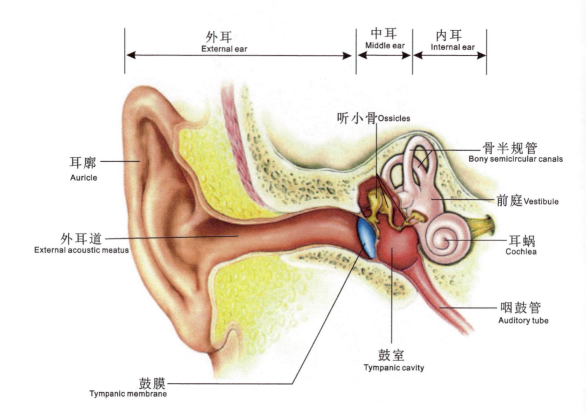

图4-9　前庭蜗器概貌（右耳）

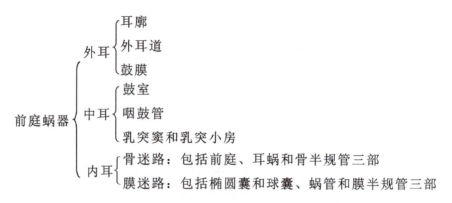

外耳和中耳是收集和传导声波的装置，内耳是接受声波和位置觉刺激的装置。

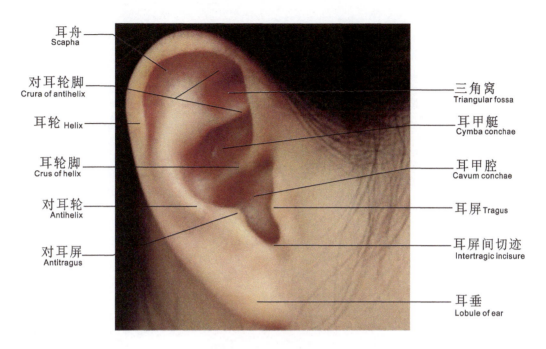

耳舟 Scapha

对耳轮脚 Crura of antihelix

耳轮 Helix

耳轮脚 Crus of helix

对耳轮 Antihelix

对耳屏 Antitragus

三角窝 Triangular fossa

耳甲艇 Cymba conchae

耳甲腔 Cavum conchae

耳屏 Tragus

耳屏间切迹 Intertragic incisure

耳垂 Lobule of ear

图4-10　耳廓

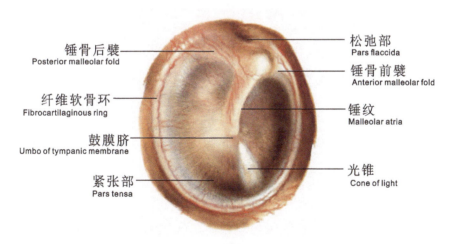

锤骨后襞 Posterior malleolar fold

纤维软骨环 Fibrocartilaginous ring

鼓膜脐 Umbo of tympanic membrane

紧张部 Pars tensa

松弛部 Pars flaccida

锤骨前襞 Anterior malleolar fold

锤纹 Malleolar atria

光锥 Cone of light

图4-11　鼓膜（右侧）

鼓膜：是位于外耳道和鼓室之间的椭圆形半透明薄膜，分为松弛部（上1/4）和紧张部（下3/4）。

光锥：是紧张部前下方的三角形反光区，中耳病变可导致光锥改变或消失。

鼓膜检查方法：成人应将耳廓向后上牵拉；婴幼儿应将耳廓向后下牵拉。

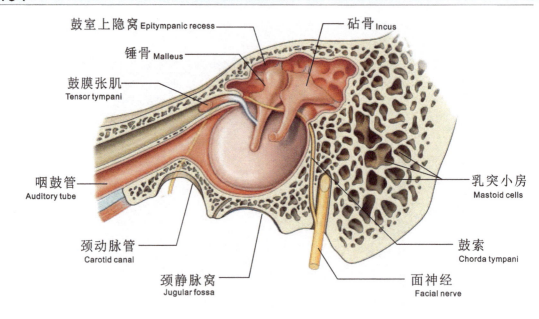

A 外侧壁

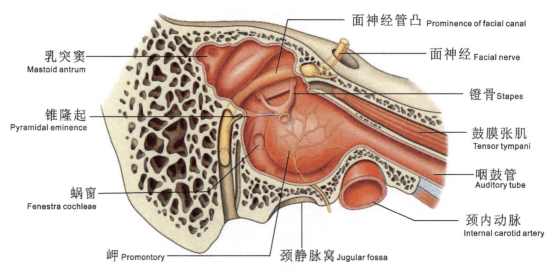

B 内侧壁

图4-12　鼓室（右侧）

表4-2　鼓室的壁

名称	特点与结构
上壁：盖壁	为鼓室盖，分隔鼓室与颅中窝
下壁：颈静脉壁	为分隔颈内静脉起始部的薄骨板
前壁：颈动脉壁	即颈动脉管后壁，有咽鼓管鼓室口和鼓膜张肌半管口
后壁：乳突壁	为颞骨乳突，有乳突窦入口和锥隆起（深藏镫骨肌）
外侧壁：鼓膜壁	大部分为鼓膜占据，其上方为鼓室上隐窝外侧壁
内侧壁：迷路壁	为内耳外侧壁，有岬、前庭窗、蜗窗和面神经管凸

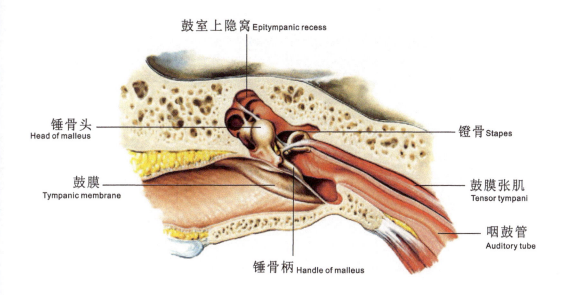

图4-13　鼓室及咽鼓管

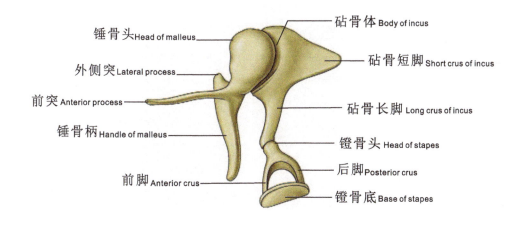

图4-14　听小骨

咽鼓管：是连于鼻咽部和鼓室之间的通道；其作用是维持鼓膜内外侧压力的平衡。

　　　　婴幼儿的特点是短、平和管径较大，因此咽部感染常可导致中耳炎。

乳突窦：位于鼓室上隐窝的后方，以乳突窦入口开口于鼓室后壁。

乳突小房：为颞骨乳突内大小不等、形态各异的含气小腔，彼此相通。

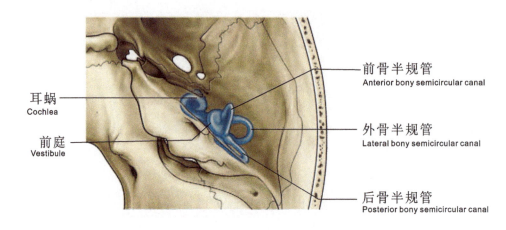

A　内耳在颞骨岩部的位置（投影）

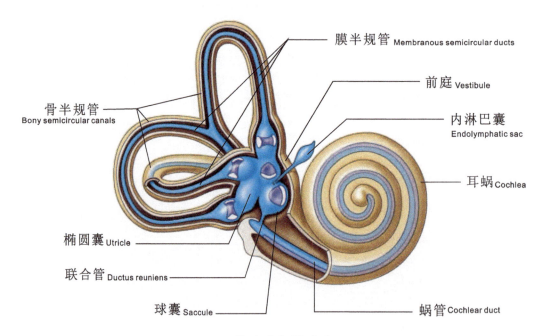

B　骨迷路与膜迷路

图4-15　内耳概貌

内耳：位于鼓室和内耳道之间，包括骨迷路和膜迷路。骨迷路和膜迷路之间有
　　　外淋巴，膜迷路内有内淋巴，二者互不交通。

骨迷路：包括耳蜗、前庭和骨半规管。

膜迷路：包括蜗管（耳蜗内）、球囊和椭圆囊（前庭内）和膜半规管（骨半规管内）。

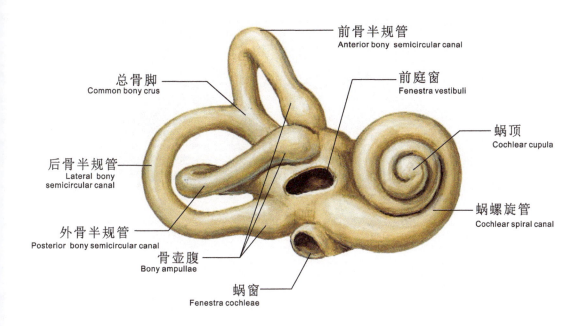

前骨半规管
Anterior bony semicircular canal

总骨脚
Common bony crus

前庭窗
Fenestra vestibuli

蜗顶
Cochlear cupula

后骨半规管
Lateral bony semicircular canal

外骨半规管
Posterior bony semicircular canal

骨壶腹
Bony ampullae

蜗窗
Fenestra cochleae

蜗螺旋管
Cochlear spiral canal

图4-16　骨迷路

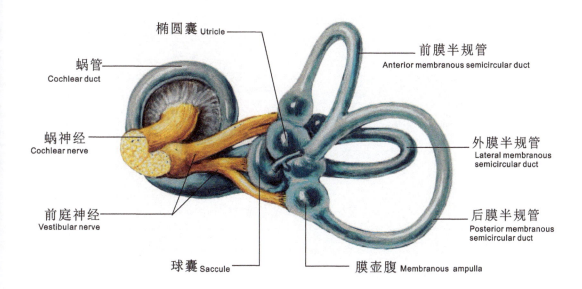

椭圆囊 Utricle

蜗管
Cochlear duct

前膜半规管
Anterior membranous semicircular duct

蜗神经
Cochlear nerve

外膜半规管
Lateral membranous semicircular duct

前庭神经
Vestibular nerve

后膜半规管
Posterior membranous semicircular duct

球囊 Saccule

膜壶腹 Membranous ampulla

图4-17　膜迷路

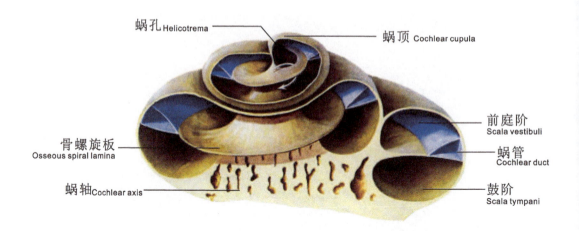

A　耳蜗（经蜗轴切面）

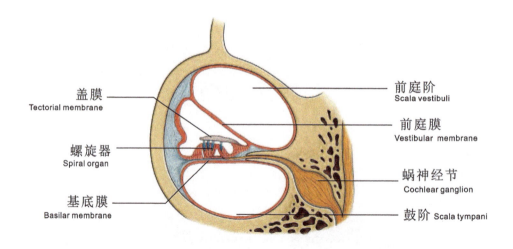

B　蜗管的构造（经蜗轴切面）

图4-18　耳蜗的切面

表4-3　内耳的感受器

感受器	位置	功能
球囊斑和椭圆囊斑	椭圆囊和球囊壁	感受头部静止和直线变速运动刺激
壶腹嵴	膜壶腹壁	感受头部旋转变速运动刺激
螺旋器（Corti器）	基底膜（螺旋膜）上	为听觉感受器，感受声波刺激

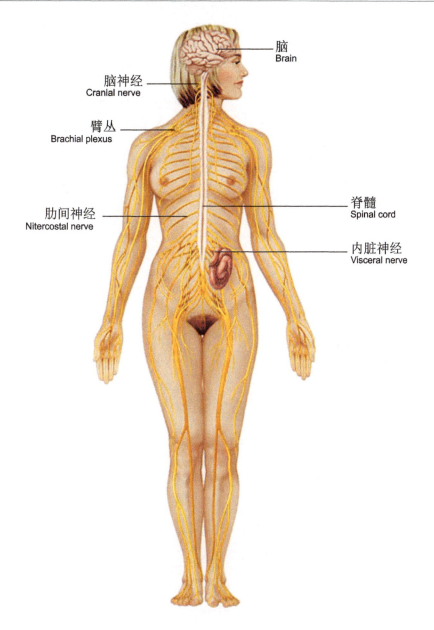

脑
Brain

脑神经
Cranial nerve

臂丛
Brachial plexus

肋间神经
Nitercostal nerve

脊髓
Spinal cord

内脏神经
Visceral nerve

图5-1　神经系统的区分

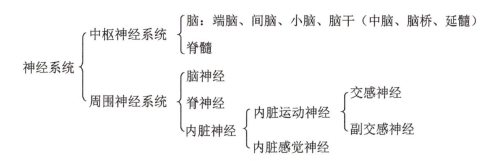

神经系统
- 中枢神经系统
  - 脑：端脑、间脑、小脑、脑干（中脑、脑桥、延髓）
  - 脊髓
- 周围神经系统
  - 脑神经
  - 脊神经
  - 内脏神经
    - 内脏运动神经
      - 交感神经
      - 副交感神经
    - 内脏感觉神经

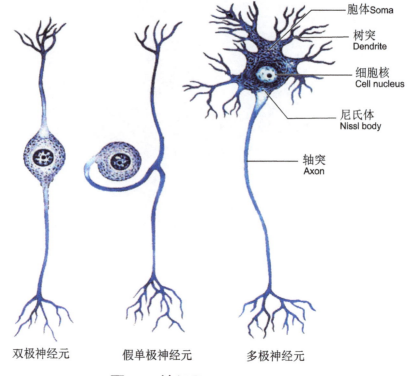

双极神经元　　　　假单极神经元　　　　多极神经元

图5-2 神经元

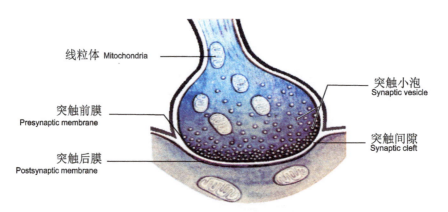

图5-3 突触模式图

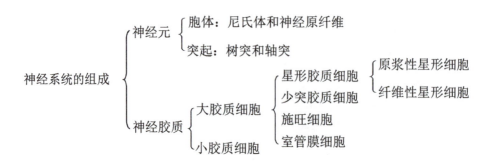

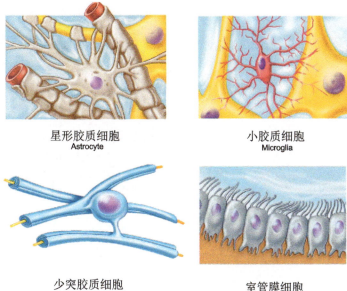

星形胶质细胞
Astrocyte

小胶质细胞
Microglia

少突胶质细胞
Oligodendroglia

室管膜细胞
Ependymocyte

图5-4　神经胶质细胞

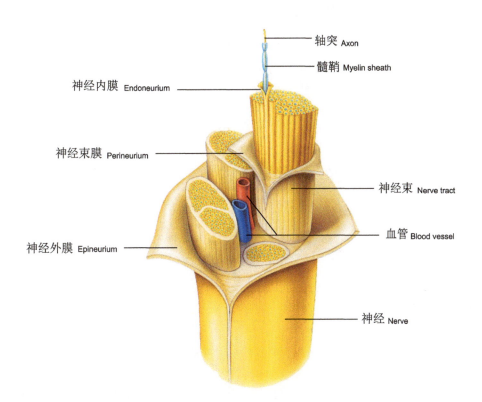

轴突 Axon

髓鞘 Myelin sheath

神经内膜 Endoneurium

神经束膜 Perineurium

神经束 Nerve tract

血管 Blood vessel

神经外膜 Epineurium

神经 Nerve

图5-5　神经

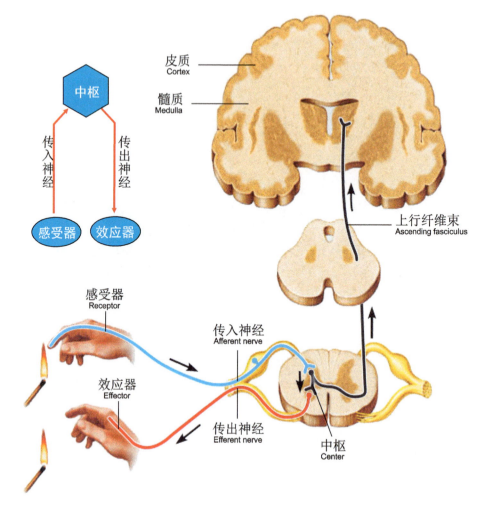

图5-6　神经系统的活动方式

表5-1　神经系统的常用术语

名称	位置	构成	特点
灰　质		神经元胞体和树突	呈灰色，大、小脑灰质称皮质
白　质	中枢部	神经纤维	呈白色，大、小脑白质称髓质
神经核		神经元胞体	形态功能相似，呈团或柱状
纤维束		神经纤维	起止、行程和功能基本相同
神经节	周围部	神经元胞体	团块状
神　经		神经纤维	含一种或多种神经纤维

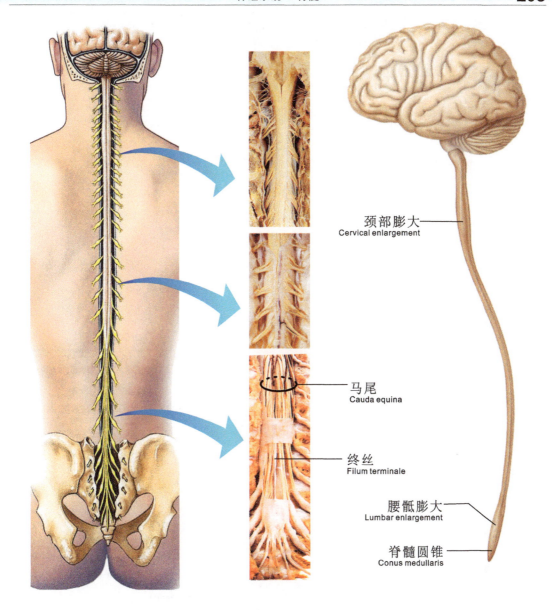

图5-7　脊髓的位置和外形

脊髓 {
位置：椎管内，上端在枕骨大孔处与延髓续连，成人下端平对L₁下缘

6条沟裂：前正中裂、后正中沟、前外侧沟、后外侧沟和后中间沟

2个膨大：颈膨大（C₄-T₁）和腰骶膨大（L₂-S₃）

脊髓圆锥：脊髓末端变细形成

31个脊髓节段：颈节（C）8个、胸节（T）12个、腰节（L）5个、骶节（S）5个
　　　　　　　和尾节（Co）1个。
}

其它 {
终丝：连于脊髓下端与尾骨之间细长的非神经组织，由软脊膜移行而成

马尾：脊髓末端以下的椎管内，由腰、骶、尾部的脊神经前和后根组成
}

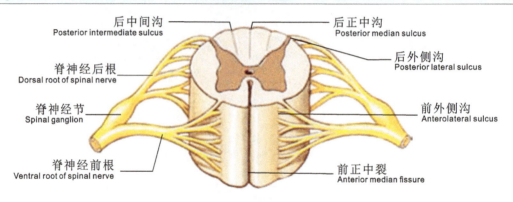

图5-8　脊髓的沟裂与神经根

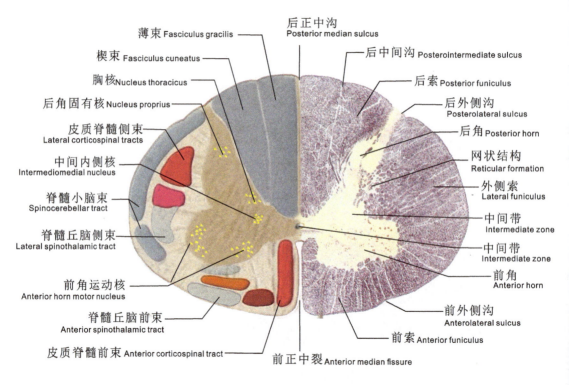

图5-9　脊髓颈段的内部结构

脊髓内部结构
- 灰质
  - 前角：含躯体运动神经元
  - 中间带
    - 中间内侧核：含内脏感觉神经元
    - 中间外侧核：位于 T_1~L_3 节段，为交感神经低级中枢
  - 后角：含躯体感觉神经元
- 中央管：向上通第四脑室
- 白质
  - 前索：包括皮质脊髓前束和脊髓丘脑前束
  - 外侧索：包括皮质脊髓侧束、脊髓丘脑侧束和脊髓小脑束等
  - 后索：包括薄束和楔束

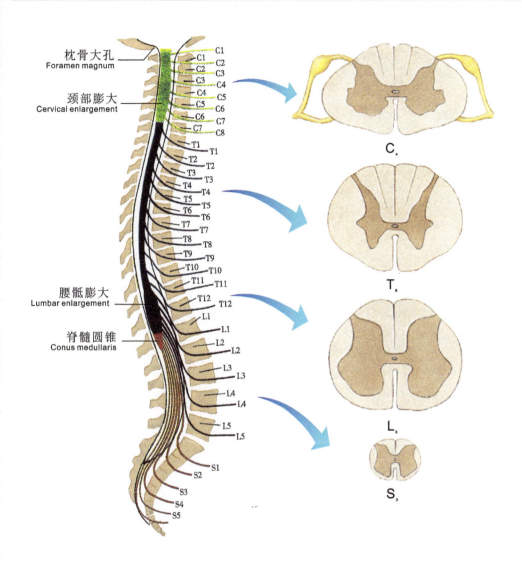

图5-10　脊髓节段与椎骨对应关系

脊髓节段	转换	歌诀	举例
颈髓（C_1-C_4）	0	颈髓1,4椎体平	第3颈髓节段对第3颈椎
颈胸（C_5-T_4）			
胸髓（T_5-T_8）	-1	颈5,胸4高椎1	第3胸髓节段对第2胸椎
胸髓（T_9-T_{12}）		中胸5,8高椎2	第6胸髓节段对第4胸椎
腰髓（L_1-L_5）	-2		
骶尾（S_1-Co_1）		下胸9,12高3节	第11胸髓节段对第8胸椎
	-3	腰髓平对下胸3	
		骶尾髓平腰椎1	

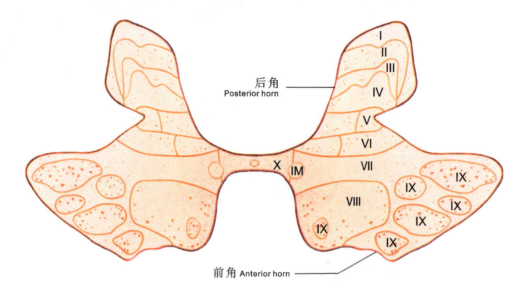

图5-11　脊髓的细胞构筑与分层

层	对应的核团与部位	层	对应的核团与部位
Ⅰ	后角边缘核	Ⅶ	中间带，胸核　中间内侧核
Ⅱ	胶状质		中间外侧核　骶副交感核
Ⅲ、Ⅳ	后角固有核	Ⅷ	前角基底部
Ⅴ	后角颈　网状核	Ⅸ	前角内侧核　前角外侧核
Ⅵ	后角基底部	Ⅹ	中央灰质

表5-2　　常见脊髓损伤的主要临床表现

损伤部位	临床表现
脊髓全横断	(1)脊髓休克 (2)深反射亢进，肌张力增高 (3)损伤平面以下感觉和运动障碍
脊髓半横断	(1)同侧损伤平面以下位置觉、震动觉和精细触觉丧失 (2)同侧肢体瘫痪 (3)对侧损伤平面以下1-2个脊髓节段管理区痛、温觉丧失
脊髓前角损伤	(1)所支配骨骼肌呈软瘫 (2)腱反射消失、肌萎缩，病理反射阴性 (3)感觉无异常
中央灰质周围病变	(1)若伤及白质前联合,相应部位痛、温觉丧失，本体感觉存在 (2)若伤及后索,相应部位本体感觉消失,痛、温觉存在

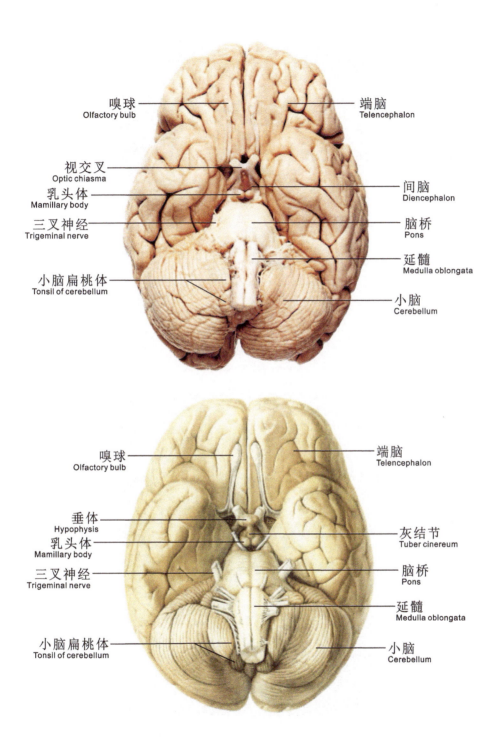

嗅球
Olfactory bulb

端脑
Telencephalon

视交叉
Optic chiasma

乳头体
Mamillary body

三叉神经
Trigeminal nerve

间脑
Diencephalon

脑桥
Pons

延髓
Medulla oblongata

小脑扁桃体
Tonsil of cerebellum

小脑
Cerebellum

嗅球
Olfactory bulb

端脑
Telencephalon

垂体
Hypophysis

乳头体
Mamillary body

三叉神经
Trigeminal nerve

灰结节
Tuber cinereum

脑桥
Pons

延髓
Medulla oblongata

小脑扁桃体
Tonsil of cerebellum

小脑
Cerebellum

图5-12　脑（底面观）

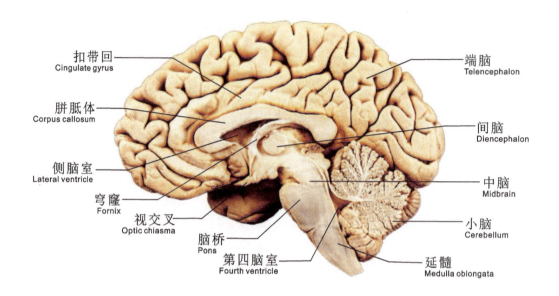

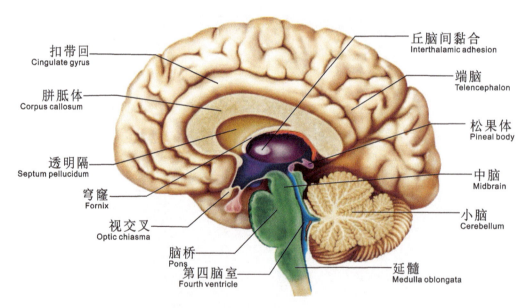

扣带回
Cingulate gyrus

胼胝体
Corpus callosum

透明隔
Septum pellucidum

穹窿
Fornix

视交叉
Optic chiasma

脑桥
Pons

第四脑室
Fourth ventricle

丘脑间黏合
Interthalamic adhesion

端脑
Telencephalon

松果体
Pineal body

中脑
Midbrain

小脑
Cerebellum

延髓
Medulla oblongata

图5-13 脑(正中矢状面观)

脑 { 起源：前脑泡、中脑泡和后脑泡
分部：端脑、间脑、小脑、脑干（中脑、脑桥、延髓）

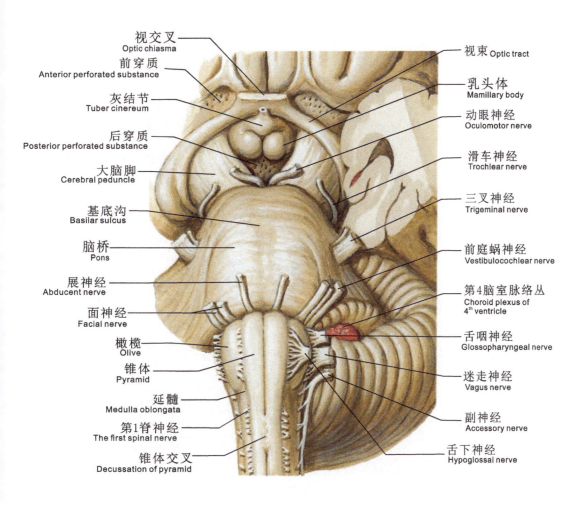

视交叉 Optic chiasma
前穿质 Anterior perforated substance
灰结节 Tuber cinereum
后穿质 Posterior perforated substance
大脑脚 Cerebral peduncle
基底沟 Basilar sulcus
脑桥 Pons
展神经 Abducent nerve
面神经 Facial nerve
橄榄 Olive
锥体 Pyramid
延髓 Medulla oblongata
第1脊神经 The first spinal nerve
锥体交叉 Decussation of pyramid

视束 Optic tract
乳头体 Mamillary body
动眼神经 Oculomotor nerve
滑车神经 Trochlear nerve
三叉神经 Trigeminal nerve
前庭蜗神经 Vestibulocochlear nerve
第4脑室脉络丛 Choroid plexus of 4th ventricle
舌咽神经 Glossopharyngeal nerve
迷走神经 Vagus nerve
副神经 Accessory nerve
舌下神经 Hypoglossal nerve

图5-14　脑干外形(腹侧面观)

脑干外形（腹侧）

延髓腹侧：锥体、锥体交叉、橄榄、舌咽神经、迷走神经、舌下神经和副神经

脑桥腹侧：延髓脑桥沟、基底沟、三叉神经、展神经、面神经和前庭蜗神经

中脑腹侧：大脑脚、脚间窝、后穿质和动眼神经

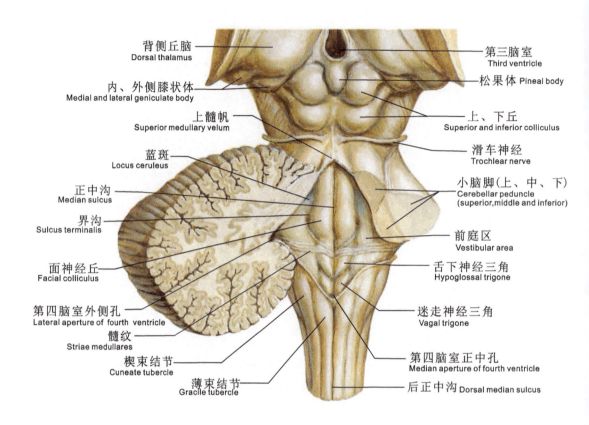

背侧丘脑　Dorsal thalamus

内、外侧膝状体　Medial and lateral geniculate body

上髓帆　Superior medullary velum

蓝斑　Locus ceruleus

正中沟　Median sulcus

界沟　Sulcus terminalis

面神经丘　Facial colliculus

第四脑室外侧孔　Lateral aperture of fourth ventricle

髓纹　Striae medullares

楔束结节　Cuneate tubercle

薄束结节　Gracile tubercle

第三脑室　Third ventricle

松果体 Pineal body

上、下丘　Superior and inferior colliculus

滑车神经　Trochlear nerve

小脑脚(上、中、下)　Cerebellar peduncle (superior,middle and inferior)

前庭区　Vestibular area

舌下神经三角　Hypoglossal trigone

迷走神经三角　Vagal trigone

第四脑室正中孔　Median aperture of fourth ventricle

后正中沟 Dorsal median sulcus

图5-15　脑干外形(背侧面观)

脑干外形（背侧）

- 延髓背侧：薄束结节、楔束结节和小脑下脚等
- 脑桥背侧：小脑上脚、小脑中脚和脑桥小脑三角等
- 中脑背侧：上丘、下丘、上丘臂、下丘臂和滑车神经
- 菱形窝：正中沟、界沟、面神经丘、前庭区、听结节、舌下神经三角和迷走神经三角等

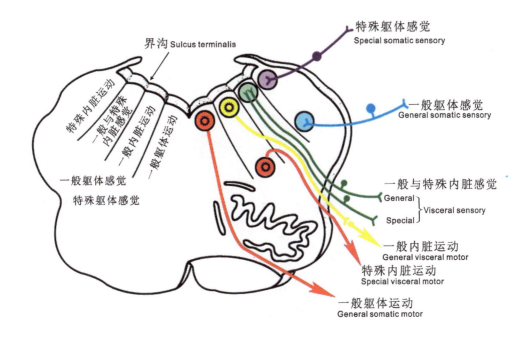

图5-16　脑神经核排列规律（延髓橄榄中部水平切面）

脑神经核排列规律 ⎰ 以界沟为界，呈内外侧方向排列：界沟内侧为运动核，外侧为感觉核
　　　　　　　　　 ⎱ 由内向外依次为躯体运动核、内脏运动核、内脏感觉核和躯体感觉核

表5-3　　脑干与脊髓灰质的比较

项目	脊髓	脑干
纤维成分	4种	7种
灰质核团	4类	6类
排列关系	运动核与感觉核呈腹背关系	运动核与感觉核呈内外侧关系
形态特点	连续柱状	不连续柱状

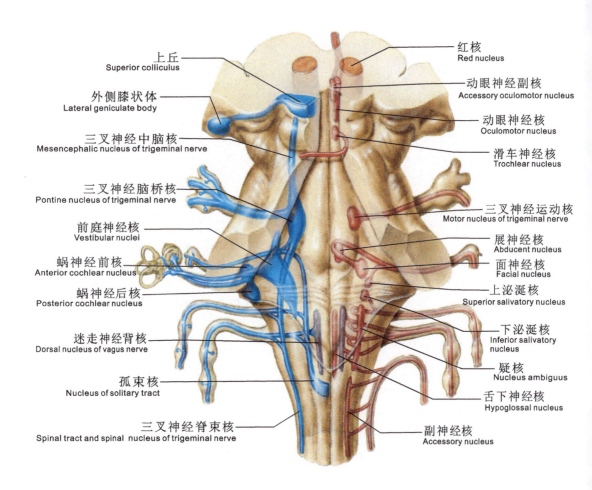

上丘
Superior colliculus

外侧膝状体
Lateral geniculate body

三叉神经中脑核
Mesencephalic nucleus of trigeminal nerve

三叉神经脑桥核
Pontine nucleus of trigeminal nerve

前庭神经核
Vestibular nuclei

蜗神经前核
Anterior cochlear nucleus

蜗神经后核
Posterior cochlear nucleus

迷走神经背核
Dorsal nucleus of vagus nerve

孤束核
Nucleus of solitary tract

三叉神经脊束核
Spinal tract and spinal nucleus of trigeminal nerve

红核
Red nucleus

动眼神经副核
Accessory oculomotor nucleus

动眼神经核
Oculomotor nucleus

滑车神经核
Trochlear nucleus

三叉神经运动核
Motor nucleus of trigeminal nerve

展神经核
Abducent nucleus

面神经核
Facial nucleus

上泌涎核
Superior salivatory nucleus

下泌涎核
Inferior salivatory nucleus

疑核
Nucleus ambiguus

舌下神经核
Hypoglossal nucleus

副神经核
Accessory nucleus

图5-17　脑神经核在脑干的投影示意图（背面观）

脑神经核 {
一般躯体运动核：动眼神经核、滑车神经核、展神经核和舌下神经核
特殊内脏运动核：三叉神经运动核、面神经核、疑核和副神经核
一般内脏运动核：动眼神经副核、上泌涎核、下泌涎核和迷走神经背核
特殊内脏感觉核：孤束核（上部）
一般内脏感觉核：孤束核（下部）
特殊躯体感觉核：前庭神经核、蜗神经核
一般躯体感觉核：三叉神经中脑核、三叉神经脑桥核和三叉神经脊束核
}

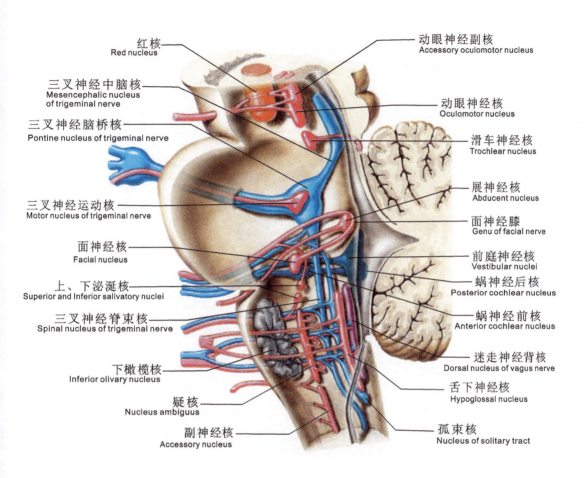

红核
Red nucleus

三叉神经中脑核
Mesencephalic nucleus
of trigeminal nerve

三叉神经脑桥核
Pontine nucleus of trigeminal nerve

三叉神经运动核
Motor nucleus of trigeminal nerve

面神经核
Facial nucleus

上、下泌涎核
Superior and Inferior salivatory nuclei

三叉神经脊束核
Spinal nucleus of trigeminal nerve

下橄榄核
Inferior olivary nucleus

疑核
Nucleus ambiguus

副神经核
Accessory nucleus

动眼神经副核
Accessory oculomotor nucleus

动眼神经核
Oculomotor nucleus

滑车神经核
Trochlear nucleus

展神经核
Abducent nucleus

面神经膝
Genu of facial nerve

前庭神经核
Vestibular nuclei

蜗神经后核
Posterior cochlear nucleus

蜗神经前核
Anterior cochlear nucleus

迷走神经背核
Dorsal nucleus of vagus nerve

舌下神经核
Hypoglossal nucleus

孤束核
Nucleus of solitary tract

图5-18　脑神经核在脑干的投影示意图（侧面观）

脑干内部结构
- 脑神经核(见上页)
- 非脑神经核
  - 延髓：薄束核、楔束核、下橄榄核、楔束副核
  - 脑桥：脑桥核、上橄榄核、蓝斑核
  - 中脑：红核、黑质、上丘、下丘、顶盖前区
- 纤维束：内侧丘系、脊髓丘系、三叉丘系、外侧丘系、内侧纵束和锥体束
- 脑干网状结构：上行网状激动系统和生命中枢

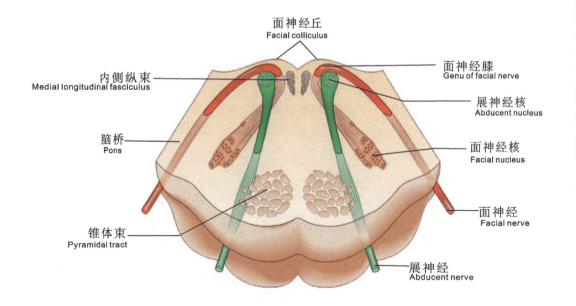

图5-19　面神经丘与展神经核

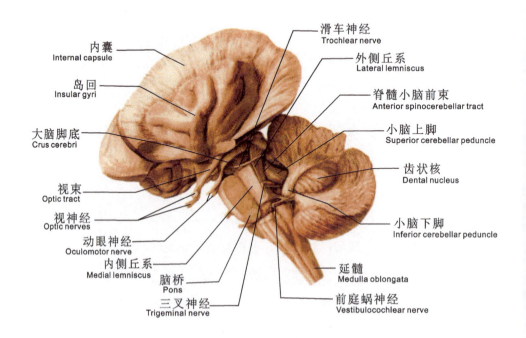

图5-20　内、外侧丘系

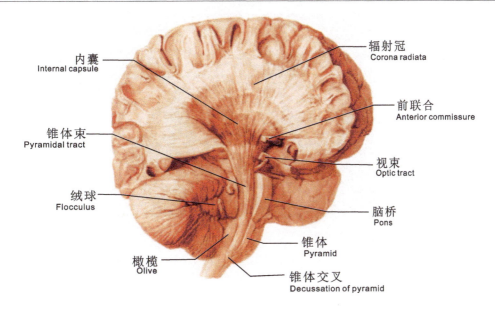

内囊
Internal capsule

辐射冠
Corona radiata

锥体束
Pyramidal tract

前联合
Anterior commissure

绒球
Flocculus

视束
Optic tract

橄榄
Olive

脑桥
Pons

锥体
Pyramid

锥体交叉
Decussation of pyramid

图5-21 锥体束

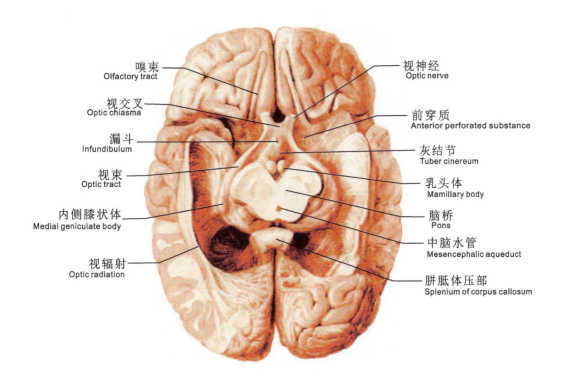

嗅束
Olfactory tract

视神经
Optic nerve

视交叉
Optic chiasma

前穿质
Anterior perforated substance

漏斗
Infundibulum

灰结节
Tuber cinereum

视束
Optic tract

乳头体
Mamillary body

内侧膝状体
Medial geniculate body

脑桥
Pons

视辐射
Optic radiation

中脑水管
Mesencephalic aqueduct

胼胝体压部
Splenium of corpus callosum

图5-22 视束及视辐射

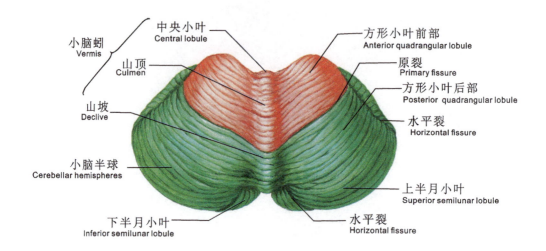

A 上面观

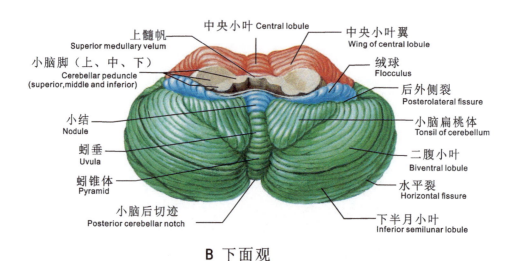

B 下面观

图5-23　小脑的外形

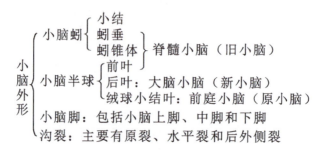

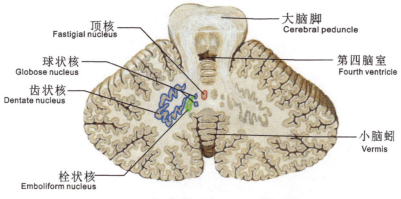

顶核
Fastigial nucleus

球状核
Globose nucleus

齿状核
Dentate nucleus

栓状核
Emboliform nucleus

大脑脚
Cerebral peduncle

第四脑室
Fourth ventricle

小脑蚓
Vermis

A 小脑核(水平切面观)

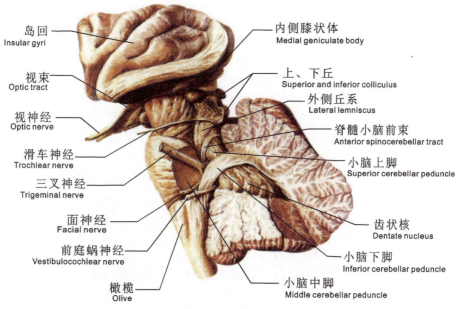

岛回
Insular gyri

视束
Optic tract

视神经
Optic nerve

滑车神经
Trochlear nerve

三叉神经
Trigeminal nerve

面神经
Facial nerve

前庭蜗神经
Vestibulocochlear nerve

橄榄
Olive

内侧膝状体
Medial geniculate body

上、下丘
Superior and inferior colliculus

外侧丘系
Lateral lemniscus

脊髓小脑前束
Anterior spinocerebellar tract

小脑上脚
Superior cerebellar peduncle

齿状核
Dentate nucleus

小脑下脚
Inferior cerebellar peduncle

小脑中脚
Middle cerebellar peduncle

B 小脑的纤维联系

图5-24 小脑的内部结构与纤维联系

表5-4 小脑的纤维联系、主要功能及损伤表现

分部	小脑核	纤维联系	功能	损伤表现
前庭小脑	顶核	前庭小脑纤维	维持身体平衡 协调眼球运动	平衡失调 眼球震颤
脊髓小脑	球状核、栓状核	脊髓小脑纤维	调节肌张力	肌张力降低
大脑小脑	齿状核	脑桥小脑纤维	协调随意运动	共济失调 意向性震颤

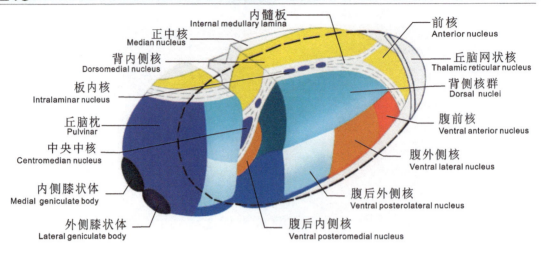

图5-25　背侧丘脑与后丘脑

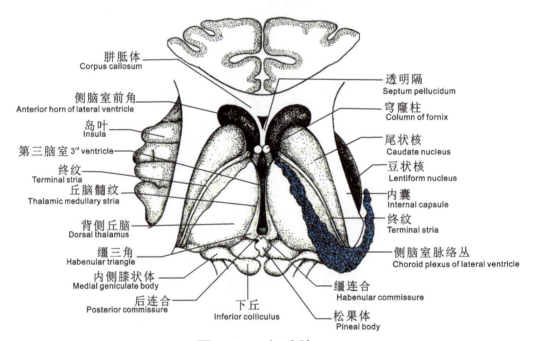

图5-26　上丘脑

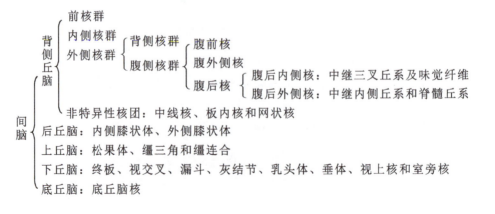

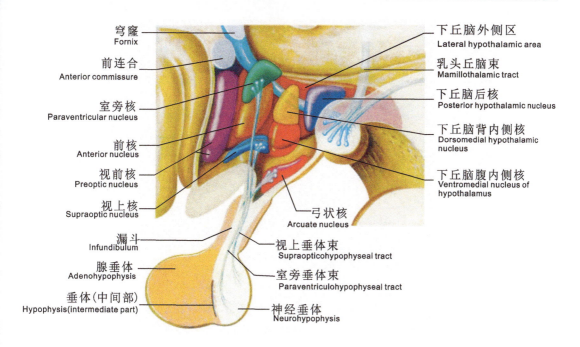

穹窿 Fornix
前连合 Anterior commissure
室旁核 Paraventricular nucleus
前核 Anterior nucleus
视前核 Preoptic nucleus
视上核 Supraoptic nucleus
漏斗 Infundibulum
腺垂体 Adenohypophysis
垂体（中间部）Hypophysis(intermediate part)

下丘脑外侧区 Lateral hypothalamic area
乳头丘脑束 Mamillothalamic tract
下丘脑后核 Posterior hypothalamic nucleus
下丘脑背内侧核 Dorsomedial hypothalamic nucleus
下丘脑腹内侧核 Ventromedial nucleus of hypothalamus
弓状核 Arcuate nucleus
视上垂体束 Supraopticohypophyseal tract
室旁垂体束 Paraventriculohypophyseal tract
神经垂体 Neurohypophysis

图5-27　下丘脑

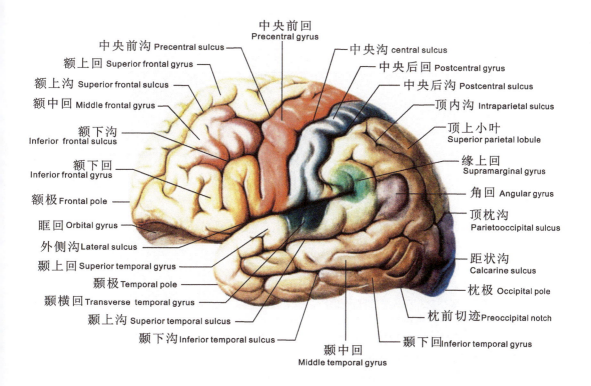

中央前沟 Precentral sulcus
额上回 Superior frontal gyrus
额上沟 Superior frontal sulcus
额中回 Middle frontal gyrus
额下沟 Inferior frontal sulcus
额下回 Inferior frontal gyrus
额极 Frontal pole
眶回 Orbital gyrus
外侧沟 Lateral sulcus
颞上回 Superior temporal gyrus
颞极 Temporal pole
颞横回 Transverse temporal gyrus
颞上沟 Superior temporal sulcus
颞下沟 Inferior temporal sulcus
中央前回 Precentral gyrus
颞中回 Middle temporal gyrus

中央沟 central sulcus
中央后回 Postcentral gyrus
中央后沟 Postcentral sulcus
顶内沟 Intraparietal sulcus
顶上小叶 Superior parietal lobule
缘上回 Supramarginal gyrus
角回 Angular gyrus
顶枕沟 Parietooccipital sulcus
距状沟 Calcarine sulcus
枕极 Occipital pole
枕前切迹 Preoccipital notch
颞下回 Inferior temporal gyrus

图5-28　端脑（上外侧面观）

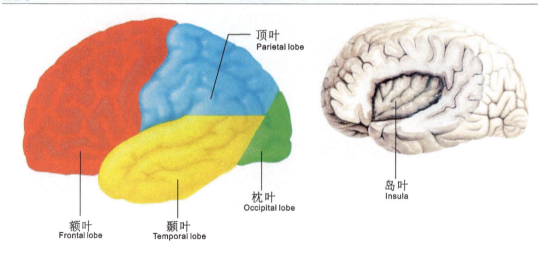

图5-29　端脑分叶

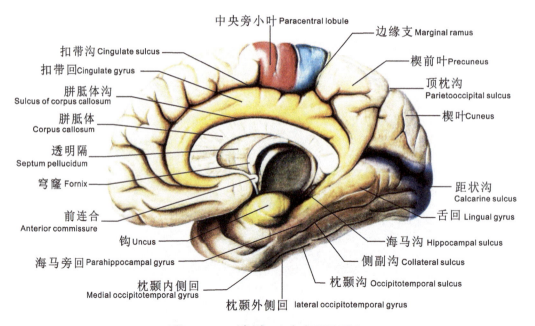

图5-30　端脑（内侧面观）

端脑
├ 两裂：大脑纵裂和大脑横裂
├ 三沟：外侧沟、中央沟和顶枕沟
├ 五叶
│　├ 额叶：中央前沟，中央前回，额上、下沟，额上、中、下回
│　├ 顶叶：中央后沟，中央后回，顶内沟，顶上小叶，顶下小叶（缘上回和角回）
│　├ 枕叶：楔叶，舌回
│　├ 颞叶：颞上、下沟，颞上、中、下回，颞横回
│　└ 岛叶：岛长回，岛短回
└ 边缘叶：海马，海马旁回，齿状回，扣带回，钩

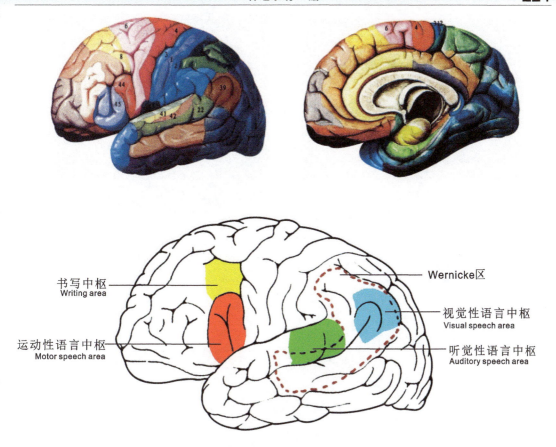

图5-31　大脑皮质的细胞构筑分区与功能定位

$$
端脑内部结构
\begin{cases}
皮质功能定位
\begin{cases}
第 I 躯体运动区：中央前回和中央旁小叶前部（4、6区）\\
第 I 躯体感觉区：中央后回和中央旁小叶后部（3、1、2区）\\
视觉区：距状沟上、下方的枕叶皮质（17区）\\
听觉区：颞横回（41、42区）\\
语言中枢
\begin{cases}
说话中枢（运动性语言中枢）：额下回后部（44、45区）\\
书写中枢：额中回后部（6、8区）\\
阅读中枢（视觉性语言中枢）：角回（39区）\\
听话中枢（听觉性语言中枢）：颞上回后部（22区）
\end{cases}
\end{cases}\\
基底核
\begin{cases}
杏仁体\\
尾状核\\
豆状核
\begin{cases}
壳\}新纹状体\\
苍白球：旧纹状体
\end{cases}\}纹状体\\
屏状核
\end{cases}\\
髓质
\begin{cases}
联络纤维：上纵束、下纵束、钩束、弓状纤维和扣带\\
连合纤维：胼胝体、前连合和穹窿连合\\
投射纤维：为联系大脑皮质与皮质下中枢的上下行纤维，绝大部分通过内囊
\end{cases}\\
侧脑室：分为前角、后角、下角和中央部四部
\end{cases}
$$

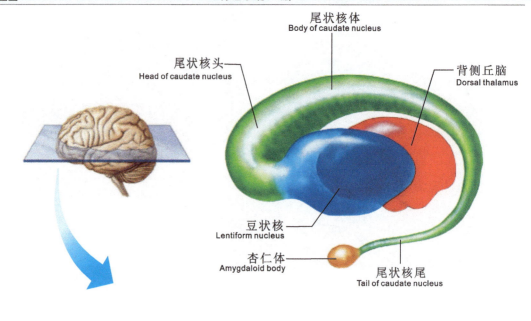

尾状核体
Body of caudate nucleus

背侧丘脑
Dorsal thalamus

尾状核头
Head of caudate nucleus

豆状核
Lentiform nucleus

杏仁体
Amygdaloid body

尾状核尾
Tail of caudate nucleus

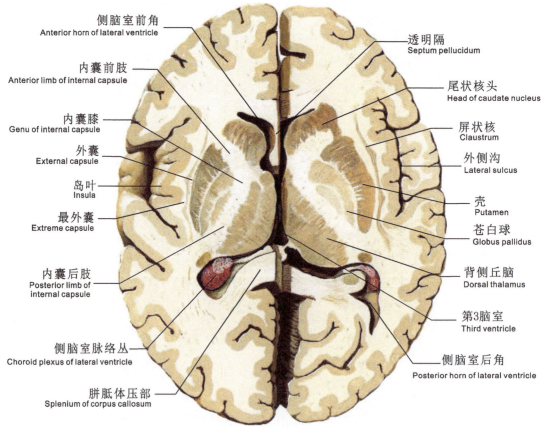

侧脑室前角
Anterior horn of lateral ventricle

内囊前肢
Anterior limb of internal capsule

内囊膝
Genu of internal capsule

外囊
External capsule

岛叶
Insula

最外囊
Extreme capsule

内囊后肢
Posterior limb of
internal capsule

侧脑室脉络丛
Choroid plexus of lateral ventricle

胼胝体压部
Splenium of corpus callosum

透明隔
Septum pellucidum

尾状核头
Head of caudate nucleus

屏状核
Claustrum

外侧沟
Lateral sulcus

壳
Putamen

苍白球
Globus pallidus

背侧丘脑
Dorsal thalamus

第3脑室
Third ventricle

侧脑室后角
Posterior horn of lateral ventricle

图5-32　基底核

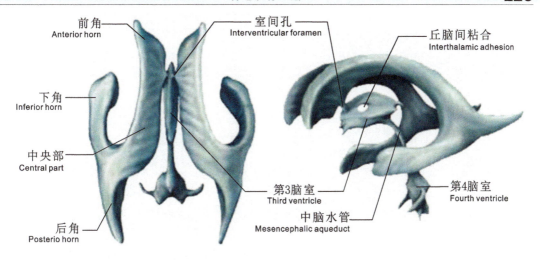

前角
Anterior horn

室间孔
Interventricular foramen

丘脑间粘合
Interthalamic adhesion

下角
Inferior horn

中央部
Central part

后角
Posterio horn

第3脑室
Third ventricle

中脑水管
Mesencephalic aqueduct

第4脑室
Fourth ventricle

A 上面观　　　　　　　B 侧面观

图5-33　脑室的铸型

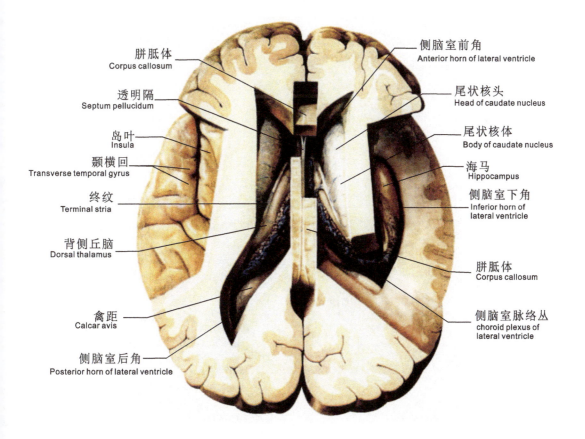

胼胝体
Corpus callosum

透明隔
Septum pellucidum

岛叶
Insula

颞横回
Transverse temporal gyrus

终纹
Terminal stria

背侧丘脑
Dorsal thalamus

禽距
Calcar avis

侧脑室后角
Posterior horn of lateral ventricle

侧脑室前角
Anterior horn of lateral ventricle

尾状核头
Head of caudate nucleus

尾状核体
Body of caudate nucleus

海马
Hippocampus

侧脑室下角
Inferior horn of lateral ventricle

胼胝体
Corpus callosum

侧脑室脉络丛
choroid plexus of lateral ventricle

图5-34　侧脑室

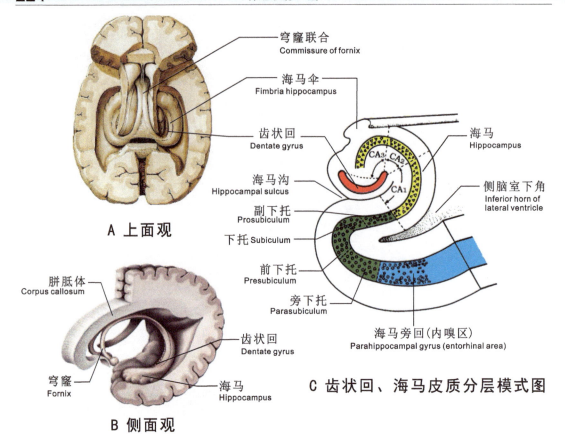

A 上面观

穹窿联合
Commissure of fornix

海马伞
Fimbria hippocampus

齿状回
Dentate gyrus

海马沟
Hippocampal sulcus

副下托
Prosubiculum

下托 Subiculum

前下托
Presubiculum

旁下托
Parasubiculum

海马
Hippocampus

侧脑室下角
Inferior horn of lateral ventricle

海马旁回（内嗅区）
Parahippocampal gyrus (entorhinal area)

C 齿状回、海马皮质分层模式图

胼胝体
Corpus callosum

齿状回
Dentate gyrus

穹窿
Fornix

海马
Hippocampus

B 侧面观

图5-35　海马

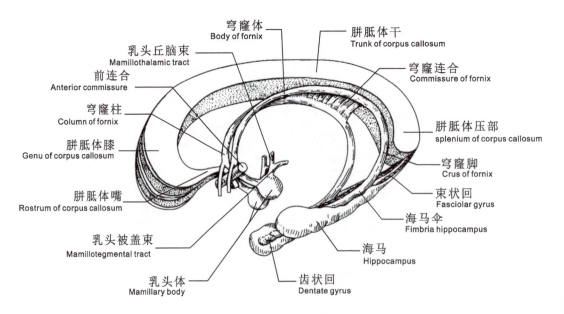

穹窿体
Body of fornix

乳头丘脑束
Mamillothalamic tract

前连合
Anterior commissure

穹窿柱
Column of fornix

胼胝体膝
Genu of corpus callosum

胼胝体嘴
Rostrum of corpus callosum

乳头被盖束
Mamillotegmental tract

乳头体
Mamillary body

齿状回
Dentate gyrus

胼胝体干
Trunk of corpus callosum

穹窿连合
Commissure of fornix

胼胝体压部
splenium of corpus callosum

穹窿脚
Crus of fornix

束状回
Fasciolar gyrus

海马伞
Fimbria hippocampus

海马
Hippocampus

图5-36　海马及大脑半球连合纤维

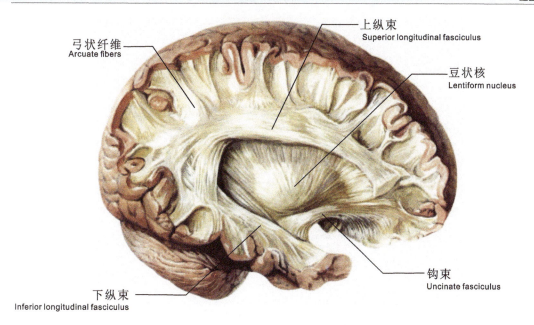

弓状纤维
Arcuate fibers

上纵束
Superior longitudinal fasciculus

豆状核
Lentiform nucleus

钩束
Uncinate fasciculus

下纵束
Inferior longitudinal fasciculus

图5-37　联络纤维

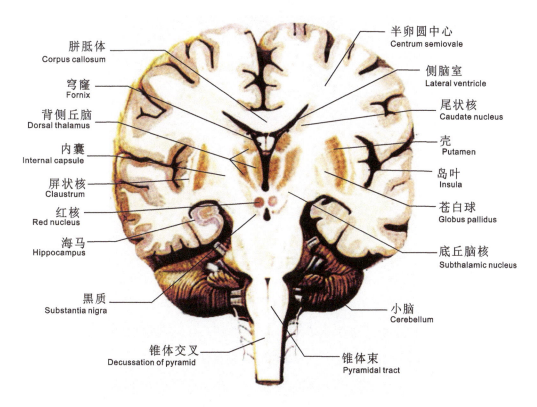

胼胝体
Corpus callosum

穹窿
Fornix

背侧丘脑
Dorsal thalamus

内囊
Internal capsule

屏状核
Claustrum

红核
Red nucleus

海马
Hippocampus

黑质
Substantia nigra

锥体交叉
Decussation of pyramid

半卵圆中心
Centrum semiovale

侧脑室
Lateral ventricle

尾状核
Caudate nucleus

壳
Putamen

岛叶
Insula

苍白球
Globus pallidus

底丘脑核
Subthalamic nucleus

小脑
Cerebellum

锥体束
Pyramidal tract

图5-38　投射纤维

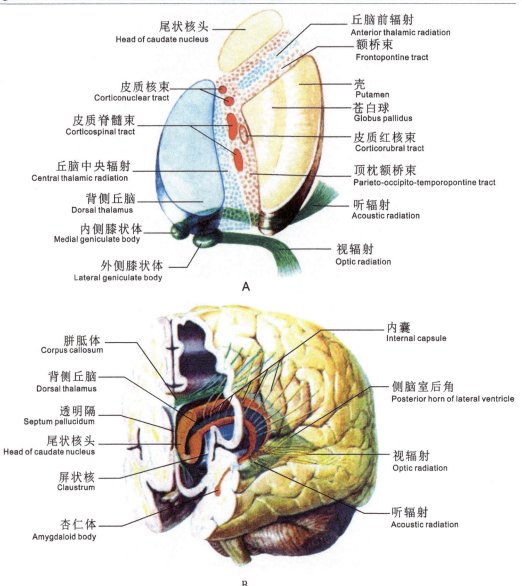

尾状核头
Head of caudate nucleus

丘脑前辐射
Anterior thalamic radiation

额桥束
Frontopontine tract

皮质核束
Corticonuclear tract

壳
Putamen

苍白球
Globus pallidus

皮质脊髓束
Corticospinal tract

皮质红核束
Corticorubral tract

丘脑中央辐射
Central thalamic radiation

顶枕额桥束
Parieto-occipito-temporopontine tract

背侧丘脑
Dorsal thalamus

听辐射
Acoustic radiation

内侧膝状体
Medial geniculate body

视辐射
Optic radiation

外侧膝状体
Lateral geniculate body

A

胼胝体
Corpus callosum

内囊
Internal capsule

背侧丘脑
Dorsal thalamus

侧脑室后角
Posterior horn of lateral ventricle

透明隔
Septum pellucidum

尾状核头
Head of caudate nucleus

视辐射
Optic radiation

屏状核
Claustrum

听辐射
Acoustic radiation

杏仁体
Amygdaloid body

B

图5-39　内囊(A 内囊模式图,B 纹状体与内囊)

内囊 ⎰
　性质：由投射纤维构成的白质板
　位置：尾状核、背侧丘脑与豆状核之间
　形态：在大脑水平切面上呈开口向外的"V"字形
　分部及通过的结构 ⎰
　　内囊前肢:位于豆状核与尾状核之间,有额桥束和丘脑前辐射通过
　　内囊膝部:位于前后肢之间,有皮质核束通过
　　内囊后肢:位于豆状核与背侧丘脑之间,有皮质脊髓束、皮质红核束顶枕颞桥束、丘脑中央辐射、视辐射和听辐射等通过
　损伤表现："三偏"综合症(即偏瘫、偏麻和偏盲)

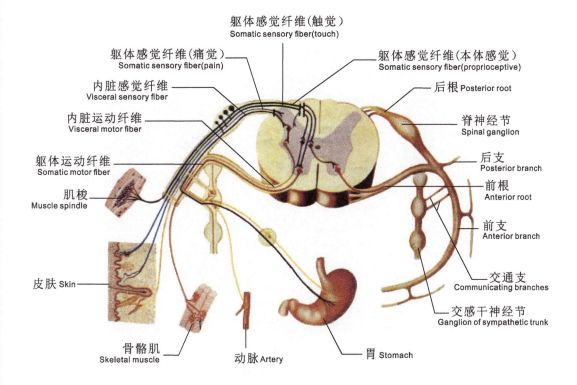

躯体感觉纤维（触觉）
Somatic sensory fiber(touch)

躯体感觉纤维（痛觉）
Somatic sensory fiber(pain)

躯体感觉纤维（本体感觉）
Somatic sensory fiber(proprioceptive)

内脏感觉纤维
Visceral sensory fiber

后根 Posterior root

内脏运动纤维
Visceral motor fiber

脊神经节
Spinal ganglion

躯体运动纤维
Somatic motor fiber

后支
Posterior branch

肌梭
Muscle spindle

前根
Anterior root

前支
Anterior branch

皮肤 Skin

交通支
Communicating branches

交感干神经节
Ganglion of sympathetic trunk

骨骼肌
Skeletal muscle

动脉 Artery

胃 Stomach

图5-40　脊神经的组成、分支和分布

脊神经
{

组成
{
由前、后根在椎间孔处合成，均为混合性,后根上有脊神经节
共31对：8对颈神经、12对胸神经、5对腰神经、5对骶神经和1对尾神经
}

纤维成分
{
躯体感觉纤维：来自浅、深感受器,经后根入脊髓,传递浅、深感觉
内脏感觉纤维：来自内脏、心血管和腺体的感受器，经后根入脊髓
躯体运动纤维：由前角发出，分布于躯干和四肢骨骼肌，支配其随意运动
内脏运动纤维：由T1～L3节段的中间外侧核和S2～4节段的骶副交感核发出,分布于内脏、心血管和腺体的效应器
}

分支
{
前支：为主要分支,分为4丛（颈丛、臂丛、腰丛和骶丛），胸神经前支呈节段性分布
后支：主要分布于项部、背部和腰骶部等处的肌和皮肤
交通支：属交感神经纤维，连于脊神经与交感干之间，包括灰、白交通支
脊膜支：经椎间孔返回椎管，分布于脊髓被膜、韧带和椎间盘等
}
}

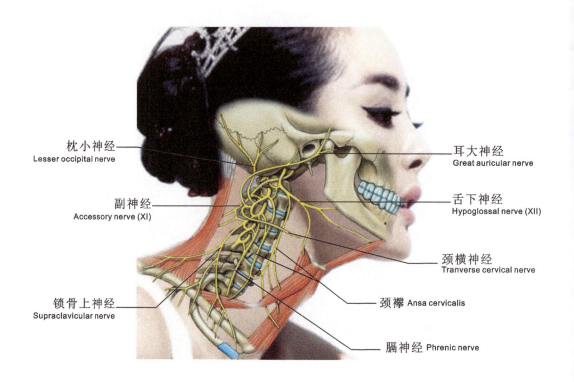

枕小神经
Lesser occipital nerve

副神经
Accessory nerve (XI)

锁骨上神经
Supraclavicular nerve

耳大神经
Great auricular nerve

舌下神经
Hypoglossal nerve (XII)

颈横神经
Tranverse cervical nerve

颈襻 Ansa cervicalis

膈神经 Phrenic nerve

图5-41　颈丛的组成及颈襻

颈丛

组成：由C1～C4颈神经前支组成

皮支

神经点：为颈丛皮支集中浅出部位,位于胸锁乳突肌后缘中点,是麻醉阻滞点

分支：枕小神经、耳大神经、颈横神经和锁骨上神经

膈神经：在前斜角肌前面下行，从胸廓上口入胸腔，经肺根前方、心包与纵隔
胸膜之间下降至膈，运动纤维支配膈肌的运动，感觉纤维分布于胸膜、
心包及膈下面的腹膜；右膈神经感觉纤维还分布于肝和肝外胆道

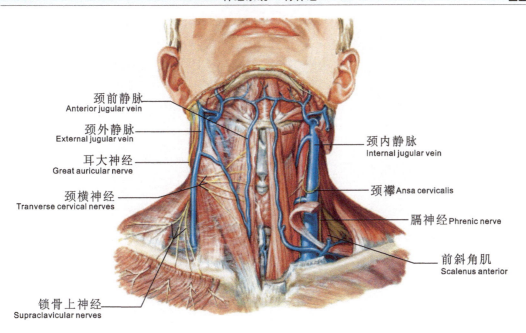

颈前静脉
Anterior jugular vein

颈外静脉
External jugular vein

耳大神经
Great auricular nerve

颈横神经
Tranverse cervical nerves

颈内静脉
Internal jugular vein

颈襻 Ansa cervicalis

膈神经 Phrenic nerve

前斜角肌
Scalenus anterior

锁骨上神经
Supraclavicular nerves

图5-42　颈丛（前面观）

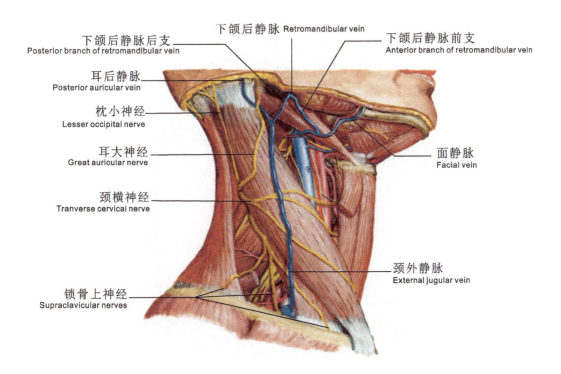

下颌后静脉后支
Posterior branch of retromandibular vein

下颌后静脉 Retromandibular vein

下颌后静脉前支
Anterior branch of retromandibular vein

耳后静脉
Posterior auricular vein

枕小神经
Lesser occipital nerve

耳大神经
Great auricular nerve

颈横神经
Tranverse cervical nerve

面静脉
Facial vein

颈外静脉
External jugular vein

锁骨上神经
Supraclavicular nerves

图5-43　颈丛皮支

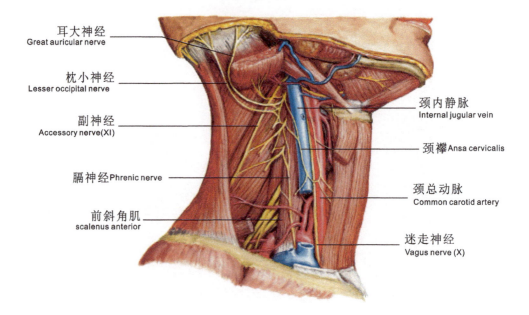

耳大神经
Great auricular nerve

枕小神经
Lesser occipital nerve

副神经
Accessory nerve(XI)

膈神经 Phrenic nerve

前斜角肌
scalenus anterior

颈内静脉
Internal jugular vein

颈襻 Ansa cervicalis

颈总动脉
Common carotid artery

迷走神经
Vagus nerve (X)

图5-44　颈丛及分支(侧面观)

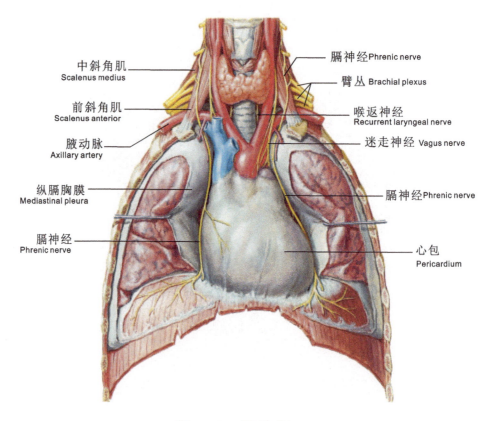

中斜角肌
Scalenus medius

前斜角肌
Scalenus anterior

腋动脉
Axillary artery

纵膈胸膜
Mediastinal pleura

膈神经
Phrenic nerve

膈神经 Phrenic nerve

臂丛 Brachial plexus

喉返神经
Recurrent laryngeal nerve

迷走神经 Vagus nerve

膈神经 Phrenic nerve

心包
Pericardium

图5-45　膈神经

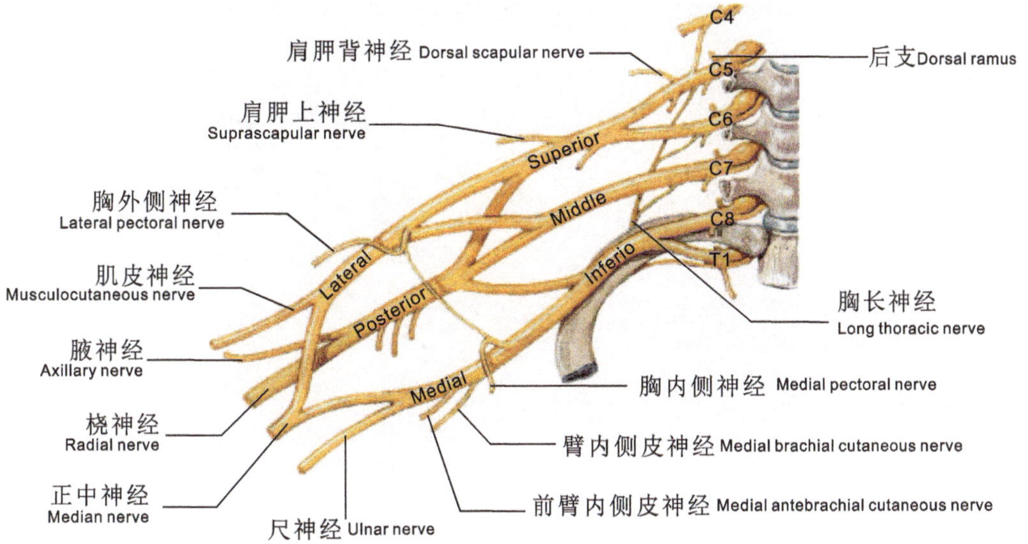

肩胛背神经 Dorsal scapular nerve

C4
C5
后支 Dorsal ramus

肩胛上神经
Suprascapular nerve

C6

Superior

C7

胸外侧神经
Lateral pectoral nerve

Middle

C8

肌皮神经
Musculocutaneous nerve

Lateral

Inferior

T1

胸长神经
Long thoracic nerve

腋神经
Axillary nerve

Posterior

桡神经
Radial nerve

Medial

胸内侧神经 Medial pectoral nerve

臂内侧皮神经 Medial brachial cutaneous nerve

正中神经
Median nerve

前臂内侧皮神经 Medial antebrachial cutaneous nerve

尺神经 Ulnar nerve

图5-46 臂丛的组成及分支模式图

组成：由C5～C8颈神经前支和T1胸神经前支大部分组成,分为5根、3干、6股和3束

锁骨上部分支
- 胸长神经：伴胸外侧动脉走行,支配前锯肌,损伤致"翼状肩"
- 肩胛背神经：伴肩胛背动脉,支配菱形肌和肩胛提肌
- 肩胛上神经：伴肩胛上动脉,经肩胛上切迹,支配冈上、下肌

臂丛

锁骨下分支

外侧束
- 胸外侧神经：穿锁胸筋膜,支配胸大肌
- 肌皮神经：向外下斜穿喙肱肌，行于肱二头肌和肱肌之间，在肘关节外下浅出，更名为前臂外侧皮神经，支配肱肌、喙肱肌和肱二头肌以及前臂外侧的皮肤
- 正中神经外侧根

后束
- 肩胛下神经：分上、下支，支配肩胛下肌和大圆肌
- 胸背神经：伴肩胛下动脉和胸背动脉,支配背阔肌
- 腋神经：伴旋肱后动脉，穿四边孔、绕肱骨外科颈，至三角肌深面，支配三角肌和小圆肌
- 桡神经：伴肱深动脉，绕桡神经沟，至肱骨外上髁前分为浅、深2支。浅支为皮支，经前臂下1/3处转向背面；深支为肌支，穿旋后肌，移行为骨间后神经，支配臂、前臂后群肌和肱桡肌

内侧束
- 胸内侧神经：支配胸小肌和胸大肌
- 正中神经内侧根
- 尺神经：伴肱动脉，经尺神经沟，穿尺侧腕屈肌，伴尺动脉至腕关节处，发手背支，主干在豌豆骨桡侧分为浅深支，支配尺侧腕屈肌和指深屈肌尺侧半、小鱼际肌、骨间肌、拇收肌和第3、4蚓状肌
- 前臂内侧皮神经：伴贵要静脉,分布于前臂内侧的皮肤
- 臂内侧皮神经：与肋间臂神经共同分布于臂内侧皮肤

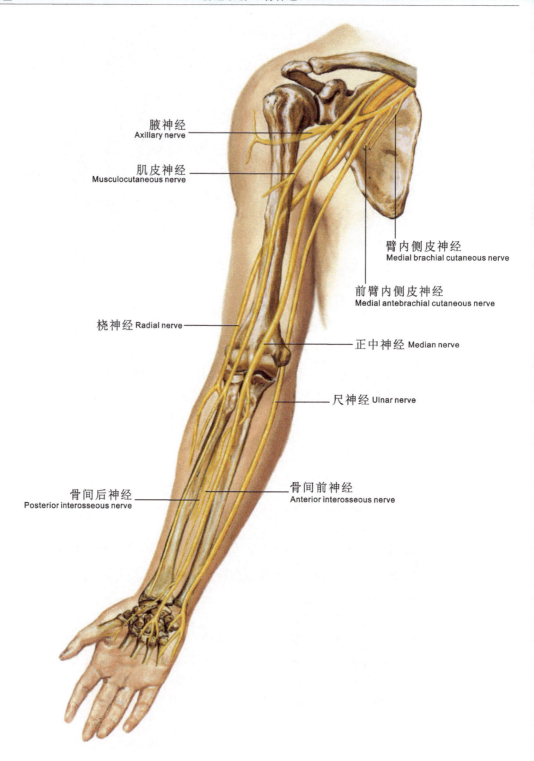

腋神经
Axillary nerve

肌皮神经
Musculocutaneous nerve

臂内侧皮神经
Medial brachial cutaneous nerve

前臂内侧皮神经
Medial antebrachial cutaneous nerve

桡神经 Radial nerve

正中神经 Median nerve

尺神经 Ulnar nerve

骨间后神经
Posterior interosseous nerve

骨间前神经
Anterior interosseous nerve

图5-47　臂丛主要分支（透视图）

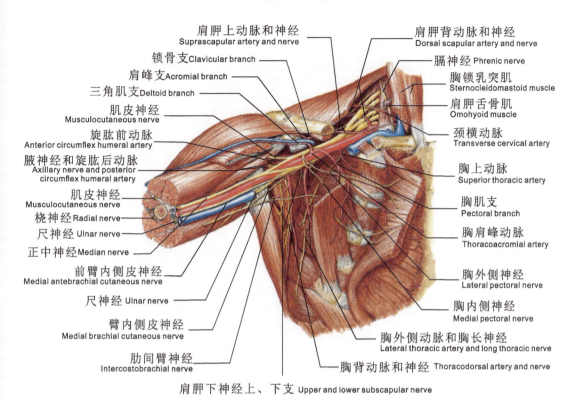

图5-48　臂丛的分支（模式图）

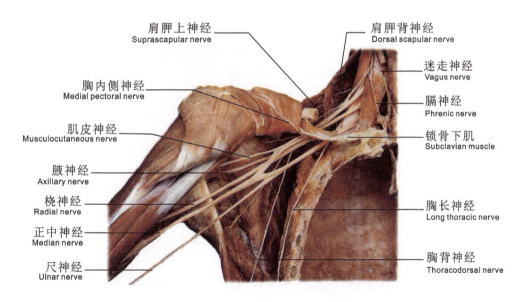

图5-49　臂丛分支（实物图）

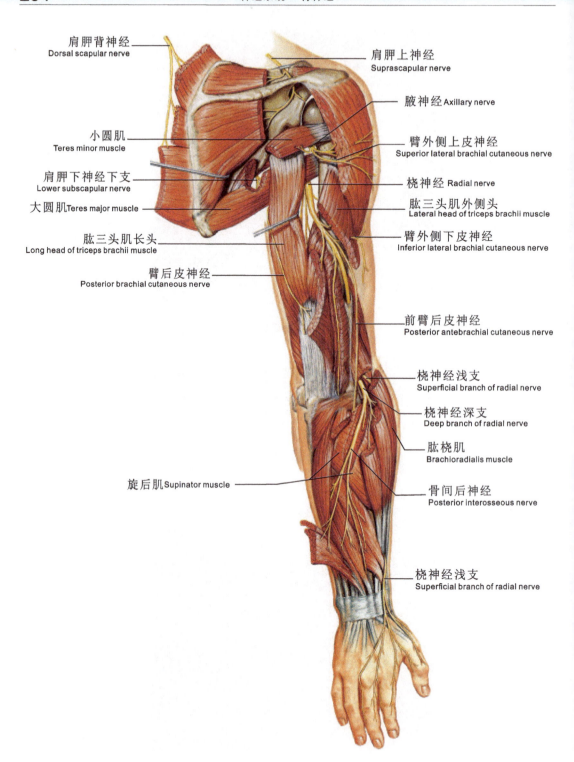

肩胛背神经
Dorsal scapular nerve

小圆肌
Teres minor muscle

肩胛下神经下支
Lower subscapular nerve

大圆肌 Teres major muscle

肱三头肌长头
Long head of triceps brachii muscle

臂后皮神经
Posterior brachial cutaneous nerve

旋后肌 Supinator muscle

肩胛上神经
Suprascapular nerve

腋神经 Axillary nerve

臂外侧上皮神经
Superior lateral brachial cutaneous nerve

桡神经 Radial nerve

肱三头肌外侧头
Lateral head of triceps brachii muscle

臂外侧下皮神经
Inferior lateral brachial cutaneous nerve

前臂后皮神经
Posterior antebrachial cutaneous nerve

桡神经浅支
Superficial branch of radial nerve

桡神经深支
Deep branch of radial nerve

肱桡肌
Brachioradialis muscle

骨间后神经
Posterior interosseous nerve

桡神经浅支
Superficial branch of radial nerve

图5-50 上肢的神经（右侧，后面观）

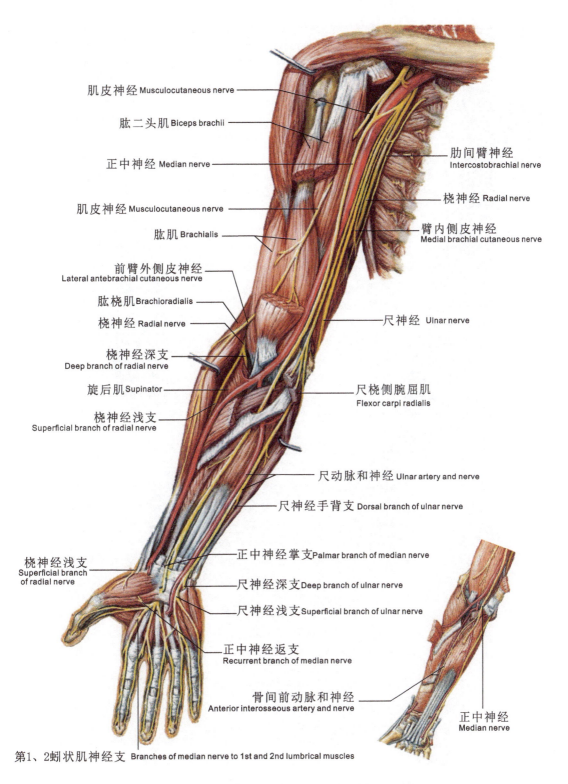

肌皮神经 Musculocutaneous nerve

肱二头肌 Biceps brachii

正中神经 Median nerve

肌皮神经 Musculocutaneous nerve

肱肌 Brachialis

前臂外侧皮神经
Lateral antebrachial cutaneous nerve

肱桡肌 Brachioradialis

桡神经 Radial nerve

桡神经深支
Deep branch of radial nerve

旋后肌 Supinator

桡神经浅支
Superficial branch of radial nerve

肋间臂神经
Intercostobrachial nerve

桡神经 Radial nerve

臂内侧皮神经
Medial brachial cutaneous nerve

尺神经 Ulnar nerve

尺桡侧腕屈肌
Flexor carpi radialis

尺动脉和神经 Ulnar artery and nerve

尺神经手背支 Dorsal branch of ulnar nerve

正中神经掌支 Palmar branch of median nerve

尺神经深支 Deep branch of ulnar nerve

尺神经浅支 Superficial branch of ulnar nerve

桡神经浅支
Superficial branch
of radial nerve

正中神经返支
Recurrent branch of median nerve

骨间前动脉和神经
Anterior interosseous artery and nerve

正中神经
Median nerve

第1、2蚓状肌神经支 Branches of median nerve to 1st and 2nd lumbrical muscles

图5-51　上肢的神经（右侧，前面观）

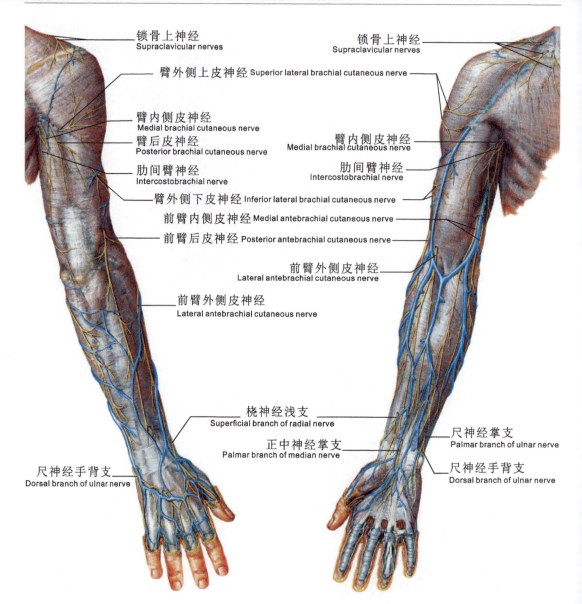

锁骨上神经
Supraclavicular nerves

锁骨上神经
Supraclavicular nerves

臂外侧上皮神经 Superior lateral brachial cutaneous nerve

臂内侧皮神经
Medial brachial cutaneous nerve

臂后皮神经
Posterior brachial cutaneous nerve

臂内侧皮神经
Medial brachial cutaneous nerve

肋间臂神经
Intercostobrachial nerve

肋间臂神经
Intercostobrachial nerve

臂外侧下皮神经 Inferior lateral brachial cutaneous nerve

前臂内侧皮神经 Medial antebrachial cutaneous nerve

前臂后皮神经 Posterior antebrachial cutaneous nerve

前臂外侧皮神经
Lateral antebrachial cutaneous nerve

前臂外侧皮神经
Lateral antebrachial cutaneous nerve

桡神经浅支
Superficial branch of radial nerve

正中神经掌支
Palmar branch of median nerve

尺神经掌支
Palmar branch of ulnar nerve

尺神经手背支
Dorsal branch of ulnar nerve

尺神经手背支
Dorsal branch of ulnar nerve

图5-52　上肢皮神经

正中神经　{
组成：由内、外侧束发出的内、外侧根合成

走行：两根夹持腋动脉，主干伴肱动脉在肱二头肌内侧沟下行至肘窝，
穿旋前圆肌，在指浅、深屈肌之间沿前臂正中下行，穿腕管至手掌

肌支　{
骨间前神经：伴骨间前动脉，支配旋前方肌、拇长屈肌和指深屈肌桡侧半

前臂肌支：支配旋前圆肌、桡侧腕屈肌、掌长肌和指浅屈肌

手部肌支　{
正中神经返支：支配除拇收肌之外的鱼际肌
正中神经蚓状肌支：支配第1、2蚓状肌
}
}

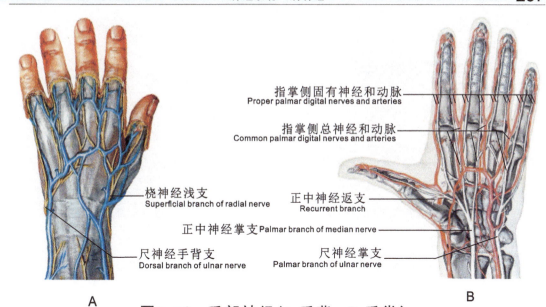

指掌侧固有神经和动脉
Proper palmar digital nerves and arteries

指掌侧总神经和动脉
Common palmar digital nerves and arteries

桡神经浅支
Superficial branch of radial nerve

正中神经返支
Recurrent branch

正中神经掌支 Palmar branch of median nerve

尺神经手背支
Dorsal branch of ulnar nerve

尺神经掌支
Palmar branch of ulnar nerve

A

B

图5-53　手部神经（A 手背，B 手掌）

手部皮神经分布

手掌
{
正中神经：分布于桡侧2/3手掌皮肤和桡侧三个半手指掌侧皮肤

尺神经：分布于尺侧1/3手掌皮肤和尺侧一个半手指掌侧皮肤
}

手背
{
正中神经：分布于桡侧三个半手指中和远节背侧皮肤

尺神经：分布于尺侧半手背皮肤、尺侧两个半手指背侧皮肤(除桡神经支配)

桡神经：分布于桡侧半手背皮肤、桡侧两个半手指背侧皮肤(除桡神经支配)
}

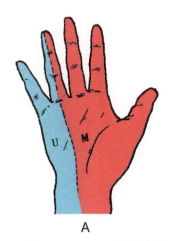

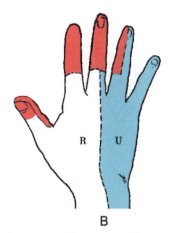

A

B

图5-54　手部皮神经分布模式图（A 手背，B 手掌）

（U 尺神经，M 正中神经，R 桡神经）

手部皮神经分布歌诀：

手掌正中三指半，剩下尺侧一指半；手背桡尺各一半，正中管理三指半。

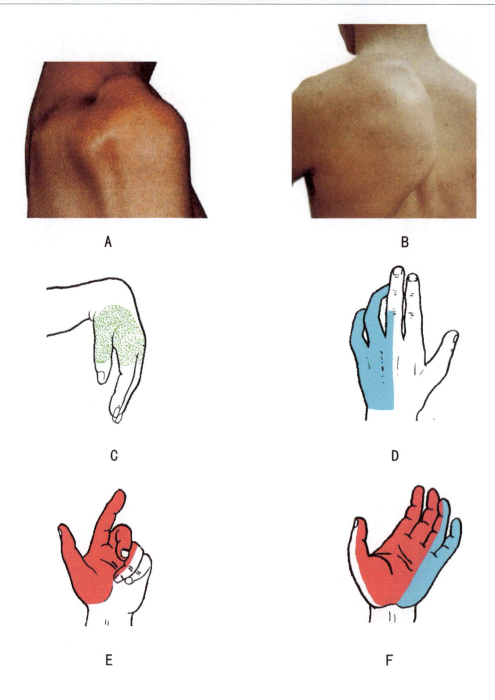

图5-55　上肢神经损伤表现

A 方肩(腋神经损伤)　　B 翼状肩(胸长神经损伤)　　C 垂腕(桡神经损伤)
D 爪形手(尺神经损伤)　　E 枪手(正中神经损伤)
F 猿手(正中神经与尺神经损伤)

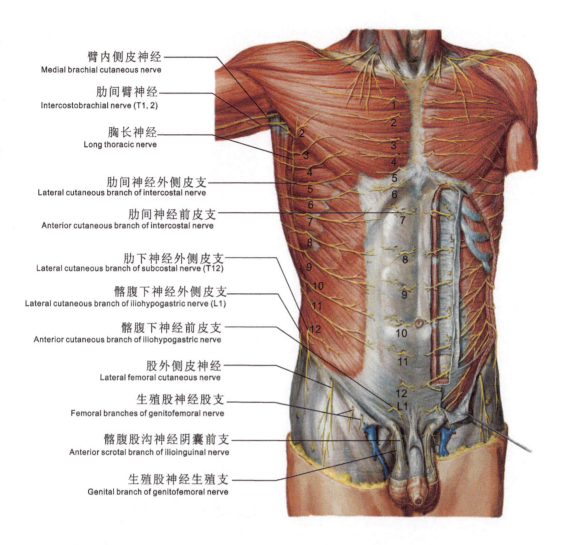

臂内侧皮神经
Medial brachial cutaneous nerve

肋间臂神经
Intercostobrachial nerve (T1, 2)

胸长神经
Long thoracic nerve

肋间神经外侧皮支
Lateral cutaneous branch of intercostal nerve

肋间神经前皮支
Anterior cutaneous branch of intercostal nerve

肋下神经外侧皮支
Lateral cutaneous branch of subcostal nerve (T12)

髂腹下神经外侧皮支
Lateral cutaneous branch of iliohypogastric nerve (L1)

髂腹下神经前皮支
Anterior cutaneous branch of iliohypogastric nerve

股外侧皮神经
Lateral femoral cutaneous nerve

生殖股神经股支
Femoral branches of genitofemoral nerve

髂腹股沟神经阴囊前支
Anterior scrotal branch of ilioinguinal nerve

生殖股神经生殖支
Genital branch of genitofemoral nerve

图5-56　胸神经前支

胸神经前支
- 组成：由11对肋间神经和1对肋下神经组成
- 分支
  - 上支：为主干，行于上1肋下缘，发出外侧皮支（分前、后支）和前皮支
  - 下支：又称侧副支，于肋角前方发出，行于下一肋的上缘
  - 肋间臂神经：为第2肋间神经外侧皮支的后支
- 节段性分布

肋间神经	T2	T4	T6	T8	T10	T12
分布平面	胸骨角	乳头	剑突	肋弓中点	脐	脐与耻骨联合连线中点

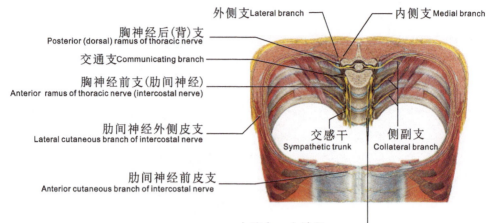

外侧支 Lateral branch　　　内侧支 Medial branch

胸神经后(背)支
Posterior (dorsal) ramus of thoracic nerve

交通支 Communicating branch

胸神经前支(肋间神经)
Anterior ramus of thoracic nerve (intercostal nerve)

肋间神经外侧皮支
Lateral cutaneous branch of intercostal nerve

交感干
Sympathetic trunk

侧副支
Collateral branch

肋间神经前皮支
Anterior cutaneous branch of intercostal nerve

内脏大、小神经 Greater and lesser splanchnic nerves

图5-57　肋间神经走行及分布

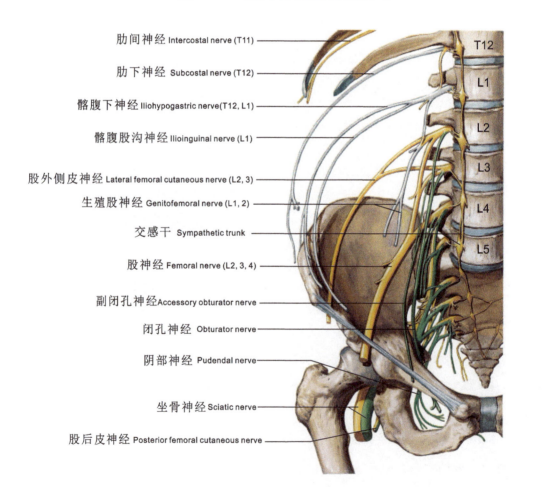

肋间神经 Intercostal nerve (T11)

肋下神经 Subcostal nerve (T12)

髂腹下神经 Iliohypogastric nerve (T12, L1)

髂腹股沟神经 Ilioinguinal nerve (L1)

股外侧皮神经 Lateral femoral cutaneous nerve (L2, 3)

生殖股神经 Genitofemoral nerve (L1, 2)

交感干 Sympathetic trunk

股神经 Femoral nerve (L2, 3, 4)

副闭孔神经 Accessory obturator nerve

闭孔神经 Obturator nerve

阴部神经 Pudendal nerve

坐骨神经 Sciatic nerve

股后皮神经 Posterior femoral cutaneous nerve

T12　L1　L2　L3　L4　L5

图5-58　腰丛的组成及分支模式图

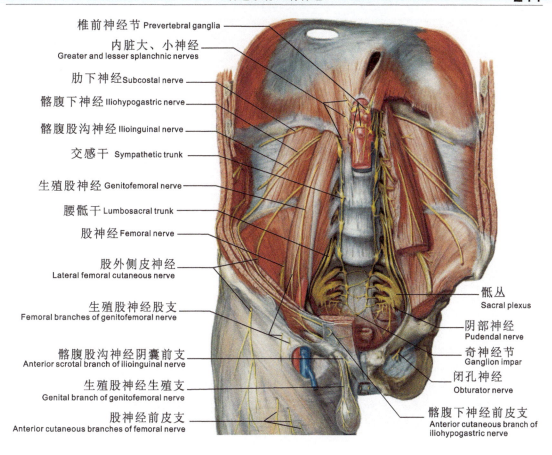

椎前神经节 Prevertebral ganglia

内脏大、小神经
Greater and lesser splanchnic nerves

肋下神经 Subcostal nerve

髂腹下神经 Iliohypogastric nerve

髂腹股沟神经 Ilioinguinal nerve

交感干 Sympathetic trunk

生殖股神经 Genitofemoral nerve

腰骶干 Lumbosacral trunk

股神经 Femoral nerve

股外侧皮神经
Lateral femoral cutaneous nerve

生殖股神经股支
Femoral branches of genitofemoral nerve

髂腹股沟神经阴囊前支
Anterior scrotal branch of ilioinguinal nerve

生殖股神经生殖支
Genital branch of genitofemoral nerve

股神经前皮支
Anterior cutaneous branches of femoral nerve

骶丛
Sacral plexus

阴部神经
Pudendal nerve

奇神经节
Ganglion impar

闭孔神经
Obturator nerve

髂腹下神经前皮支
Anterior cutaneous branch of iliohypogastric nerve

图5-59　腹后壁的肌和神经

腰丛 {

组成：由T$_{12}$前支的一部分、L$_{1\sim3}$前支和L$_4$前支的一部分组成

分支 {

髂腹下神经：自腰大肌外侧缘穿出，经肾与腰方肌之间进入腹前外侧肌层，最后在腹股沟管浅环上方约3cm处至皮下

髂腹股沟神经：自腰大肌外侧缘穿出，行于髂腹下神经下方,经肌层入腹股沟管，从腹股沟管浅环穿出

股外侧皮神经：自腰大肌外侧缘穿出，经腹股沟韧带外侧段深面入股部

股神经：为腰丛最大分支,自腰大肌外侧缘穿出，经腹股沟韧带深面，入股三角。肌支支配髂肌、耻骨肌、股四头肌和缝匠肌。最重要、最长的皮神经为隐神经，该神经入收肌管，至膝关节内侧浅出，伴大隐静脉至足内侧缘

生殖股神经：自腰大肌前面穿出，随即分为生殖支和股支

闭孔神经：自腰大肌内侧缘穿出，伴闭孔动脉穿闭膜管至大腿内侧，分前、后支夹持短收肌，支配大腿内侧肌群

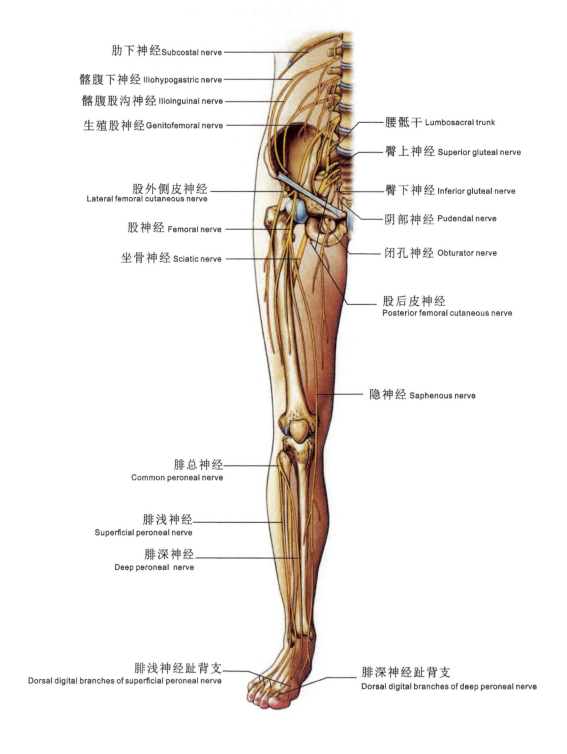

肋下神经 Subcostal nerve

髂腹下神经 Iliohypogastric nerve

髂腹股沟神经 Ilioinguinal nerve

生殖股神经 Genitofemoral nerve

股外侧皮神经
Lateral femoral cutaneous nerve

股神经 Femoral nerve

坐骨神经 Sciatic nerve

腰骶干 Lumbosacral trunk

臀上神经 Superior gluteal nerve

臀下神经 Inferior gluteal nerve

阴部神经 Pudendal nerve

闭孔神经 Obturator nerve

股后皮神经
Posterior femoral cutaneous nerve

隐神经 Saphenous nerve

腓总神经
Common peroneal nerve

腓浅神经
Superficial peroneal nerve

腓深神经
Deep peroneal nerve

腓浅神经趾背支
Dorsal digital branches of superficial peroneal nerve

腓深神经趾背支
Dorsal digital branches of deep peroneal nerve

图5-60　下肢前面的神经（投影图）

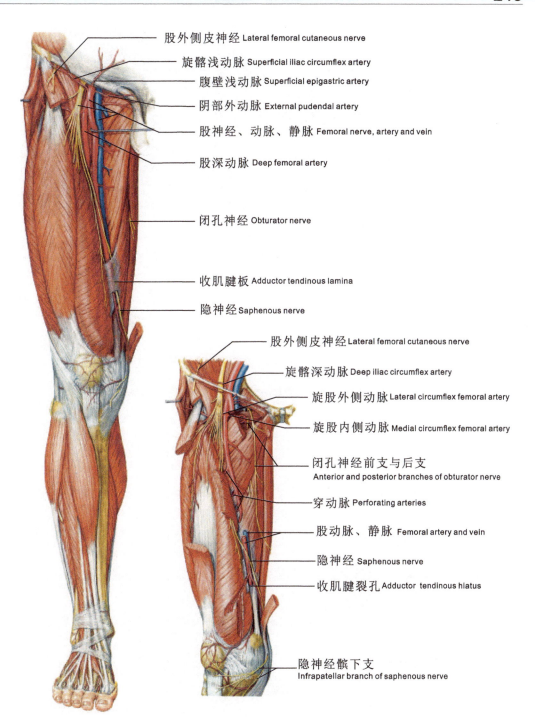

图5-61 股神经及闭孔神经

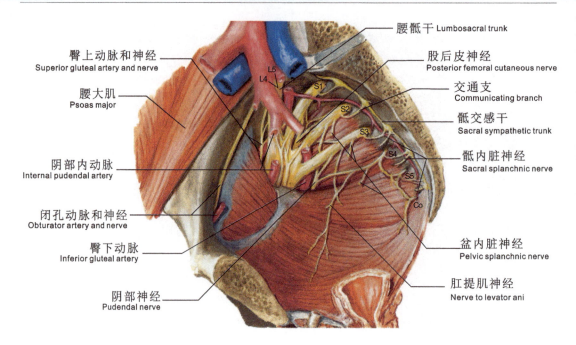

腰骶干 Lumbosacral trunk

臀上动脉和神经
Superior gluteal artery and nerve

股后皮神经
Posterior femoral cutaneous nerve

腰大肌
Psoas major

交通支
Communicating branch

骶交感干
Sacral sympathetic trunk

阴部内动脉
Internal pudendal artery

骶内脏神经
Sacral splanchnic nerve

闭孔动脉和神经
Obturator artery and nerve

臀下动脉
Inferior gluteal artery

盆内脏神经
Pelvic splanchnic nerve

肛提肌神经
Nerve to levator ani

阴部神经
Pudendal nerve

图5-62　骶丛的位置及主要分支

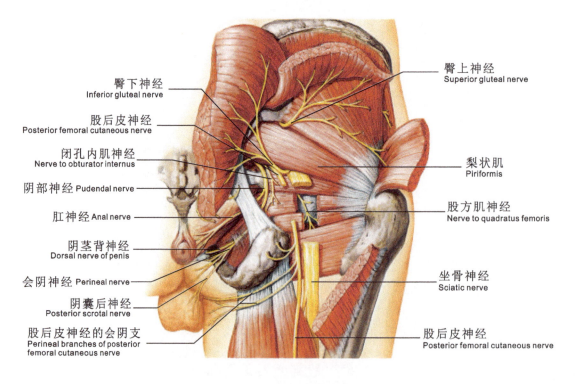

臀下神经
Inferior gluteal nerve

臀上神经
Superior gluteal nerve

股后皮神经
Posterior femoral cutaneous nerve

闭孔内肌神经
Nerve to obturator internus

梨状肌
Piriformis

阴部神经 Pudendal nerve

肛神经 Anal nerve

股方肌神经
Nerve to quadratus femoris

阴茎背神经
Dorsal nerve of penis

会阴神经 Perineal nerve

坐骨神经
Sciatic nerve

阴囊后神经
Posterior scrotal nerve

股后皮神经的会阴支
Perineal branches of posterior
femoral cutaneous nerve

股后皮神经
Posterior femoral cutaneous nerve

图5-63　骶丛的分支

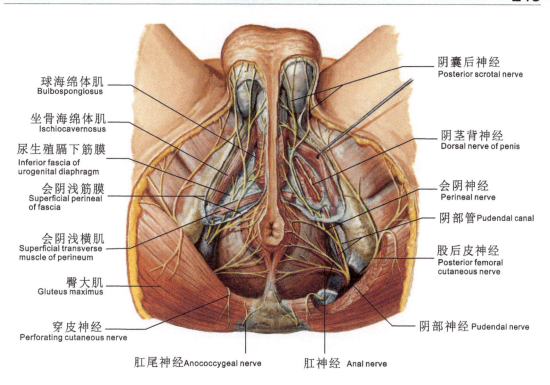

球海绵体肌
Bulbospongiosus

坐骨海绵体肌
Ischiocavernosus

尿生殖膈下筋膜
Inferior fascia of
urogenital diaphragm

会阴浅筋膜
Superficial perineal
of fascia

会阴浅横肌
Superficial transverse
muscle of perineum

臀大肌
Gluteus maximus

穿皮神经
Perforating cutaneous nerve

阴囊后神经
Posterior scrotal nerve

阴茎背神经
Dorsal nerve of penis

会阴神经
Perineal nerve

阴部管 Pudendal canal

股后皮神经
Posterior femoral
cutaneous nerve

阴部神经 Pudendal nerve

肛尾神经 Anococcygeal nerve   肛神经　Anal nerve

图5-64　阴部神经及分支（男性）

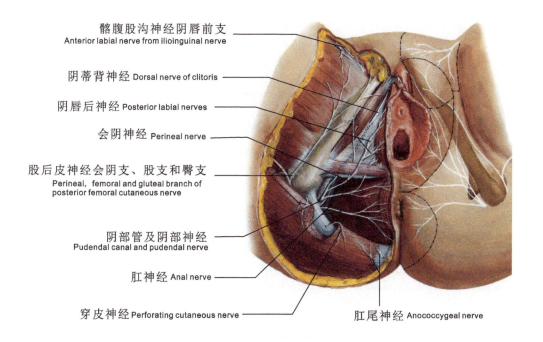

髂腹股沟神经阴唇前支
Anterior labial nerve from ilioinguinal nerve

阴蒂背神经 Dorsal nerve of clitoris

阴唇后神经 Posterior labial nerves

会阴神经 Perineal nerve

股后皮神经会阴支、股支和臀支
Perineal, femoral and gluteal branch of
posterior femoral cutaneous nerve

阴部管及阴部神经
Pudendal canal and pudendal nerve

肛神经 Anal nerve

穿皮神经 Perforating cutaneous nerve   肛尾神经 Anococcygeal nerve

图5-65　阴部神经及分支（女性）

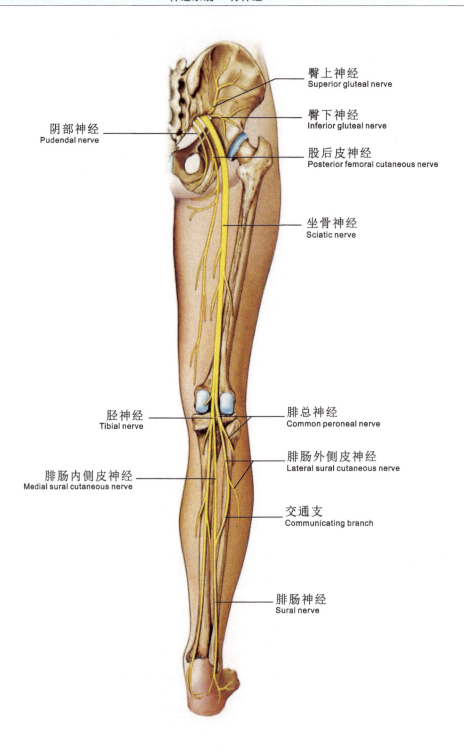

臀上神经
Superior gluteal nerve

臀下神经
Inferior gluteal nerve

阴部神经
Pudendal nerve

股后皮神经
Posterior femoral cutaneous nerve

坐骨神经
Sciatic nerve

胫神经
Tibial nerve

腓总神经
Common peroneal nerve

腓肠外侧皮神经
Lateral sural cutaneous nerve

腓肠内侧皮神经
Medial sural cutaneous nerve

交通支
Communicating branch

腓肠神经
Sural nerve

图5-66　下肢后面神经（投影图）

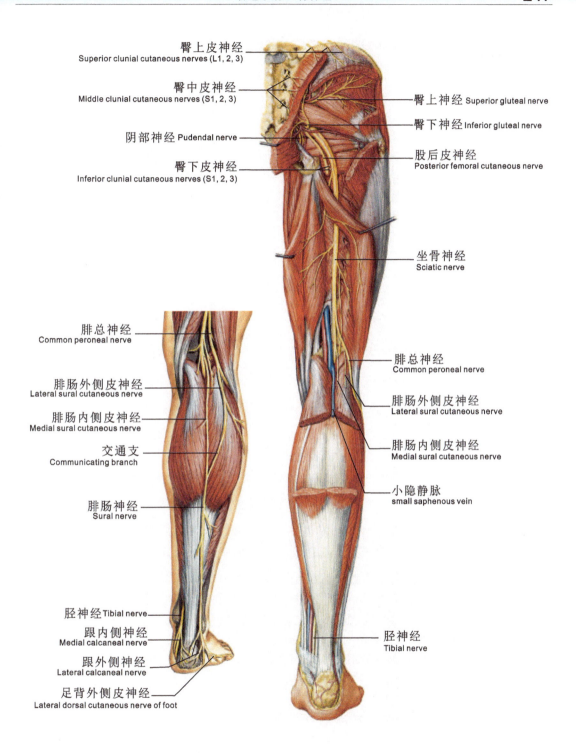

臀上皮神经
Superior clunial cutaneous nerves (L1, 2, 3)

臀中皮神经
Middle clunial cutaneous nerves (S1, 2, 3)

阴部神经 Pudendal nerve

臀下皮神经
Inferior clunial cutaneous nerves (S1, 2, 3)

臀上神经 Superior gluteal nerve

臀下神经 Inferior gluteal nerve

股后皮神经
Posterior femoral cutaneous nerve

坐骨神经
Sciatic nerve

腓总神经
Common peroneal nerve

腓肠外侧皮神经
Lateral sural cutaneous nerve

腓肠内侧皮神经
Medial sural cutaneous nerve

交通支
Communicating branch

腓肠神经
Sural nerve

胫神经 Tibial nerve

跟内侧神经
Medial calcaneal nerve

跟外侧神经
Lateral calcaneal nerve

足背外侧皮神经
Lateral dorsal cutaneous nerve of foot

腓总神经
Common peroneal nerve

腓肠外侧皮神经
Lateral sural cutaneous nerve

腓肠内侧皮神经
Medial sural cutaneous nerve

小隐静脉
small saphenous vein

胫神经
Tibial nerve

图5-67　坐骨神经及分支

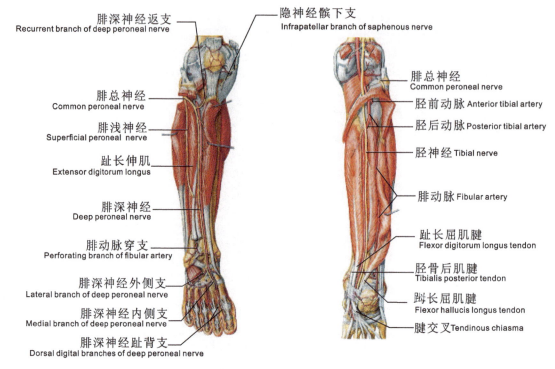

腓深神经返支
Recurrent branch of deep peroneal nerve

隐神经髌下支
Infrapatellar branch of saphenous nerve

腓总神经
Common peroneal nerve

腓浅神经
Superficial peroneal nerve

趾长伸肌
Extensor digitorum longus

腓深神经
Deep peroneal nerve

腓动脉穿支
Perforating branch of fibular artery

腓深神经外侧支
Lateral branch of deep peroneal nerve

腓深神经内侧支
Medial branch of deep peroneal nerve

腓深神经趾背支
Dorsal digital branches of deep peroneal nerve

腓总神经
Common peroneal nerve

胫前动脉 Anterior tibial artery

胫后动脉 Posterior tibial artery

胫神经 Tibial nerve

腓动脉 Fibular artery

趾长屈肌腱
Flexor digitorum longus tendon

胫骨后肌腱
Tibialis posterior tendon

踇长屈肌腱
Flexor hallucis longus tendon

腱交叉 Tendinous chiasma

图5-68　小腿的神经

组成：腰骶干（由L4前支一分部和L5前支组成）和骶、尾神经前支

骶丛

分支分布

臀上神经：伴臀上血管经梨状肌上孔出盆腔，支配臀中、小肌和阔筋膜张肌

臀下神经：伴臀下血管经梨状肌下孔出盆腔，支配臀大肌

股后皮神经：经梨状肌下孔出盆腔，分布于臀区下份、股后区及会阴皮肤

阴部神经：伴阴部内血管，经梨状肌下孔出盆腔，绕坐骨棘、穿坐骨小孔
　　　　　至坐骨肛门窝，分布于会阴部和外生殖器

坐骨神经：为全身最粗、行程最长的神经，经梨状肌下孔出盆腔，在坐骨
　　　　　结节与大转子之间下行至股后区，行于股二头肌长头与大收肌之间，
　　　　　至腘窝上角分为胫神经和腓总神经

胫神经：沿腘窝中线下降，伴胫后血管，在小腿后群肌浅、深两层之间下
　　　　降，经内踝后方转至足底，分为足底内、外侧神经，支配小腿后群
　　　　肌及足底的肌和皮肤

腓总神经：沿股二头肌内侧缘行向外下，穿腓骨长肌，分为腓深神经和腓浅
　　　　　神经，支配小腿前、外侧群肌以及小腿外侧和足背的皮肤

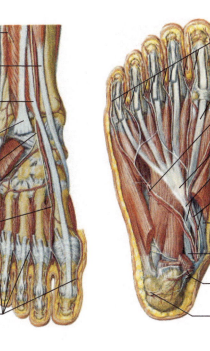

腓浅神经
Superficial peroneal nerve

胫骨前肌腱
Tibialis anterior tendon

蹈长伸肌腱
Extensor hallucis longus tendon

趾长伸肌腱
Extensor digitorum longus tendon

深腓神经
Deep peroneal nerve

腓深神经外侧支
Lateral branch of deep
peroneal nerve

腓深神经内侧支
Medial branch of deep
peroneal nerve

足背外侧皮神经
Lateral dorsal cutaneous
nerve of foot

腓浅神经趾背支
Dorsal digital branches of
superficial peroneal nerves

趾足底固有神经
Proper plantar digital nerves

蹈长屈肌腱
Flexor hallucis longus tendon

足底外侧神经和动脉
Lateral plantar nerve and artery

趾长屈肌腱
Flexor digitorum longus tendon

腱交叉 Tendinous chiasma

足底内侧神经和动脉
Medial plantar nerve and artery

胫骨后肌腱
Tibialis posterior tendon

蹈长屈肌腱
Flexor hallucis longus tendon

跟内侧动脉和神经
Medial calcaneal artery and nerve

跟外侧动脉和神经
Lateral calcaneal nerve and artery

图5-69　足背及足底的神经

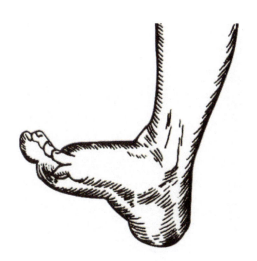

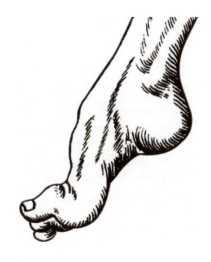

A 钩状足（胫神经损伤）　　　　　　B "马蹄"内翻足（腓总神经损伤）

图5-70　胫神经与腓总神经损伤后足的畸形

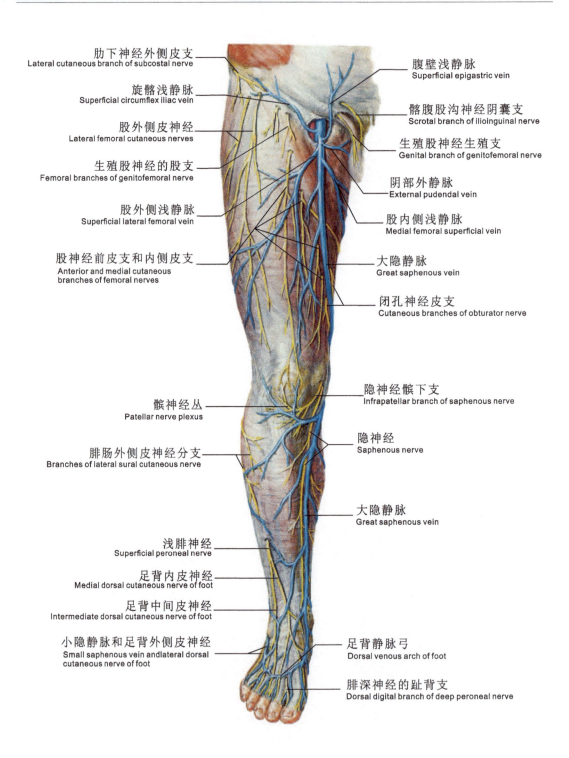

肋下神经外侧皮支
Lateral cutaneous branch of subcostal nerve

旋髂浅静脉
Superficial circumflex iliac vein

股外侧皮神经
Lateral femoral cutaneous nerves

生殖股神经的股支
Femoral branches of genitofemoral nerve

股外侧浅静脉
Superficial lateral femoral vein

股神经前皮支和内侧皮支
Anterior and medial cutaneous
branches of femoral nerves

髌神经丛
Patellar nerve plexus

腓肠外侧皮神经分支
Branches of lateral sural cutaneous nerve

浅腓神经
Superficial peroneal nerve

足背内皮神经
Medial dorsal cutaneous nerve of foot

足背中间皮神经
Intermediate dorsal cutaneous nerve of foot

小隐静脉和足背外侧皮神经
Small saphenous vein andlateral dorsal
cutaneous nerve of foot

腹壁浅静脉
Superficial epigastric vein

髂腹股沟神经阴囊支
Scrotal branch of ilioinguinal nerve

生殖股神经生殖支
Genital branch of genitofemoral nerve

阴部外静脉
External pudendal vein

股内侧浅静脉
Medial femoral superficial vein

大隐静脉
Great saphenous vein

闭孔神经皮支
Cutaneous branches of obturator nerve

隐神经髌下支
Infrapatellar branch of saphenous nerve

隐神经
Saphenous nerve

大隐静脉
Great saphenous vein

足背静脉弓
Dorsal venous arch of foot

腓深神经的趾背支
Dorsal digital branch of deep peroneal nerve

图5-71　下肢前面的皮神经

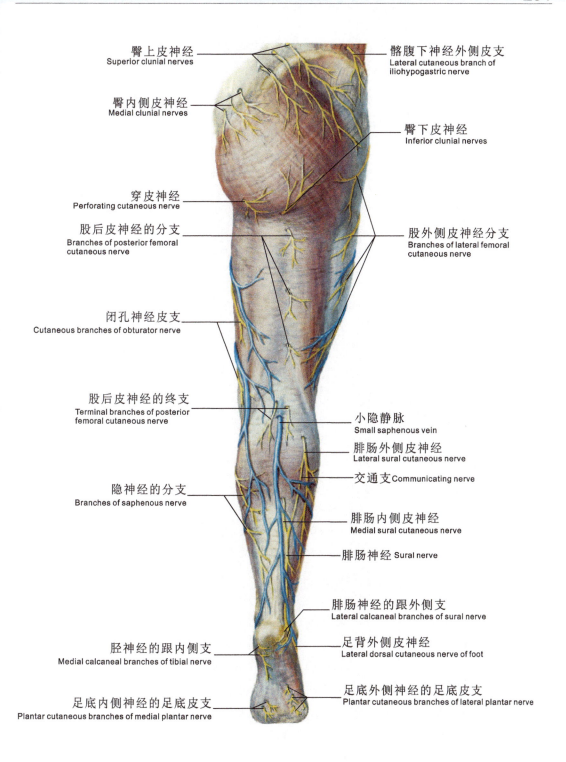

臀上皮神经
Superior clunial nerves

髂腹下神经外侧皮支
Lateral cutaneous branch of
iliohypogastric nerve

臀内侧皮神经
Medial clunial nerves

臀下皮神经
Inferior clunial nerves

穿皮神经
Perforating cutaneous nerve

股后皮神经的分支
Branches of posterior femoral
cutaneous nerve

股外侧皮神经分支
Branches of lateral femoral
cutaneous nerve

闭孔神经皮支
Cutaneous branches of obturator nerve

股后皮神经的终支
Terminal branches of posterior
femoral cutaneous nerve

小隐静脉
Small saphenous vein

腓肠外侧皮神经
Lateral sural cutaneous nerve

交通支 Communicating nerve

隐神经的分支
Branches of saphenous nerve

腓肠内侧皮神经
Medial sural cutaneous nerve

腓肠神经 Sural nerve

腓肠神经的跟外侧支
Lateral calcaneal branches of sural nerve

胫神经的跟内侧支
Medial calcaneal branches of tibial nerve

足背外侧皮神经
Lateral dorsal cutaneous nerve of foot

足底外侧神经的足底皮支
Plantar cutaneous branches of lateral plantar nerve

足底内侧神经的足底皮支
Plantar cutaneous branches of medial plantar nerve

图5-72　下肢后面的皮神经

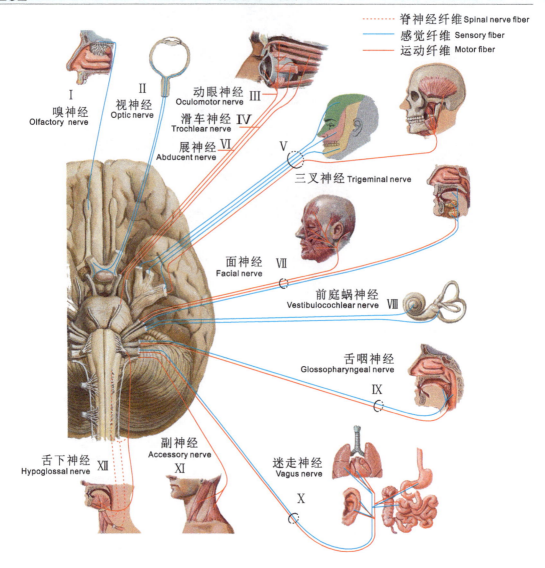

脊神经纤维 Spinal nerve fiber
感觉纤维 Sensory fiber
运动纤维 Motor fiber

I 嗅神经 Olfactory nerve
II 视神经 Optic nerve
III 动眼神经 Oculomotor nerve
IV 滑车神经 Trochlear nerve
VI 展神经 Abducent nerve
V 三叉神经 Trigeminal nerve
VII 面神经 Facial nerve
VIII 前庭蜗神经 Vestibulocochlear nerve
IX 舌咽神经 Glossopharyngeal nerve
XII 舌下神经 Hypoglossal nerve
XI 副神经 Accessory nerve
X 迷走神经 Vagus nerve

图5-73 脑神经的组成、分支和分布

口诀：一嗅二视三动眼；四滑五叉六外展；七面八听九舌咽，十迷一副舌下全

性质：感觉性神经有 I 、 II 和VIII，运动性神经有III、 IV、 VI、 XI和XII，混合性神经有 V 、VII、 IX 和 X。含有副交感纤维的有III、VII、 IX 和 X

脑神经

纤维成分

一般躯体感觉纤维：分布于皮肤、肌、腱、口鼻腔黏、膜结膜、角膜和脑膜

一般内脏感觉纤维：分布于头、颈、胸和腹部的内脏器官

一般躯体运动纤维：支配眼球外肌和舌肌的随意运动

一般内脏运动纤维：支配平滑肌、心肌的运动和控制腺体的分泌

特殊躯体感觉纤维：分布于视器和前庭蜗器等特殊感觉器官

特殊内脏感觉纤维：分布于味蕾和嗅器

特殊内脏运动纤维：支配咀嚼肌、面肌和咽喉肌等鳃弓演化的骨骼肌

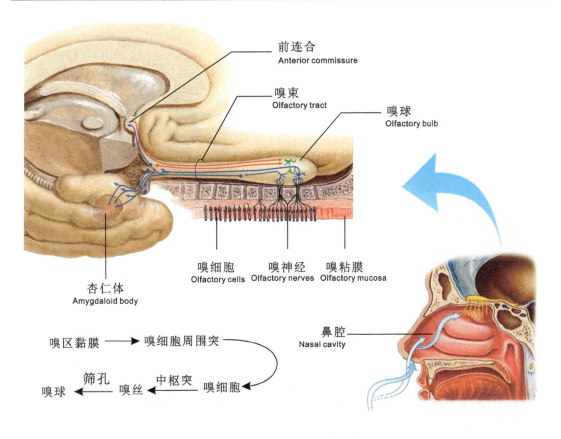

图5-74　嗅神经

表5-5　脑神经的名称、性质及连脑与出入颅的部位

顺序名称	性质	连脑部位	进出颅腔部位
Ⅰ嗅神经	感觉性	端脑	筛孔
Ⅱ视神经	感觉性	间脑	视神经管
Ⅲ动眼神经	运动性	中脑	眶上裂
Ⅳ滑车神经	运动性	中脑	眶上裂
Ⅴ三叉神经	混合性	脑桥	眼神经→眶上裂 上颌神经→圆孔 下颌神经→卵圆孔
Ⅵ展神经	运动性	脑桥	眶上裂
Ⅶ面神经	混合性	脑桥	内耳门→茎乳孔
Ⅷ前庭蜗神经	感觉性	脑桥	内耳门
Ⅸ舌咽神经	混合性	延髓	颈静脉孔
Ⅹ迷走神经	混合性	延髓	颈静脉孔
Ⅺ副神经	运动性	延髓	颈静脉孔
Ⅻ舌下神经	运动性	延髓	舌下神经管

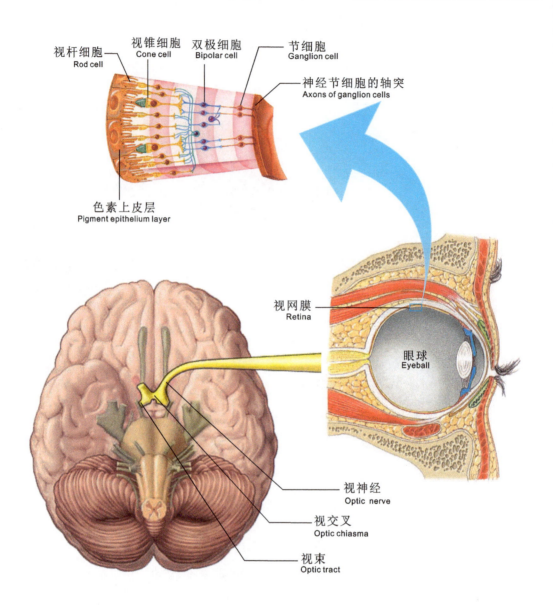

视杆细胞 Rod cell
视锥细胞 Cone cell
双极细胞 Bipolar cell
节细胞 Ganglion cell
神经节细胞的轴突 Axons of ganglion cells
色素上皮层 Pigment epithelium layer
视网膜 Retina
眼球 Eyeball
视神经 Optic nerve
视交叉 Optic chiasma
视束 Optic tract

图5-75　视神经

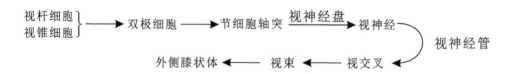

视杆细胞
视锥细胞 ⟶ 双极细胞 ⟶ 节细胞轴突 视神经盘 视神经
视神经管
外侧膝状体 ⟵ 视束 ⟵ 视交叉

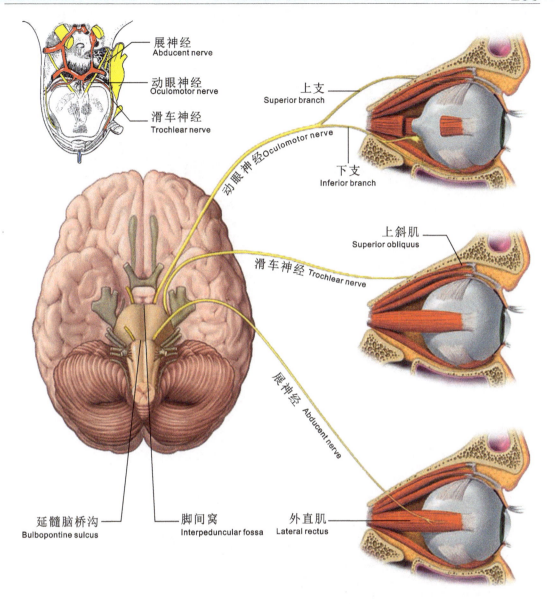

图5-76　动眼、滑车、展神经模式图

神经	脑神经核	连脑部位	出颅部位	支配
Ⅲ动眼神经	动眼神经核	中脑	眶上裂	上、下、内直肌 下斜肌，上睑提肌
	动眼神经副核			瞳孔括约肌、睫状肌
Ⅳ滑车神经	滑车神经核	中脑	眶上裂	上斜肌
Ⅵ展神经	展神经核	中脑	眶上裂	外直肌

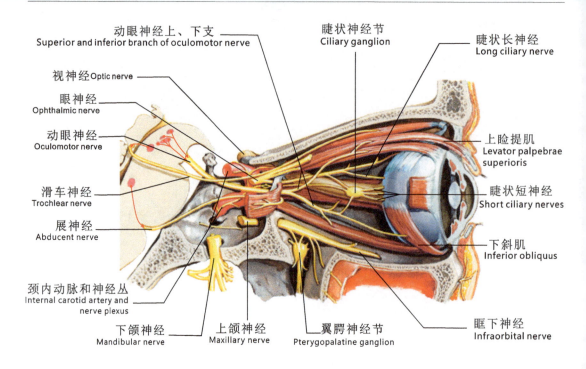

动眼神经上、下支
Superior and inferior branch of oculomotor nerve

睫状神经节
Ciliary ganglion

睫状长神经
Long ciliary nerve

视神经 Optic nerve

眼神经
Ophthalmic nerve

动眼神经
Oculomotor nerve

滑车神经
Trochlear nerve

展神经
Abducent nerve

颈内动脉和神经丛
Internal carotid artery and
nerve plexus

下颌神经
Mandibular nerve

上颌神经
Maxillary nerve

翼腭神经节
Pterygopalatine ganglion

上睑提肌
Levator palpebrae
superioris

睫状短神经
Short ciliary nerves

下斜肌
Inferior obliquus

眶下神经
Infraorbital nerve

图5-77 眶及内容（外侧面观）

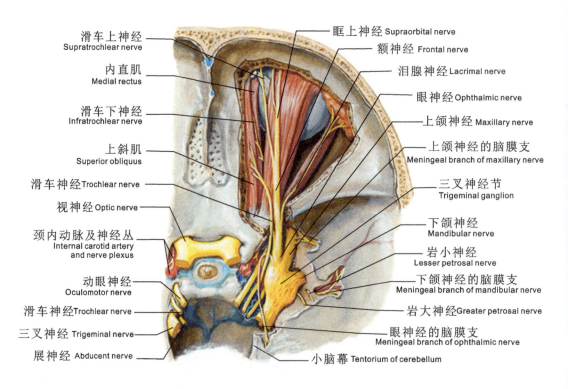

滑车上神经
Supratrochlear nerve

内直肌
Medial rectus

滑车下神经
Infratrochlear nerve

上斜肌
Superior obliquus

滑车神经 Trochlear nerve

视神经 Optic nerve

颈内动脉及神经丛
Internal carotid artery
and nerve plexus

动眼神经
Oculomotor nerve

滑车神经 Trochlear nerve

三叉神经 Trigeminal nerve

展神经 Abducent nerve

眶上神经 Supraorbital nerve

额神经 Frontal nerve

泪腺神经 Lacrimal nerve

眼神经 Ophthalmic nerve

上颌神经 Maxillary nerve

上颌神经的脑膜支
Meningeal branch of maxillary nerve

三叉神经节
Trigeminal ganglion

下颌神经
Mandibular nerve

岩小神经
Lesser petrosal nerve

下颌神经的脑膜支
Meningeal branch of mandibular nerve

岩大神经 Greater petrosal nerve

眼神经的脑膜支
Meningeal branch of ophthalmic nerve

小脑幕 Tentorium of cerebellum

图5-78 眶及内容（上面观）

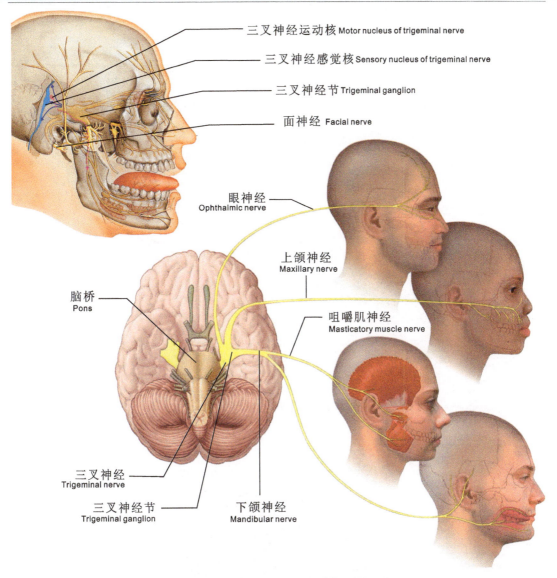

三叉神经运动核 Motor nucleus of trigeminal nerve

三叉神经感觉核 Sensory nucleus of trigeminal nerve

三叉神经节 Trigeminal ganglion

面神经 Facial nerve

眼神经
Ophthalmic nerve

上颌神经
Maxillary nerve

脑桥
Pons

咀嚼肌神经
Masticatory muscle nerve

三叉神经
Trigeminal nerve

三叉神经节
Trigeminal ganglion

下颌神经
Mandibular nerve

图5-79　三叉神经模式图

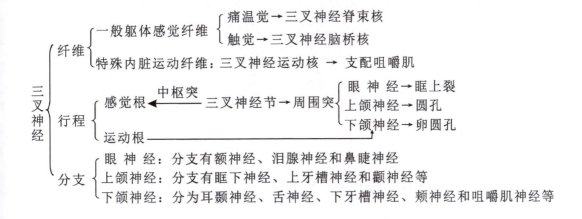

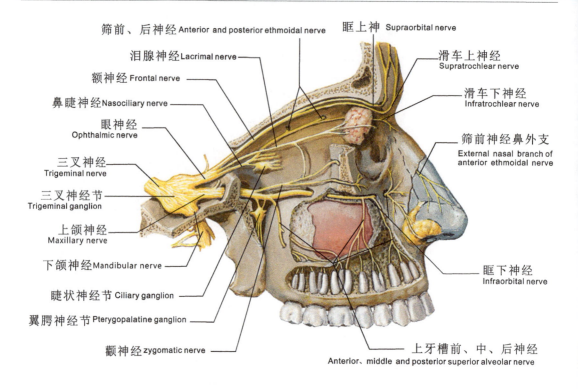

筛前、后神经 Anterior and posterior ethmoidal nerve
泪腺神经 Lacrimal nerve
额神经 Frontal nerve
鼻睫神经 Nasociliary nerve
眼神经 Ophthalmic nerve
三叉神经 Trigeminal nerve
三叉神经节 Trigeminal ganglion
上颌神经 Maxillary nerve
下颌神经 Mandibular nerve
睫状神经节 Ciliary ganglion
翼腭神经节 Pterygopalatine ganglion
颧神经 zygomatic nerve
眶上神 Supraorbital nerve
滑车上神经 Supratrochlear nerve
滑车下神经 Infratrochlear nerve
筛前神经鼻外支 External nasal branch of anterior ethmoidal nerve
眶下神经 Infraorbital nerve
上牙槽前、中、后神经 Anterior、middle and posterior superior alveolar nerve

图5-80 眼神经和上颌神经及分支

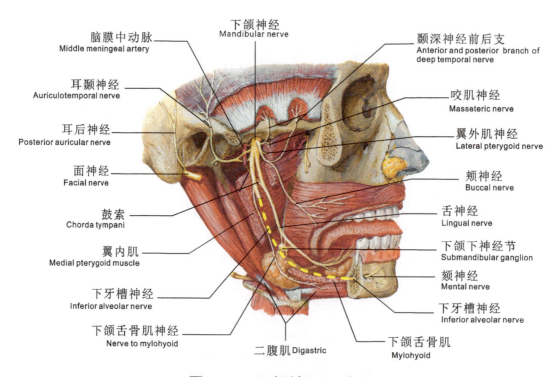

脑膜中动脉 Middle meningeal artery
耳颞神经 Auriculotemporal nerve
耳后神经 Posterior auricular nerve
面神经 Facial nerve
鼓索 Chorda tympani
翼内肌 Medial pterygoid muscle
下牙槽神经 Inferior alveolar nerve
下颌舌骨肌神经 Nerve to mylohyoid
下颌神经 Mandibular nerve
二腹肌 Digastric
颞深神经前后支 Anterior and posterior branch of deep temporal nerve
咬肌神经 Masseteric nerve
翼外肌神经 Lateral pterygoid nerve
颊神经 Buccal nerve
舌神经 Lingual nerve
下颌下神经节 Submandibular ganglion
颏神经 Mental nerve
下牙槽神经 Inferior alveolar nerve
下颌舌骨肌 Mylohyoid

图5-81 下颌神经及分支

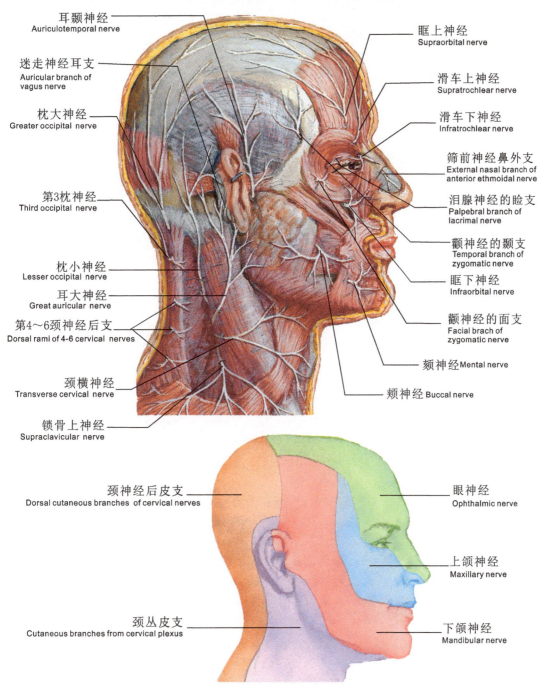

耳颞神经
Auriculotemporal nerve

迷走神经耳支
Auricular branch of
vagus nerve

枕大神经
Greater occipital nerve

第3枕神经
Third occipital nerve

枕小神经
Lesser occipital nerve

耳大神经
Great auricular nerve

第4～6颈神经后支
Dorsal rami of 4-6 cervical nerves

颈横神经
Transverse cervical nerve

锁骨上神经
Supraclavicular nerve

眶上神经
Supraorbital nerve

滑车上神经
Supratrochlear nerve

滑车下神经
Infratrochlear nerve

筛前神经鼻外支
External nasal branch of
anterior ethmoidal nerve

泪腺神经的睑支
Palpebral branch of
lacrimal nerve

颧神经的颞支
Temporal branch of
zygomatic nerve

眶下神经
Infraorbital nerve

颧神经的面支
Facial brach of
zygomatic nerve

颏神经 Mental nerve

颊神经 Buccal nerve

颈神经后皮支
Dorsal cutaneous branches of cervical nerves

颈丛皮支
Cutaneous branches from cervical plexus

眼神经
Ophthalmic nerve

上颌神经
Maxillary nerve

下颌神经
Mandibular nerve

图5-82　头面部的皮神经

神经名称	主要分布范围
眼神经	睑裂以上额顶部、上睑和鼻背的皮肤
上颌神经	睑裂与口裂间的皮肤，上颌牙及牙龈，口腔顶、鼻腔及上颌窦的黏膜
下颌神经	口裂以下和耳颞区皮肤，下颌牙及牙龈，舌前2/3及口腔底黏膜

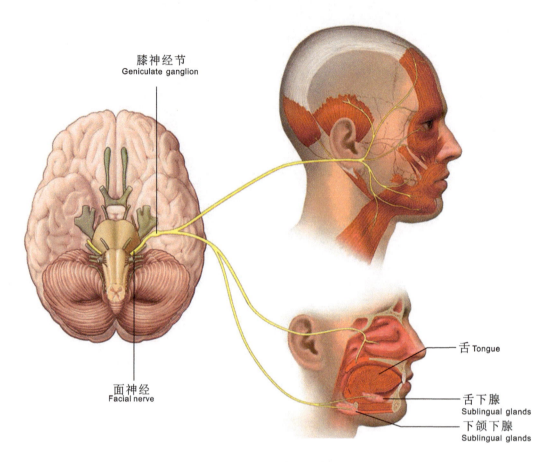

膝神经节
Geniculate ganglion

面神经
Facial nerve

舌 Tongue

舌下腺
Sublingual glands

下颌下腺
Sublingual glands

图5-83　面神经模式图

面
神
经

纤
维
成
分
- 一般躯体感觉纤维：耳部皮肤→三叉神经脊束核
- 特殊内脏运动纤维：面神经核→面肌、茎突舌骨肌、镫骨肌和二腹肌后腹
- 一般内脏运动纤维：上泌涎核→泪腺、下颌下腺、舌下腺、鼻和颚的腺体
- 特殊内脏感觉纤维：舌前2/3味蕾→孤束核上部

行程：面神经 —延髓脑桥沟外侧部→ 内耳道→面神经管→茎乳孔→穿腮腺→面部

分
支

面神经管内分支
- 鼓索：穿岩鼓裂出鼓室→加入舌神经→舌前2/3味蕾
   下颌下神经节→下颌下腺和舌下腺
- 岩大神经 → 穿翼管至翼腭神经节→泪腺等
- 镫骨肌神经→镫骨肌

面神经管外分支：分为颞、颧、颊、下颌缘和颈支，支配面肌

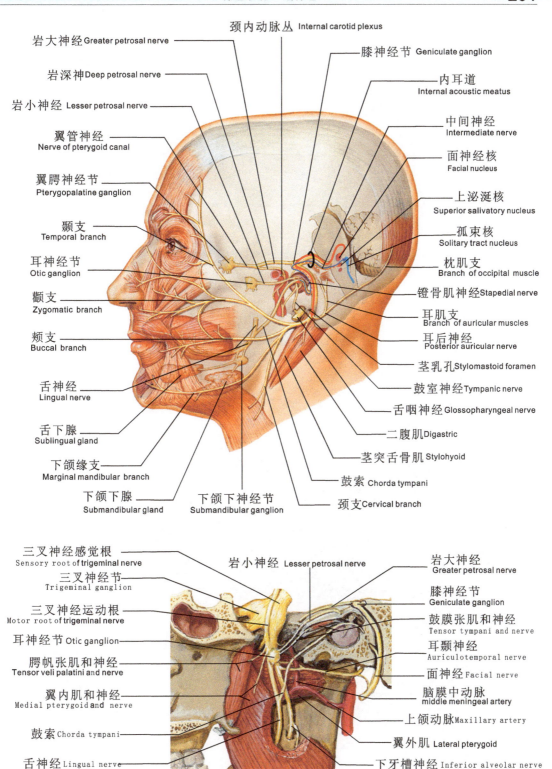

岩大神经 Greater petrosal nerve
岩深神 Deep petrosal nerve
岩小神经 Lesser petrosal nerve
翼管神经 Nerve of pterygoid canal
翼腭神经节 Pterygopalatine ganglion
颞支 Temporal branch
耳神经节 Otic ganglion
颧支 Zygomatic branch
颊支 Buccal branch
舌神经 Lingual nerve
舌下腺 Sublingual gland
下颌缘支 Marginal mandibular branch
下颌下腺 Submandibular gland
下颌下神经节 Submandibular ganglion

颈内动脉丛 Internal carotid plexus
膝神经节 Geniculate ganglion
内耳道 Internal acoustic meatus
中间神经 Intermediate nerve
面神经核 Facial nucleus
上泌涎核 Superior salivatory nucleus
孤束核 Solitary tract nucleus
枕肌支 Branch of occipital muscle
镫骨肌神经 Stapedial nerve
耳肌支 Branch of auricular muscles
耳后神经 Posterior auricular nerve
茎乳孔 Stylomastoid foramen
鼓室神经 Tympanic nerve
舌咽神经 Glossopharyngeal nerve
二腹肌 Digastric
茎突舌骨肌 Stylohyoid
鼓索 Chorda tympani
颈支 Cervical branch

三叉神经感觉根 Sensory root of trigeminal nerve
三叉神经节 Trigeminal ganglion
三叉神经运动根 Motor root of trigeminal nerve
耳神经节 Otic ganglion
腭帆张肌和神经 Tensor veli palatini and nerve
翼内肌和神经 Medial pterygoid and nerve
鼓索 Chorda tympani
舌神经 Lingual nerve

岩小神经 Lesser petrosal nerve
岩大神经 Greater petrosal nerve
膝神经节 Geniculate ganglion
鼓膜张肌和神经 Tensor tympani and nerve
耳颞神经 Auriculotemporal nerve
面神经 Facial nerve
脑膜中动脉 middle meningeal artery
上颌动脉 Maxillary artery
翼外肌 Lateral pterygoid
下牙槽神经 Inferior alveolar nerve

图5-84　面神经及分支

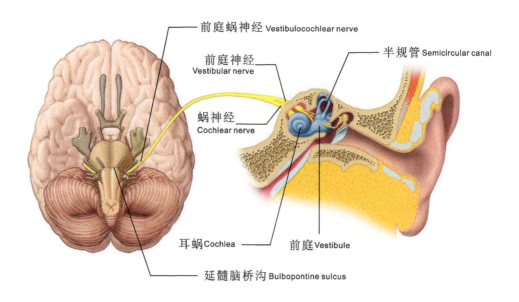

前庭蜗神经 Vestibulocochlear nerve

前庭神经 Vestibular nerve

半规管 Semicircular canal

蜗神经 Cochlear nerve

耳蜗 Cochlea

前庭 Vestibule

延髓脑桥沟 Bulbopontine sulcus

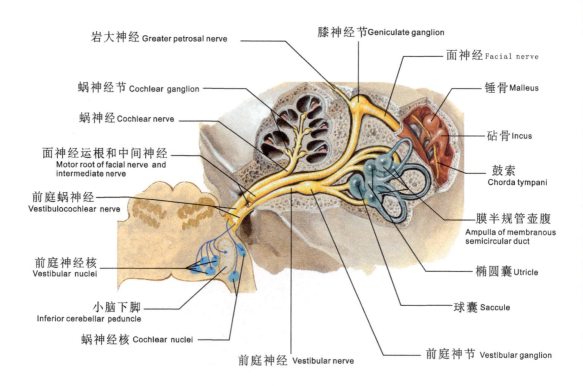

岩大神经 Greater petrosal nerve

膝神经节 Geniculate ganglion

面神经 Facial nerve

蜗神经节 Cochlear ganglion

锤骨 Malleus

蜗神经 Cochlear nerve

砧骨 Incus

面神经运根和中间神经 Motor root of facial nerve and intermediate nerve

鼓索 Chorda tympani

前庭蜗神经 Vestibulocochlear nerve

膜半规管壶腹 Ampulla of membranous semicircular duct

前庭神经核 Vestibular nuclei

椭圆囊 Utricle

小脑下脚 Inferior cerebellar peduncle

球囊 Saccule

蜗神经核 Cochlear nuclei

前庭神经 Vestibular nerve

前庭神节 Vestibular ganglion

图5-85　前庭蜗神经

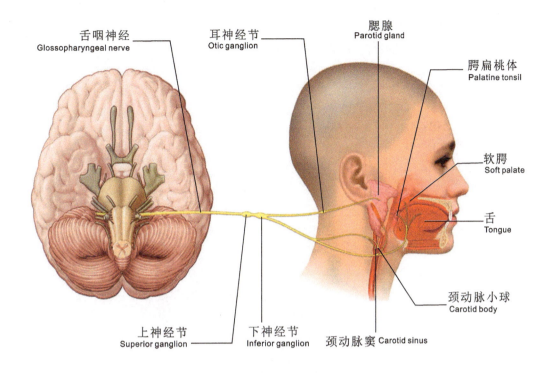

图5-86　舌咽神经模式图

舌咽神经

纤维成分
- 一般躯体感觉纤维：耳后皮肤→三叉神经脊束核
- 特殊内脏运动纤维：疑核→茎突咽肌
- 一般内脏运动纤维：下泌涎核→腮腺
- 特殊内脏感觉纤维：舌后1/3味蕾→孤束核上部
- 一般内脏感觉纤维：咽、咽鼓管、颈动脉等感受器→孤束核下部

行程：舌咽神经 $\xrightarrow{\text{橄榄后沟}}$ 颈静脉孔→经颈动、静脉间下行→舌根

主要分支
- 鼓室神经：加入鼓室丛
  - 自丛上分支至咽鼓管、鼓室及乳突小房粘膜
  - 岩小神经→耳神经节→耳颞神经→腮腺
- 颈动脉窦支：分布于颈动脉窦和颈动脉小球
- 舌支：舌咽神经终，分布于舌后1/3的黏膜和味蕾

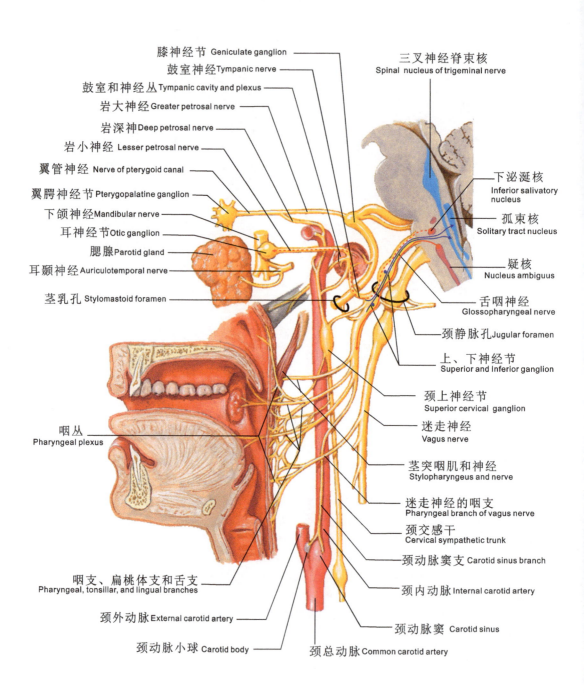

膝神经节 Geniculate ganglion

三叉神经脊束核
Spinal nucleus of trigeminal nerve

鼓室神经 Tympanic nerve

鼓室和神经丛 Tympanic cavity and plexus

岩大神经 Greater petrosal nerve

岩深神 Deep petrosal nerve

岩小神经 Lesser petrosal nerve

翼管神经 Nerve of pterygoid canal

翼腭神经节 Pterygopalatine ganglion

下颌神经 Mandibular nerve

耳神经节 Otic ganglion

腮腺 Parotid gland

耳颞神经 Auriculotemporal nerve

茎乳孔 Stylomastoid foramen

下泌涎核
Inferior salivatory nucleus

孤束核
Solitary tract nucleus

疑核
Nucleus ambiguus

舌咽神经
Glossopharyngeal nerve

颈静脉孔 Jugular foramen

上、下神经节
Superior and inferior ganglion

颈上神经节
Superior cervical ganglion

迷走神经
Vagus nerve

茎突咽肌和神经
Stylopharyngeus and nerve

迷走神经的咽支
Pharyngeal branch of vagus nerve

颈交感干
Cervical sympathetic trunk

颈动脉窦支 Carotid sinus branch

颈内动脉 Internal carotid artery

颈动脉窦 Carotid sinus

颈总动脉 Common carotid artery

咽丛
Pharyngeal plexus

咽支、扁桃体支和舌支
Pharyngeal, tonsillar, and lingual branches

颈外动脉 External carotid artery

颈动脉小球 Carotid body

图5-87　舌咽神经

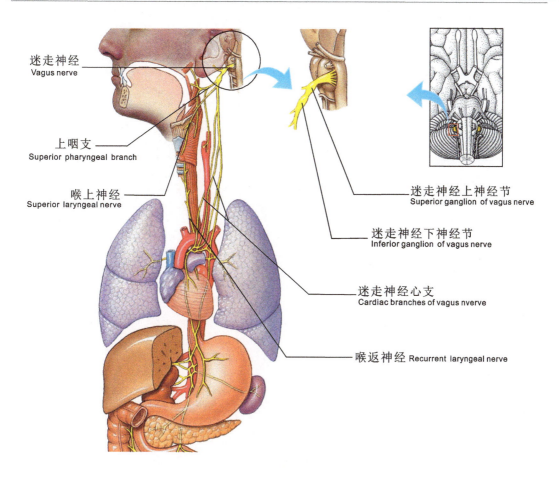

迷走神经
Vagus nerve

上咽支
Superior pharyngeal branch

喉上神经
Superior laryngeal nerve

迷走神经上神经节
Superior ganglion of vagus nerve

迷走神经下神经节
Inferior ganglion of vagus nerve

迷走神经心支
Cardiac branches of vagus nverve

喉返神经 Recurrent laryngeal nerve

图5-88　迷走神经模式图

迷走神经
　纤维成分
　　一般躯体感觉纤维：硬脑膜、耳廓、外耳道皮肤→三叉神经脊束核
　　特殊内脏运动纤维：疑核→咽喉肌
　　一般内脏运动纤维：迷走神经背核→结肠左曲以上平滑肌、心肌和腺体
　　一般内脏感觉纤维：结肠左曲以上脏器→孤束核下部
　行程：橄榄后沟→颈静脉孔→颈动脉鞘→胸廓上口→肺根后方→食管裂孔→腹腔
　主要分支
　　颈部：喉上神经：于舌骨大角处分内、外支；内支分布于声门裂以上的喉粘膜，外支支配环甲肌
　　胸部：喉返神经：右侧勾绕右锁骨下动脉，左侧勾绕主动脉弓→气管食管沟→至环甲关节后方入喉，更名为喉下神经，分布于声门裂以下的喉粘膜，支配除环甲肌以外的喉肌
　　腹部：胃前、后支：分布于胃前后壁；"鸦爪"支分布于幽门部前、后壁
　　　　　肝支：参与组成腹腔丛，分布于肝、胆囊和胆道
　　　　　腹腔支：参与组成肝丛，分布于胰、脾、肾及结肠左曲以上的消化管

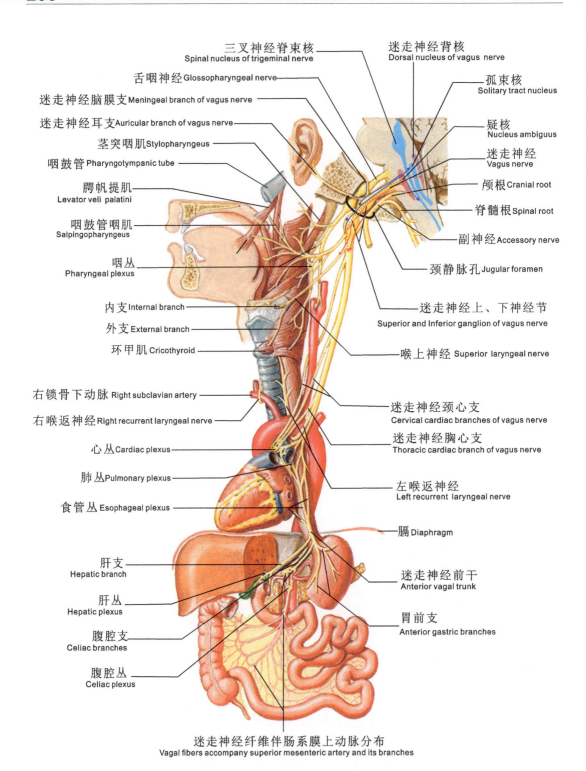

三叉神经脊束核 Spinal nucleus of trigeminal nerve

迷走神经背核 Dorsal nucleus of vagus nerve

舌咽神经 Glossopharyngeal nerve

孤束核 Solitary tract nucleus

迷走神经脑膜支 Meningeal branch of vagus nerve

疑核 Nucleus ambiguus

迷走神经耳支 Auricular branch of vagus nerve

迷走神经 Vagus nerve

茎突咽肌 Stylopharyngeus

颅根 Cranial root

咽鼓管 Pharyngotympanic tube

脊髓根 Spinal root

腭帆提肌 Levator veli palatini

副神经 Accessory nerve

咽鼓管咽肌 Salpingopharyngeus

颈静脉孔 Jugular foramen

咽丛 Pharyngeal plexus

迷走神经上、下神经节 Superior and Inferior ganglion of vagus nerve

内支 Internal branch

外支 External branch

喉上神经 Superior laryngeal nerve

环甲肌 Cricothyroid

右锁骨下动脉 Right subclavian artery

迷走神经颈心支 Cervical cardiac branches of vagus nerve

右喉返神经 Right recurrent laryngeal nerve

迷走神经胸心支 Thoracic cardiac branch of vagus nerve

心丛 Cardiac plexus

左喉返神经 Left recurrent laryngeal nerve

肺丛 Pulmonary plexus

食管丛 Esophageal plexus

膈 Diaphragm

肝支 Hepatic branch

迷走神经前干 Anterior vagal trunk

肝丛 Hepatic plexus

胃前支 Anterior gastric branches

腹腔支 Celiac branches

腹腔丛 Celiac plexus

迷走神经纤维伴肠系膜上动脉分布 Vagal fibers accompany superior mesenteric artery and its branches

图5-89　舌咽神经、迷走神经及副神经

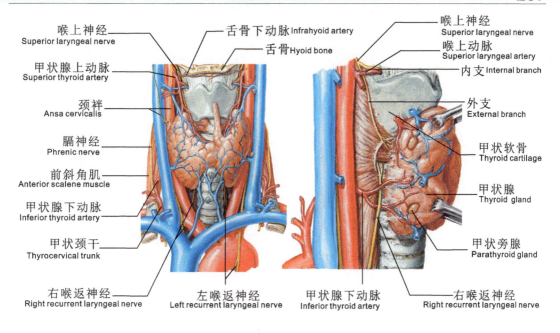

图5-90　甲状腺的血管与喉的神经（前面观和侧面观）

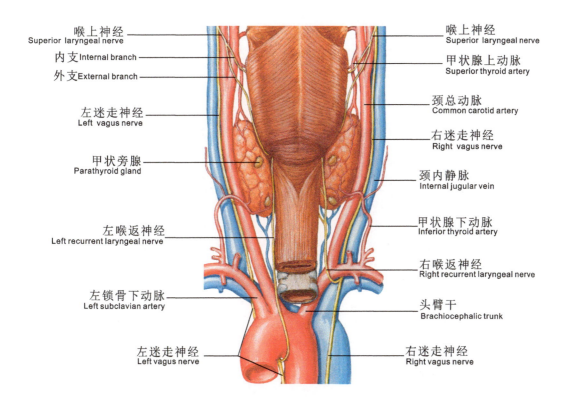

图5-91　甲状腺的血管与喉的神经（后面观）

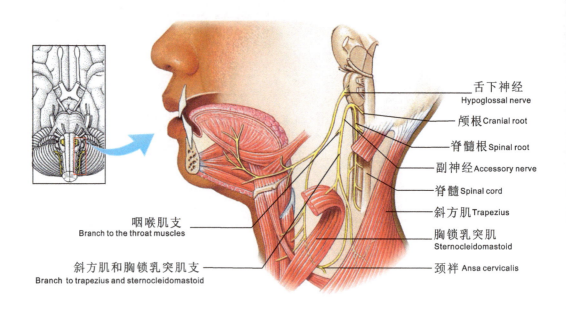

舌下神经 Hypoglossal nerve
颅根 Cranial root
脊髓根 Spinal root
副神经 Accessory nerve
脊髓 Spinal cord
斜方肌 Trapezius
胸锁乳突肌 Sternocleidomastoid
颈袢 Ansa cervicalis

咽喉肌支 Branch to the throat muscles

斜方肌和胸锁乳突肌支 Branch to trapezius and sternocleidomastoid

图5-92　副神经与舌下神经

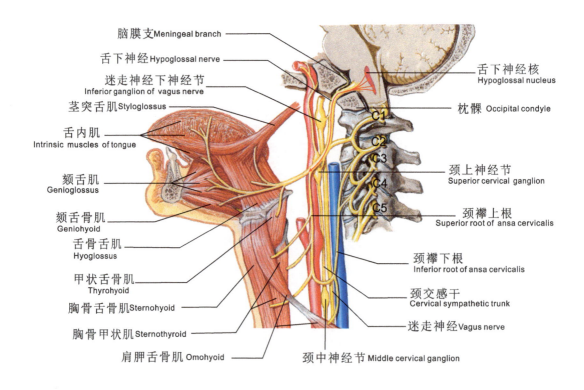

脑膜支 Meningeal branch
舌下神经 Hypoglossal nerve
迷走神经下神经节 Inferior ganglion of vagus nerve
茎突舌肌 Styloglossus
舌内肌 Intrinsic muscles of tongue
颏舌肌 Genioglossus
颏舌骨肌 Geniohyoid
舌骨舌肌 Hyoglossus
甲状舌骨肌 Thyrohyoid
胸骨舌骨肌 Sternohyoid
胸骨甲状肌 Sternothyroid
肩胛舌骨肌 Omohyoid

舌下神经核 Hypoglossal nucleus
枕髁 Occipital condyle
C1
C2
C3
C4
C5
颈上神经节 Superior cervical ganglion
颈襻上根 Superior root of ansa cervicalis
颈襻下根 Inferior root of ansa cervicalis
颈交感干 Cervical sympathetic trunk
迷走神经 Vagus nerve
颈中神经节 Middle cervical ganglion

图5-93　舌下神经

表5-6 舌的神经分布

神经名称	分布
面神经的鼓索	舌前2/3的味蕾
下颌神经的舌神经	舌前2/3的粘膜
舌咽神经的舌支	舌后1/3的味觉和一般感觉
舌下神经	舌内肌+大部舌外肌

表5-7 喉的神经分布

神经名称	分布
喉上神经内支	声门裂以上喉粘膜
喉上神经外支	环甲肌
喉下神经	声门裂以下喉粘膜和其余喉肌

表5-8 眼肌的作用及神经支配

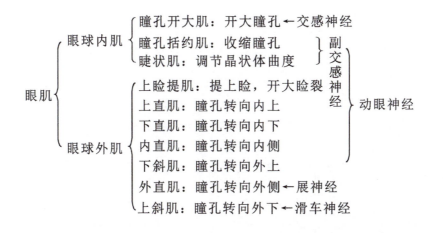

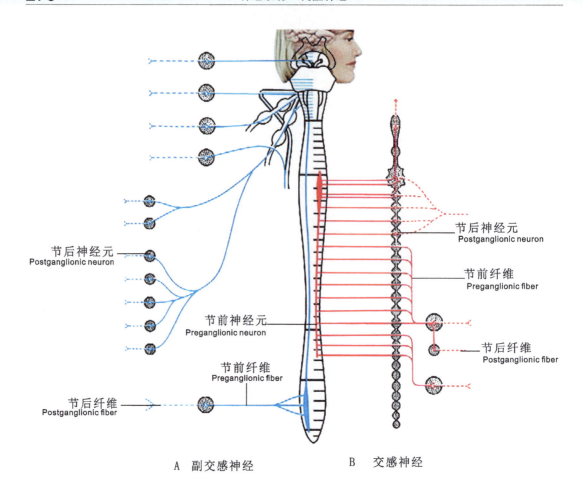

A　副交感神经　　　　　B　交感神经

图5-94　内脏运动神经的组成

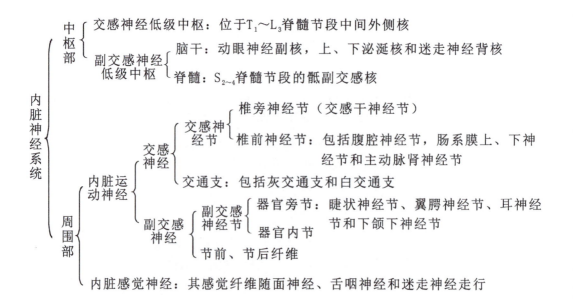

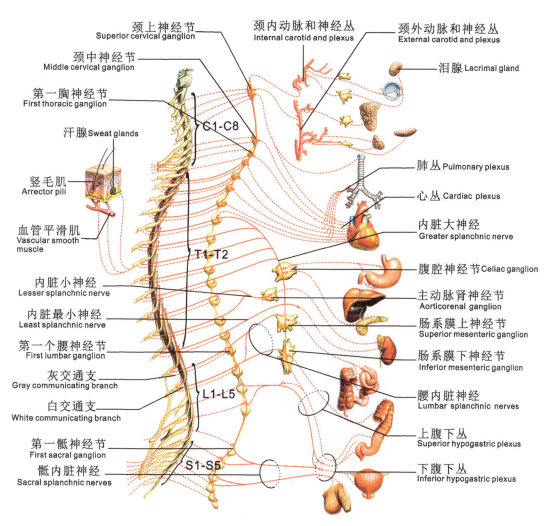

颈上神经节 Superior cervical ganglion
颈内动脉和神经丛 Internal carotid and plexus
颈外动脉和神经丛 External carotid and plexus
颈中神经节 Middle cervical ganglion
第一胸神经节 First thoracic ganglion
汗腺 Sweat glands
竖毛肌 Arrector pili
血管平滑肌 Vascular smooth muscle
内脏小神经 Lesser splanchnic nerve
内脏最小神经 Least splanchnic nerve
第一个腰神经节 First lumbar ganglion
灰交通支 Gray communicating branch
白交通支 White communicating branch
第一骶神经节 First sacral ganglion
骶内脏神经 Sacral splanchnic nerves
泪腺 Lacrimal gland
肺丛 Pulmonary plexus
心丛 Cardiac plexus
内脏大神经 Greater splanchnic nerve
腹腔神经节 Celiac ganglion
主动脉肾神经节 Aorticorenal ganglion
肠系膜上神经节 Superior mesenteric ganglion
肠系膜下神经节 Inferior mesenteric ganglion
腰内脏神经 Lumbar splanchnic nerves
上腹下丛 Superior hypogastric plexus
下腹下丛 Inferior hypogastric plexus

C1-C8
T1-T2
L1-L5
S1-S5

图5-95　交感神经的组成与分布

表5-9　白交通支与灰交通支的比较

名称	性质	髓鞘	数目	纤维去向
白交通支	节前纤维	有髓鞘呈白色	15对	A 直接终于相应的椎旁神经节并换元 B 在交感干内上升或下降→终于相应椎旁神经节 C 穿过椎旁节→终于椎前神经节并换元
灰交通支	节后纤维	无髓鞘色灰暗	31对	A 经灰交通支返回，随脊神经分布血管、汗腺和竖毛肌 B 攀附于动脉表面形成相应的神经丛，随动脉分支分布 C 直接到达支配的脏器

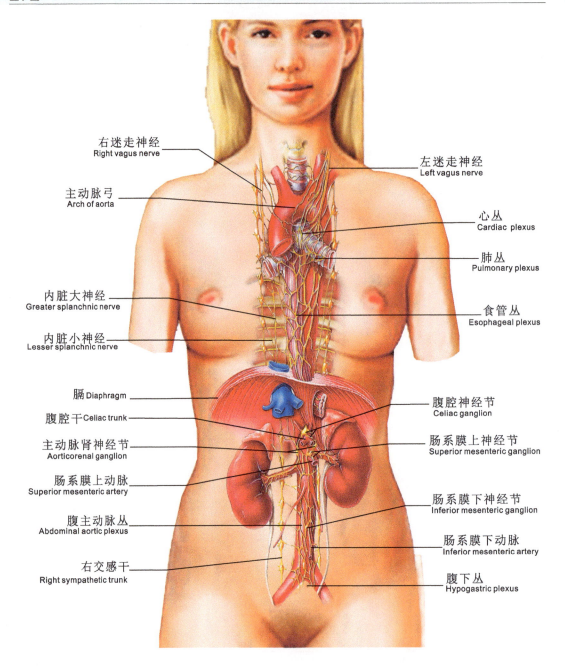

右迷走神经
Right vagus nerve

主动脉弓
Arch of aorta

内脏大神经
Greater splanchnic nerve

内脏小神经
Lesser splanchnic nerve

膈 Diaphragm

腹腔干 Celiac trunk

主动脉肾神经节
Aorticorenal ganglion

肠系膜上动脉
Superior mesenteric artery

腹主动脉丛
Abdominal aortic plexus

右交感干
Right sympathetic trunk

左迷走神经
Left vagus nerve

心丛
Cardiac plexus

肺丛
Pulmonary plexus

食管丛
Esophageal plexus

腹腔神经节
Celiac ganglion

肠系膜上神经节
Superior mesenteric ganglion

肠系膜下神经节
Inferior mesenteric ganglion

肠系膜下动脉
Inferior mesenteric artery

腹下丛
Hypogastric plexus

图5-96 交感干与内脏神经丛

交感干：由椎旁神经节借节间支连接而成，左右各一。位于脊柱两侧，上起颅底，下至尾骨前面。左、右交感干在尾骨前面借奇神经节合并。交感干按位置分为颈、胸、腰、骶和尾5部，每侧有19～24个神经节。

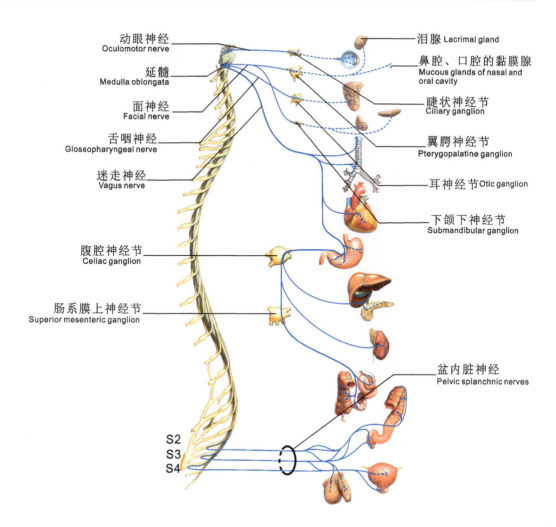

动眼神经 Oculomotor nerve

延髓 Medulla oblongata

面神经 Facial nerve

舌咽神经 Glossopharyngeal nerve

迷走神经 Vagus nerve

腹腔神经节 Celiac ganglion

肠系膜上神经节 Superior mesenteric ganglion

泪腺 Lacrimal gland

鼻腔、口腔的黏膜腺 Mucous glands of nasal and oral cavity

睫状神经节 Ciliary ganglion

翼腭神经节 Pterygopalatine ganglion

耳神经节 Otic ganglion

下颌下神经节 Submandibular ganglion

盆内脏神经 Pelvic splanchnic nerves

S2
S3
S4

图5-97　副交感神经的组成

表5-10　交感神经与副交感神经的比较

项目	交感神经	副交感神经
低级中枢	T_1～L_3脊髓节段中间外侧核	脑干副交感核、$S_{2～4}$脊髓节段的骶副交感核
周围神经节	椎旁神经节、椎前神经节	器官旁节、器官内节
节前、后纤维	节前短、节后长	节前长、节后短
作用范围	广泛	局限
心	心跳加快、血压上升	心跳减缓、血压下降
瞳孔	散大	缩小
支气管	平滑肌松弛，支气管扩张	平滑肌收缩、支气管收缩
胃肠	蠕动减慢	蠕动增强
膀胱	贮尿	排尿

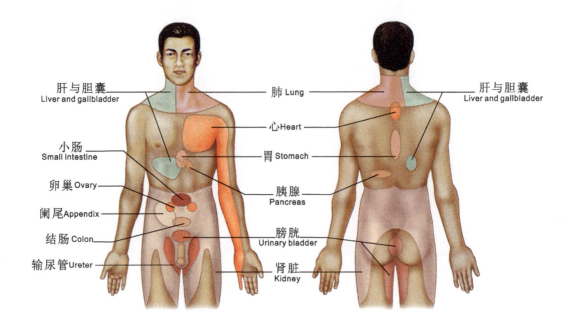

图5-98　某些内脏器官的牵涉性痛区

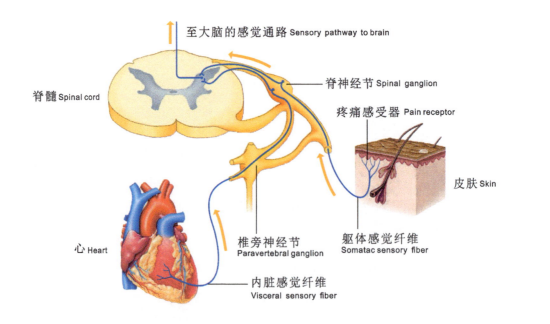

图5-99　心传入神经与皮肤传入神经中枢投射联系

牵涉性痛：是指当某些内脏器官发生病变时，常在体表一定区域产生感觉过敏或疼痛的现象。临床上将内脏病变时引起的体表感觉过敏、骨骼肌反射性僵硬、血管运动、汗腺分泌等障碍的部位称为海德带，该带有助于内脏疾病的定位诊断。

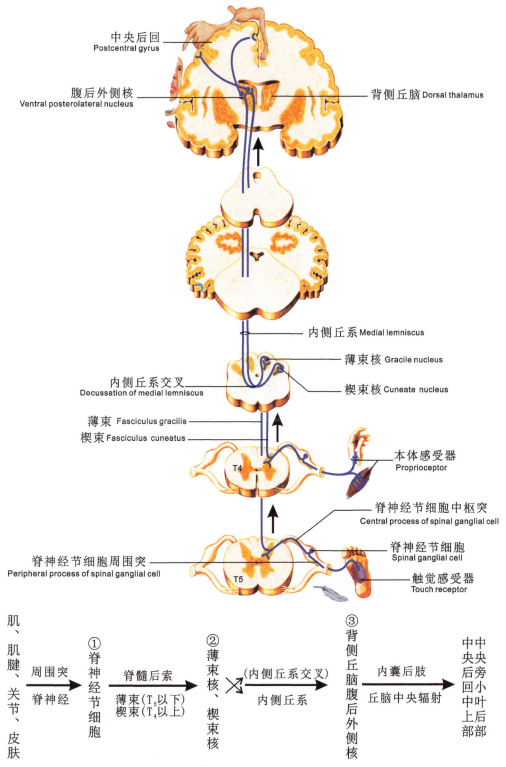

中央后回
Postcentral gyrus

腹后外侧核
Ventral posterolateral nucleus

背侧丘脑 Dorsal thalamus

内侧丘系 Medial lemniscus

薄束核 Gracile nucleus

楔束核 Cuneate nucleus

内侧丘系交叉
Decussation of medial lemniscus

薄束 Fasciculus gracilis

楔束 Fasciculus cuneatus

本体感受器
Proprioceptor

脊神经节细胞中枢突
Central process of spinal ganglial cell

脊神经节细胞
Spinal ganglial cell

脊神经节细胞周围突
Peripheral process of spinal ganglial cell

触觉感受器
Touch receptor

T4

T5

肌、肌腱、关节、皮肤 →（周围突 脊神经）→ ①脊神经节细胞 →（脊髓后索 薄束（T$_5$以下） 楔束（T$_4$以上））→ ②薄束核、楔束核 ✕ （内侧丘系交叉） 内侧丘系 → ③背侧丘脑腹后外侧核 →（内囊后肢 丘脑中央辐射）→ 中央后回中央旁小叶后部 中上部

注：①、②和③分别为第1、2和3级神经元

图5-100 躯干与四肢本体感觉和精细触觉传导通路

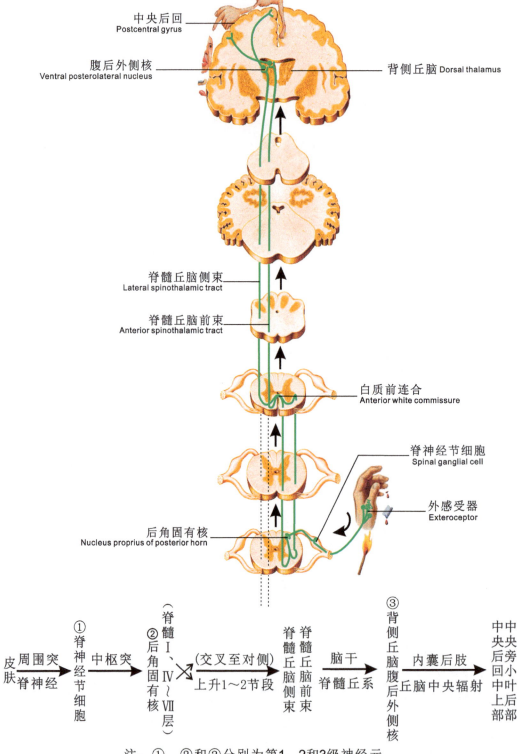

中央后回
Postcentral gyrus

腹后外侧核
Ventral posterolateral nucleus

背侧丘脑 Dorsal thalamus

脊髓丘脑侧束
Lateral spinothalamic tract

脊髓丘脑前束
Anterior spinothalamic tract

白质前连合
Anterior white commissure

脊神经节细胞
Spinal ganglial cell

外感受器
Exteroceptor

后角固有核
Nucleus proprius of posterior horn

皮肤 → 周围突 脊神经 → ① 脊神经节细胞 中枢突 → ② 后角固有核（脊髓Ⅰ、Ⅳ～Ⅶ层）✕（交叉至对侧）上升1～2节段 → 脊髓丘脑侧束 脊髓丘脑前束 → 脑干 脊髓丘系 → ③ 背侧丘脑腹后外侧核 → 内囊后肢 丘脑中央辐射 → 中央后回 中央旁小叶后部 中上部

注：①、②和③分别为第1、2和3级神经元

图5-101　躯干与四肢浅感觉（除精细触觉外）传导通路

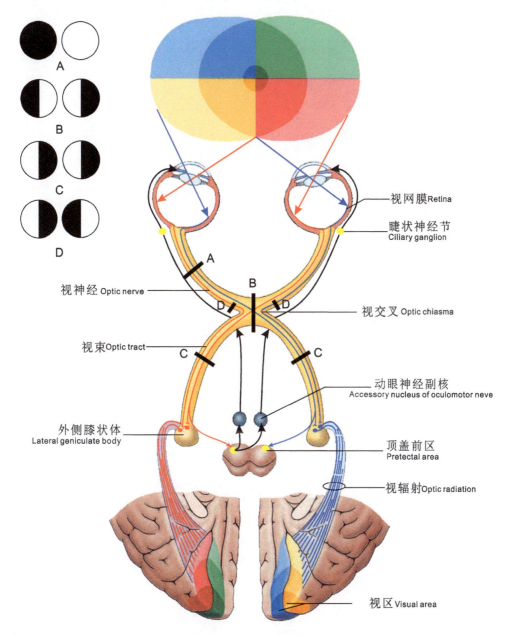

视网膜 Retina

睫状神经节 Ciliary ganglion

视神经 Optic nerve

视交叉 Optic chiasma

视束 Optic tract

动眼神经副核 Accessory nucleus of oculomotor neve

外侧膝状体 Lateral geniculate body

顶盖前区 Pretectal area

视辐射 Optic radiation

视区 Visual area

图5-102　视觉传导通路和瞳孔对光反射通路

瞳孔对光反射： 指光照一侧瞳孔，引起双侧瞳孔缩小的反应。 直接照射侧瞳孔缩小的反应称直接对光反射，而未照射侧的瞳孔缩小反应称之为间接对光反射。

视神经损伤		动眼神经损伤	
患侧瞳孔	健侧瞳孔	患侧瞳孔	健侧瞳孔
直接(-)间接(+)	直接(+) 间接(-)	直接(-)间接(-)	直接(+) 间接(+)

注：+表示瞳孔对光反射存在，-表示瞳孔对光反射消失

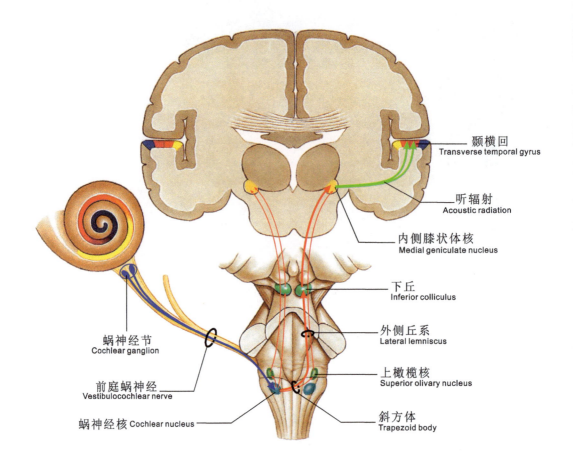

颞横回
Transverse temporal gyrus

听辐射
Acoustic radiation

内侧膝状体核
Medial geniculate nucleus

下丘
Inferior colliculus

外侧丘系
Lateral lemniscus

上橄榄核
Superior olivary nucleus

斜方体
Trapezoid body

蜗神经节
Cochlear ganglion

前庭蜗神经
Vestibulocochlear nerve

蜗神经核 Cochlear nucleus

图5-103 听觉传导通路

表5-11 视觉与听觉传导通路

名称	感受器	3级神经元	内囊后肢	大脑皮质	功能
视觉通路	视锥、视杆细胞	①双极细胞 ②节细胞 ③外侧膝状体	视辐射	距状沟上下的视觉区	一侧视区接受双眼对侧视野的视觉纤维
听觉通路	螺旋器	①蜗神经节 ②蜗神经核、下丘 ③内侧膝状体	听辐射	颞横回的听觉区	一侧听觉区接受双耳的听觉传入纤维

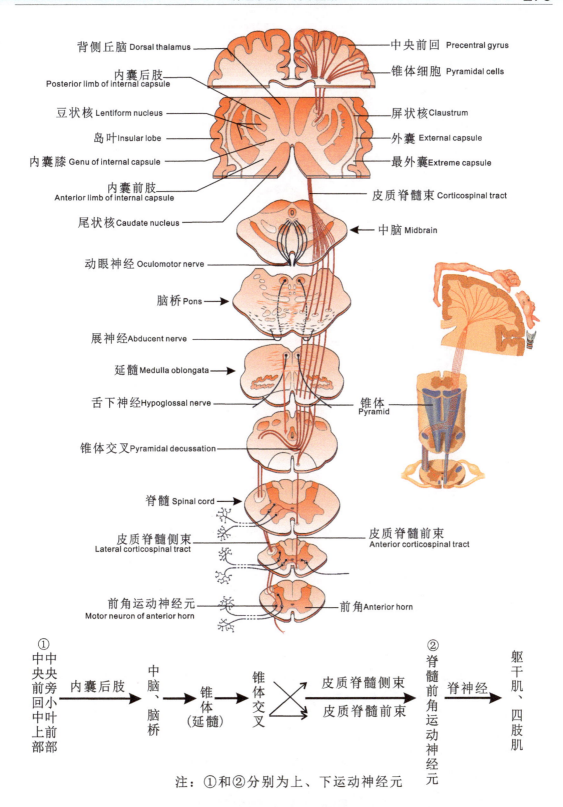

背侧丘脑 Dorsal thalamus

中央前回 Precentral gyrus

内囊后肢 Posterior limb of internal capsule

锥体细胞 Pyramidal cells

豆状核 Lentiform nucleus

屏状核 Claustrum

岛叶 Insular lobe

外囊 External capsule

内囊膝 Genu of internal capsule

最外囊 Extreme capsule

内囊前肢 Anterior limb of internal capsule

皮质脊髓束 Corticospinal tract

尾状核 Caudate nucleus

中脑 Midbrain

动眼神经 Oculomotor nerve

脑桥 Pons

展神经 Abducent nerve

延髓 Medulla oblongata

舌下神经 Hypoglossal nerve

锥体 Pyramid

锥体交叉 Pyramidal decussation

脊髓 Spinal cord

皮质脊髓侧束 Lateral corticospinal tract

皮质脊髓前束 Anterior corticospinal tract

前角运动神经元 Motor neuron of anterior horn

前角 Anterior horn

① 中央前回中央旁小叶前部中上部 → 内囊后肢 → 中脑、脑桥 → 锥体（延髓） → 锥体交叉 → 皮质脊髓侧束 / 皮质脊髓前束 → ② 脊髓前角运动神经元 → 脊神经 → 躯干肌、四肢肌

注：①和②分别为上、下运动神经元

图5-104 皮质脊髓束

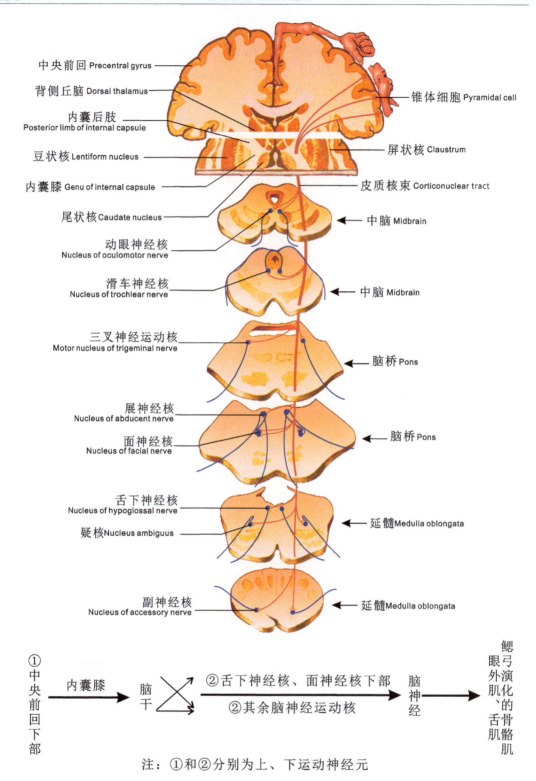

中央前回 Precentral gyrus

背侧丘脑 Dorsal thalamus

内囊后肢
Posterior limb of internal capsule

豆状核 Lentiform nucleus

内囊膝 Genu of internal capsule

尾状核 Caudate nucleus

动眼神经核
Nucleus of oculomotor nerve

滑车神经核
Nucleus of trochlear nerve

三叉神经运动核
Motor nucleus of trigeminal nerve

展神经核
Nucleus of abducent nerve

面神经核
Nucleus of facial nerve

舌下神经核
Nucleus of hypoglossal nerve

疑核 Nucleus ambiguus

副神经核
Nucleus of accessory nerve

锥体细胞 Pyramidal cell

屏状核 Claustrum

皮质核束 Corticonuclear tract

中脑 Midbrain

中脑 Midbrain

脑桥 Pons

脑桥 Pons

延髓 Medulla oblongata

延髓 Medulla oblongata

① 中央前回下部 —内囊膝→ 脑干 ⤢ ② 舌下神经核、面神经核下部 / ② 其余脑神经运动核 —脑神经→ 鳃弓演化的骨骼肌、眼外肌、舌肌

注：①和②分别为上、下运动神经元

图5-105 皮质核束

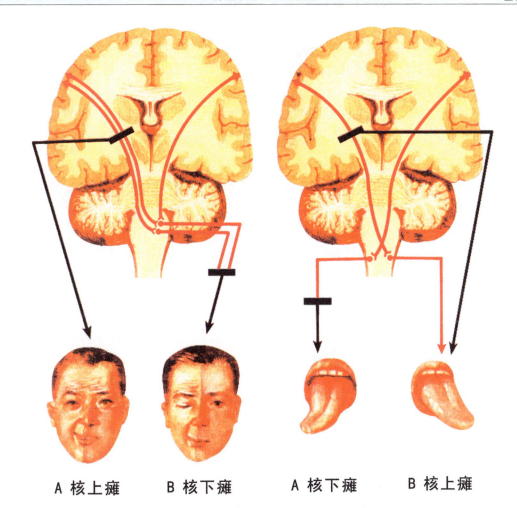

A 核上瘫　　　B 核下瘫　　　A 核下瘫　　　B 核上瘫

图5-106　面肌(左)与舌肌(右)瘫痪

表5-12　上、下运动神经元损伤的比较

损伤类型	部位	特点	表现
上运动神经元损伤	躯体运动区皮质、锥体束	硬瘫（痉挛性瘫痪）	肌张力增高 浅反射减弱或消失 深反射亢进 出现病理反射(如Babinski征) 肌萎缩不明显
下运动神经元损伤	脑神经运动核及脑神经；脊髓前角运动神经元及脊神经	软瘫（弛缓性瘫痪）	肌张力降低 浅反射消失 深反射消失 无病理反射 肌萎缩明显

表5-13 其它传导通路

名称	部位	走行	主要作用
脊髓小脑前束	脊髓	①脊神经节→②胸核→小脑下脚→小脑旧皮质	传导同侧非意识性本体感觉
脊髓小脑后束	脊髓	①脊神经节→②颈和腰骶膨大中间带→小脑上脚→小脑旧皮质	传导双侧非意识性本体感觉
三叉丘系	脑干	①三叉神经节→②三叉神经脊束核和三叉神经脑桥核→交叉→三叉丘系→③背侧丘脑腹后内侧核→内囊后肢→中央后回下部	传导对侧头面部痛温觉和压觉
锥体外系	锥体系以外	①大脑皮质、纹状体、背侧丘脑、底丘脑、中脑顶盖、红核、黑质、脑桥核、前庭核、小脑和脑干网状结构等→红核脊髓束、网状脊髓束等→②脑神经运动核和脊髓前角运动细胞	调节肌张力、协调肌运动、维持体态姿势和习惯性运动

表5-14 临床常见的神经反射

名称	感受器刺激与反应	传入神经	中枢	传出神经	效应器
瞳孔对光反射	手电照射眼→瞳孔缩小	视神经	中脑	动眼神经	瞳孔括约肌
角膜反射	软棉絮轻触角膜→眨眼	三叉神经	脑桥	面神经	眼轮匝肌
提睾反射	棉签由上向下轻划股内侧上部皮肤→同侧睾丸上提	闭孔神经	$L_{1\sim4}$	生殖股神经	提睾肌
屈跖反射	棉签由后向前轻划足底外侧缘皮肤→足趾屈曲	胫神经	$S_{1\sim2}$	胫神经	屈趾肌
肱二头肌反射	叩击肱二头肌腱→屈肘	肌皮神经	$C_{5\sim6}$	肌皮神经	肱二头肌
肱三头肌反射	叩击鹰嘴上方肱三头肌腱→伸肘	桡神经	$C_{6\sim7}$	桡神经	肱三头肌
髌腱反射	叩击髌骨下方髌韧带→伸小腿	股神经	$C_{2\sim4}$	股神经	股四头肌

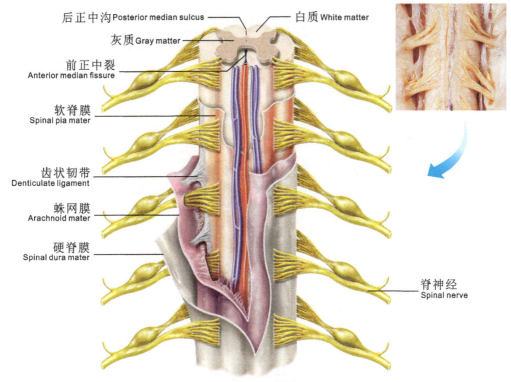

后正中沟 Posterior median sulcus
白质 White matter
灰质 Gray matter
前正中裂 Anterior median fissure
软脊膜 Spinal pia mater
齿状韧带 Denticulate ligament
蛛网膜 Arachnoid mater
硬脊膜 Spinal dura mater
脊神经 Spinal nerve

A 脊髓的被膜（模式图）

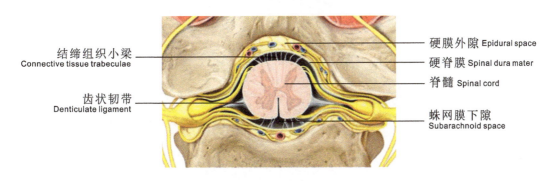

结缔组织小梁 Connective tissue trabeculae
齿状韧带 Denticulate ligament
硬膜外隙 Epidural space
硬脊膜 Spinal dura mater
脊髓 Spinal cord
蛛网膜下隙 Subarachnoid space

B 脊髓的被膜（横断面观）

图5-107 脊髓的被膜

表5-15 脊髓被膜形成的主要结构

结构	位置	内容	特点	意义
硬膜外隙	硬脊膜与椎管内骨膜之间	疏松结缔组织、脂肪组织、淋巴管、静脉丛、脊神经根	密闭、负压、与颅腔不相通	硬膜外麻醉
蛛网膜下隙	脊髓蛛网膜与软脊膜之间	结缔组织小梁、脑脊液、脊神经根	密闭且与颅内蛛网膜下隙相通	腰麻、抽取脑脊液

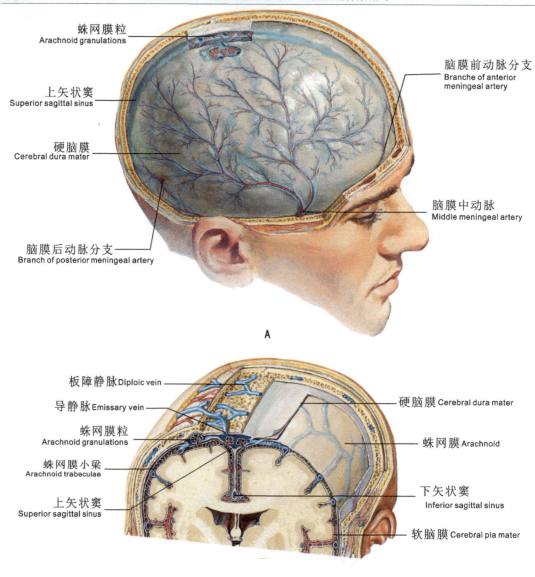

蛛网膜粒
Arachnoid granulations

脑膜前动脉分支
Branche of anterior meningeal artery

上矢状窦
Superior sagittal sinus

硬脑膜
Cerebral dura mater

脑膜中动脉
Middle meningeal artery

脑膜后动脉分支
Branch of posterior meningeal artery

A

板障静脉 Diploic vein

导静脉 Emissary vein

蛛网膜粒
Arachnoid granulations

蛛网膜小梁
Arachnoid trabeculae

上矢状窦
Superior sagittal sinus

硬脑膜 Cerebral dura mater

蛛网膜 Arachnoid

下矢状窦
Inferior sagittal sinus

软脑膜 Cerebral pia mater

B

图5-108　脑的被膜（A 侧面观，B 冠状面观）

表5-16　脑被膜形成的主要结构

被膜	结构
硬脑膜	大脑镰、小脑幕、鞍膈、上矢状窦、下矢状窦、窦汇、直窦、横窦、乙状窦和海绵窦
蛛网膜	蛛网膜粒
软脑膜	脉络丛和脉络组织

二者之间为蛛网膜下隙（包括小脑延髓池、桥池、脚间池、交叉池、帆间池）

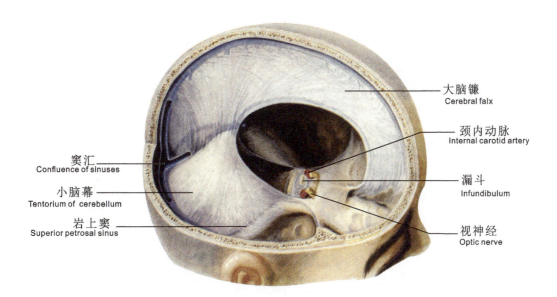

大脑镰
Cerebral falx

颈内动脉
Internal carotid artery

漏斗
Infundibulum

视神经
Optic nerve

窦汇
Confluence of sinuses

小脑幕
Tentorium of cerebellum

岩上窦
Superior petrosal sinus

图5-109　大脑镰与小脑幕

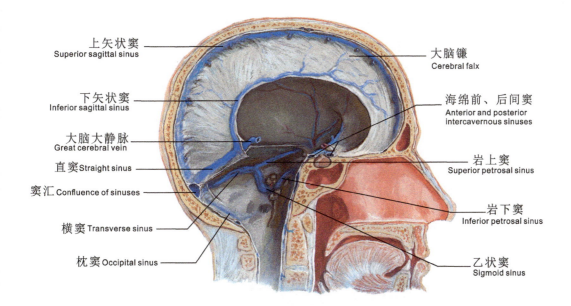

上矢状窦
Superior sagittal sinus

下矢状窦
Inferior sagittal sinus

大脑大静脉
Great cerebral vein

直窦 Straight sinus

窦汇 Confluence of sinuses

横窦 Transverse sinus

枕窦 Occipital sinus

大脑镰
Cerebral falx

海绵前、后间窦
Anterior and posterior intercavernous sinuses

岩上窦
Superior petrosal sinus

岩下窦
Inferior petrosal sinus

乙状窦
Sigmoid sinus

图5-110　硬脑膜与硬脑膜窦

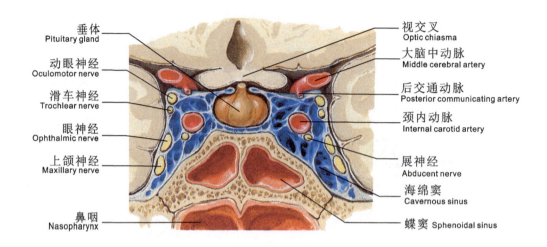

垂体 Pituitary gland		视交叉 Optic chiasma
动眼神经 Oculomotor nerve		大脑中动脉 Middle cerebral artery
滑车神经 Trochlear nerve		后交通动脉 Posterior communicating artery
眼神经 Ophthalmic nerve		颈内动脉 Internal carotid artery
上颌神经 Maxillary nerve		展神经 Abducent nerve
		海绵窦 Cavernous sinus
鼻咽 Nasopharynx		蝶窦 Sphenoidal sinus

图5-111　海绵窦

海绵窦

位置形态：位于蝶鞍两侧，为两层硬脑膜间的不规则腔隙，内有许多结缔组织小梁，形似海绵而得名。

通过内容：腔内有颈内动脉和展神经通过，外侧壁自上而下有动眼神经、滑车神经、眼神经和上颌神经通过。

特点意义：面静脉直接或间接与海绵窦相通，面部危险三角的感染若处理不当，可蔓延至海绵窦，引起炎症和血栓形成，并累及上述神经，出现相应临床症状。

表5-17　硬脑膜窦内血液流向

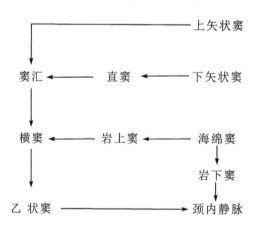

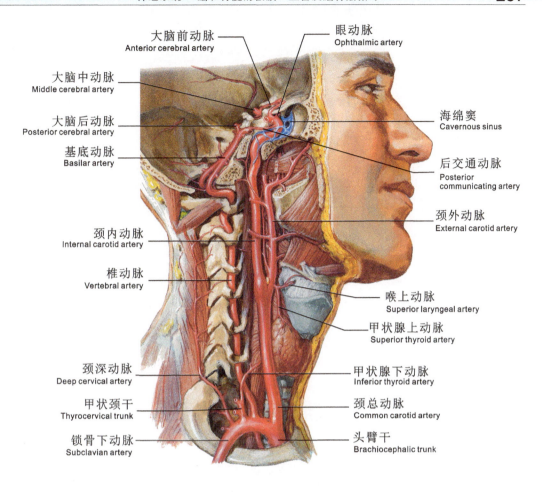

图5-112　脑的动脉来源

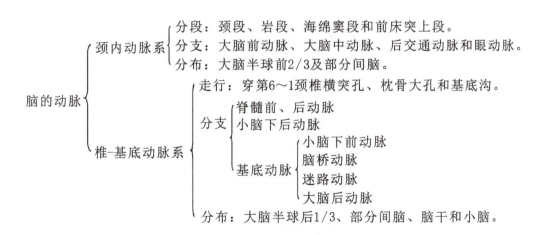

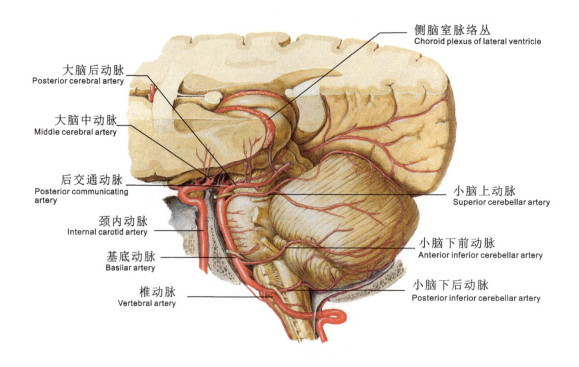

侧脑室脉络丛
Choroid plexus of lateral ventricle

大脑后动脉
Posterior cerebral artery

大脑中动脉
Middle cerebral artery

后交通动脉
Posterior communicating
artery

颈内动脉
Internal carotid artery

基底动脉
Basilar artery

椎动脉
Vertebral artery

小脑上动脉
Superior cerebellar artery

小脑下前动脉
Anterior inferior cerebellar artery

小脑下后动脉
Posterior inferior cerebellar artery

图5-113　基底动脉及分支

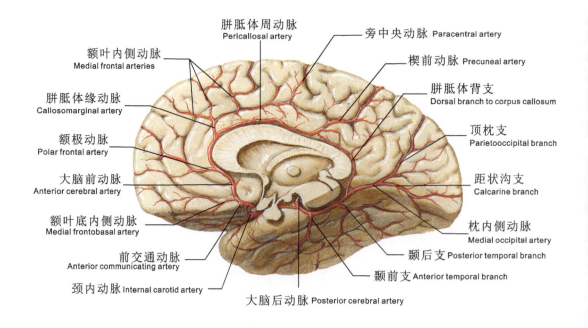

胼胝体周动脉
Pericallosal artery

旁中央动脉 Paracentral artery

额叶内侧动脉
Medial frontal arteries

楔前动脉 Precuneal artery

胼胝体缘动脉
Callosomarginal artery

胼胝体背支
Dorsal branch to corpus callosum

额极动脉
Polar frontal artery

顶枕支
Parietooccipital branch

大脑前动脉
Anterior cerebral artery

距状沟支
Calcarine branch

额叶底内侧动脉
Medial frontobasal artery

枕内侧动脉
Medial occipital artery

前交通动脉
Anterior communicating artery

颞后支 Posterior temporal branch

颈内动脉 Internal carotid artery

颞前支 Anterior temporal branch

大脑后动脉 Posterior cerebral artery

图5-114　大脑半球内侧面的动脉

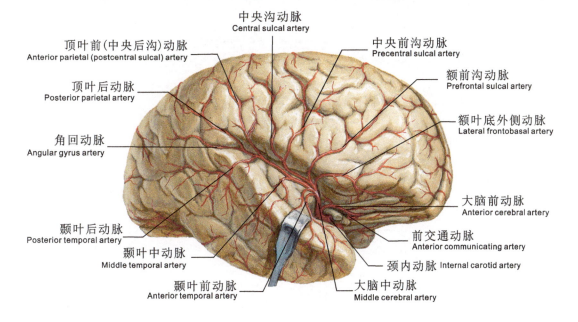

中央沟动脉
Central sulcal artery

顶叶前（中央后沟）动脉
Anterior parietal (postcentral sulcal) artery

中央前沟动脉
Precentral sulcal artery

顶叶后动脉
Posterior parietal artery

额前沟动脉
Prefrontal sulcal artery

角回动脉
Angular gyrus artery

额叶底外侧动脉
Lateral frontobasal artery

大脑前动脉
Anterior cerebral artery

颞叶后动脉
Posterior temporal artery

前交通动脉
Anterior communicating artery

颞叶中动脉
Middle temporal artery

颈内动脉 Internal carotid artery

颞叶前动脉
Anterior temporal artery

大脑中动脉
Middle cerebral artery

图5-115　大脑半球上外侧面的动脉

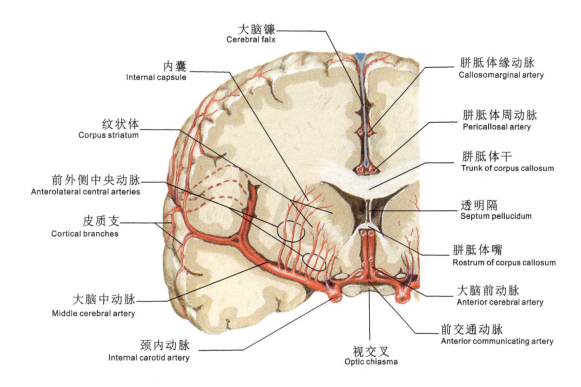

大脑镰
Cerebral falx

内囊
Internal capsule

胼胝体缘动脉
Callosomarginal artery

纹状体
Corpus striatum

胼胝体周动脉
Pericallosal artery

胼胝体干
Trunk of corpus callosum

前外侧中央动脉
Anterolateral central arteries

透明隔
Septum pellucidum

皮质支
Cortical branches

胼胝体嘴
Rostrum of corpus callosum

大脑中动脉
Middle cerebral artery

大脑前动脉
Anterior cerebral artery

颈内动脉
Internal carotid artery

前交通动脉
Anterior communicating artery

视交叉
Optic chiasma

图5-116　大脑动脉的皮质支和中央支

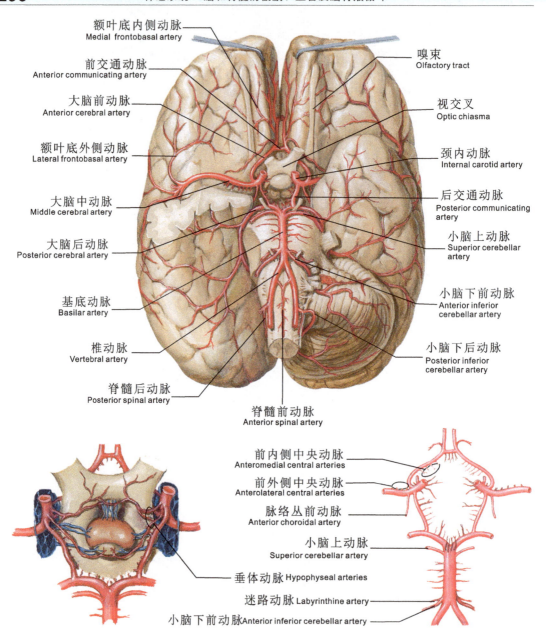

额叶底内侧动脉
Medial frontobasal artery

嗅束
Olfactory tract

前交通动脉
Anterior communicating artery

大脑前动脉
Anterior cerebral artery

视交叉
Optic chiasma

额叶底外侧动脉
Lateral frontobasal artery

颈内动脉
Internal carotid artery

大脑中动脉
Middle cerebral artery

后交通动脉
Posterior communicating artery

大脑后动脉
Posterior cerebral artery

小脑上动脉
Superior cerebellar artery

基底动脉
Basilar artery

小脑下前动脉
Anterior inferior cerebellar artery

椎动脉
Vertebral artery

小脑下后动脉
Posterior inferior cerebellar artery

脊髓后动脉
Posterior spinal artery

脊髓前动脉
Anterior spinal artery

前内侧中央动脉
Anteromedial central arteries

前外侧中央动脉
Anterolateral central arteries

脉络丛前动脉
Anterior choroidal artery

小脑上动脉
Superior cerebellar artery

垂体动脉 Hypophyseal arteries

迷路动脉 Labyrinthine artery

小脑下前动脉 Anterior inferior cerebellar artery

图5-117 大脑动脉环（Willis环）

大脑动脉环 {
位置：位于脑底下方，蝶鞍上方，环绕视交叉、灰结节和乳头体周围。

构成：由两侧大脑前动脉、两侧颈内动脉末段、两侧大脑后动脉起始段、前交通动脉和后交通动脉吻合而成。

意义：此环连通两侧颈内动脉系与椎-基底动脉系，可在一定程度上通过此环使血液重新分配和代偿，以维持脑的血液供应。
}

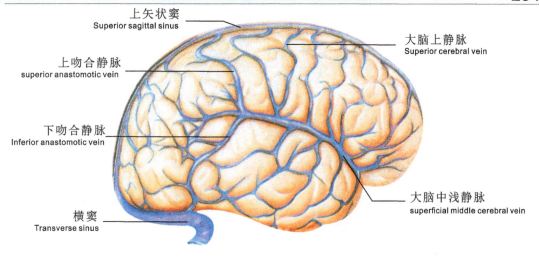

上矢状窦
Superior sagittal sinus

大脑上静脉
Superior cerebral vein

上吻合静脉
superior anastomotic vein

下吻合静脉
Inferior anastomotic vein

大脑中浅静脉
superficial middle cerebral vein

横窦
Transverse sinus

图5-118　大脑半球上外侧面的静脉

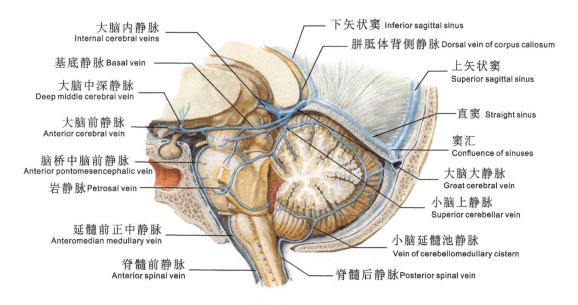

大脑内静脉
Internal cerebral veins

基底静脉 Basal vein

大脑中深静脉
Deep middle cerebral vein

大脑前静脉
Anterior cerebral vein

脑桥中脑前静脉
Anterior pontomesencephalic vein

岩静脉 Petrosal vein

延髓前正中静脉
Anteromedian medullary vein

脊髓前静脉
Anterior spinal vein

下矢状窦 Inferior sagittal sinus

胼胝体背侧静脉 Dorsal vein of corpus callosum

上矢状窦
Superior sagittal sinus

直窦 Straight sinus

窦汇
Confluence of sinuses

大脑大静脉
Great cerebral vein

小脑上静脉
Superior cerebellar vein

小脑延髓池静脉
Vein of cerebellomedullary cistern

脊髓后静脉 Posterior spinal vein

图5-119　大脑深静脉（矢状面观）

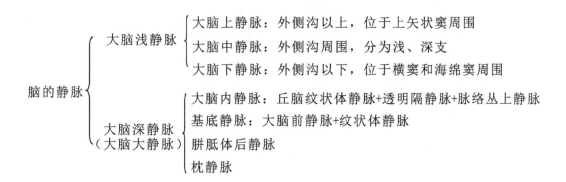

大脑浅静脉
- 大脑上静脉：外侧沟以上，位于上矢状窦周围
- 大脑中静脉：外侧沟周围，分为浅、深支
- 大脑下静脉：外侧沟以下，位于横窦和海绵窦周围

脑的静脉

大脑深静脉（大脑大静脉）
- 大脑内静脉：丘脑纹状体静脉+透明隔静脉+脉络丛上静脉
- 基底静脉：大脑前静脉+纹状体静脉
- 胼胝体后静脉
- 枕静脉

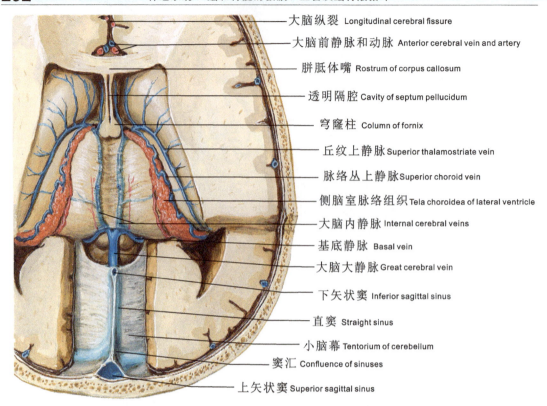

大脑纵裂 Longitudinal cerebral fissure

大脑前静脉和动脉 Anterior cerebral vein and artery

胼胝体嘴 Rostrum of corpus callosum

透明隔腔 Cavity of septum pellucidum

穹窿柱 Column of fornix

丘纹上静脉 Superior thalamostriate vein

脉络丛上静脉 Superior choroid vein

侧脑室脉络组织 Tela choroidea of lateral ventricle

大脑内静脉 Internal cerebral veins

基底静脉 Basal vein

大脑大静脉 Great cerebral vein

下矢状窦 Inferior sagittal sinus

直窦 Straight sinus

小脑幕 Tentorium of cerebellum

窦汇 Confluence of sinuses

上矢状窦 Superior sagittal sinus

图5-120　大脑深静脉上面观

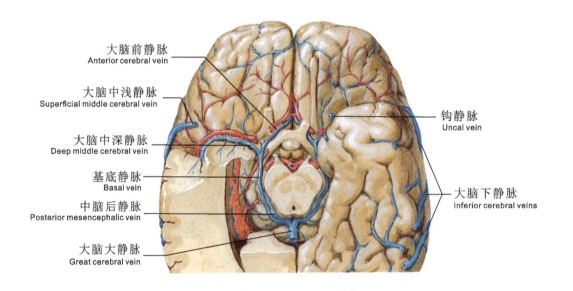

大脑前静脉
Anterior cerebral vein

大脑中浅静脉
Superficial middle cerebral vein

大脑中深静脉
Deep middle cerebral vein

基底静脉
Basal vein

中脑后静脉
Posterior mesencephalic vein

大脑大静脉
Great cerebral vein

钩静脉
Uncal vein

大脑下静脉
Inferior cerebral veins

图5-121　大脑深静脉及大脑静脉环（下面观）

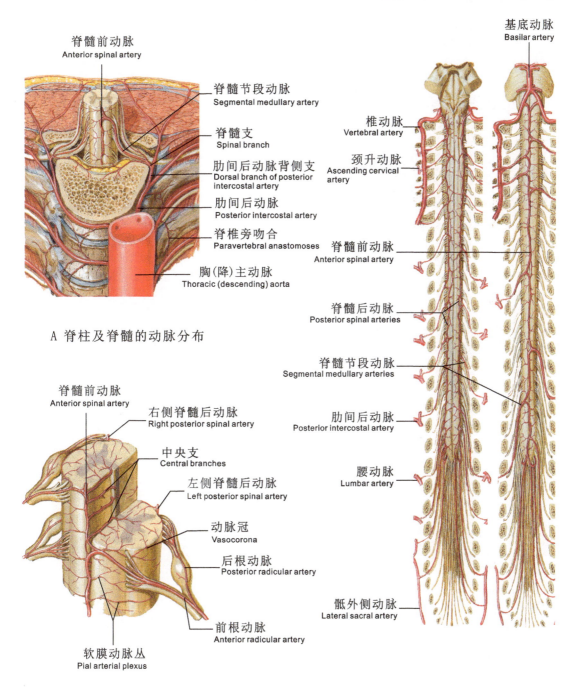

A 脊柱及脊髓的动脉分布

脊髓前动脉
Anterior spinal artery

脊髓节段动脉
Segmental medullary artery

脊髓支
Spinal branch

肋间后动脉背侧支
Dorsal branch of posterior intercostal artery

肋间后动脉
Posterior intercostal artery

脊椎旁吻合
Paravertebral anastomoses

胸(降)主动脉
Thoracic (descending) aorta

B 脊髓的动脉分布

脊髓前动脉
Anterior spinal artery

右侧脊髓后动脉
Right posterior spinal artery

中央支
Central branches

左侧脊髓后动脉
Left posterior spinal artery

动脉冠
Vasocorona

后根动脉
Posterior radicular artery

前根动脉
Anterior radicular artery

软膜动脉丛
Pial arterial plexus

基底动脉
Basilar artery

椎动脉
Vertebral artery

颈升动脉
Ascending cervical artery

脊髓前动脉
Anterior spinal artery

脊髓后动脉
Posterior spinal arteries

脊髓节段动脉
Segmental medullary arteries

肋间后动脉
Posterior intercostal artery

腰动脉
Lumbar artery

骶外侧动脉
Lateral sacral artery

A 后面观   B 前面观

图5-122 脊髓的动脉   图5-123 脊髓的动脉来源

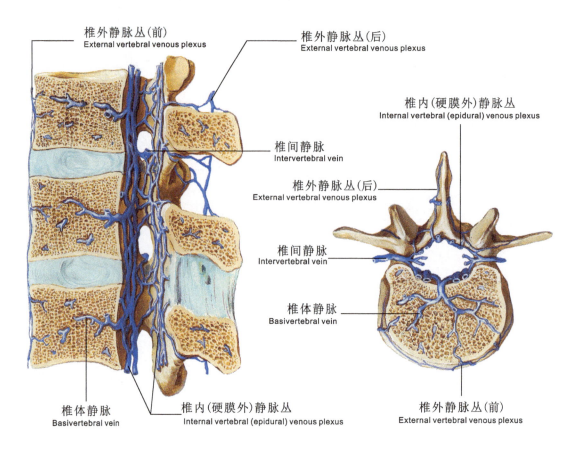

椎外静脉丛(前)
External vertebral venous plexus

椎外静脉丛(后)
External vertebral venous plexus

椎内(硬膜外)静脉丛
Internal vertebral (epidural) venous plexus

椎间静脉
Intervertebral vein

椎外静脉丛(后)
External vertebral venous plexus

椎间静脉
Intervertebral vein

椎体静脉
Basivertebral vein

椎体静脉
Basivertebral vein

椎内(硬膜外)静脉丛
Internal vertebral (epidural) venous plexus

椎外静脉丛(前)
External vertebral venous plexus

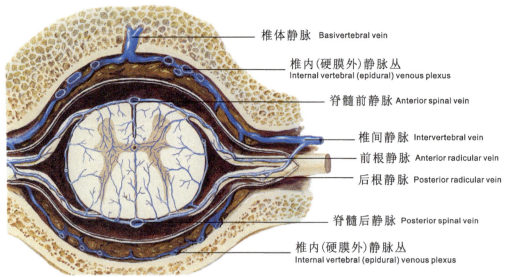

椎体静脉 Basivertebral vein

椎内(硬膜外)静脉丛
Internal vertebral (epidural) venous plexus

脊髓前静脉 Anterior spinal vein

椎间静脉 Intervertebral vein

前根静脉 Anterior radicular vein

后根静脉 Posterior radicular vein

脊髓后静脉 Posterior spinal vein

椎内(硬膜外)静脉丛
Internal vertebral (epidural) venous plexus

图5-124 脊髓的静脉

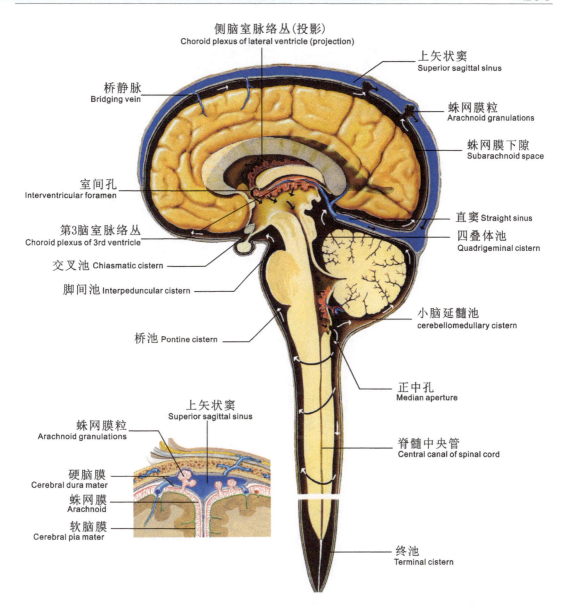

侧脑室脉络丛（投影）
Choroid plexus of lateral ventricle (projection)

桥静脉
Bridging vein

上矢状窦
Superior sagittal sinus

蛛网膜粒
Arachnoid granulations

蛛网膜下隙
Subarachnoid space

室间孔
Interventricular foramen

第3脑室脉络丛
Choroid plexus of 3rd ventricle

交叉池 Chiasmatic cistern

脚间池 Interpeduncular cistern

桥池 Pontine cistern

直窦 Straight sinus

四叠体池
Quadrigeminal cistern

小脑延髓池
cerebellomedullary cistern

正中孔
Median aperture

脊髓中央管
Central canal of spinal cord

终池
Terminal cistern

蛛网膜粒
Arachnoid granulations

上矢状窦
Superior sagittal sinus

硬脑膜
Cerebral dura mater

蛛网膜
Arachnoid

软脑膜
Cerebral pia mater

图5-125　脑脊液的产生及循环途径

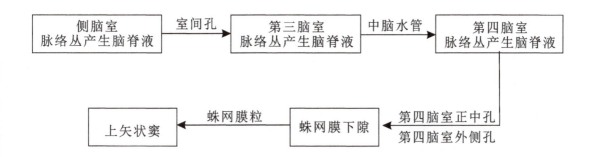

侧脑室 脉络丛产生脑脊液	室间孔 →	第三脑室 脉络丛产生脑脊液	中脑水管 →	第四脑室 脉络丛产生脑脊液

上矢状窦	← 蛛网膜粒	蛛网膜下隙	← 第四脑室正中孔 第四脑室外侧孔

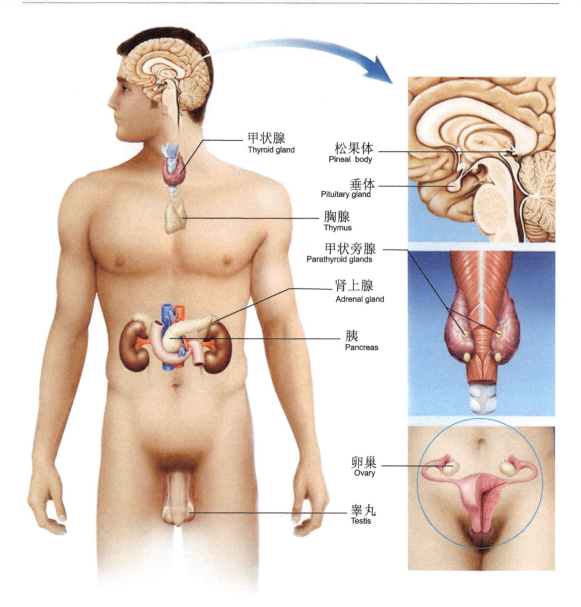

图6-1　内分系统概观

内分泌系统
　　组成
　　　内分泌腺：结构独立存在，肉眼可见，包括垂体、甲状腺、甲状旁腺、胸腺、肾上腺和松果体等。
　　　内分泌组织：散在的细胞团，显微镜下可见，如胰岛、睾丸间质细胞、卵泡和黄体等。
　　特点
　　　无导管，又称无管腺，其分泌的激素借血液循环作用于靶器官。
　　　血供丰富，体积小，功能强大。
　　作用：调节生长发育、调节新陈代谢和调控生殖功能等。

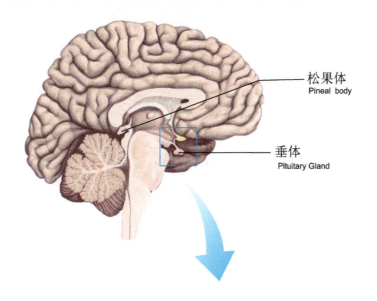

松果体
Pineal body

垂体
Pituitary Gland

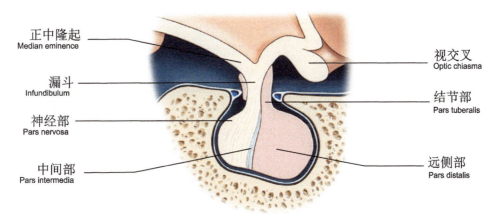

正中隆起
Median eminence

漏斗
Infundibulum

神经部
Pars nervosa

中间部
Pars intermedia

视交叉
Optic chiasma

结节部
Pars tuberalis

远侧部
Pars distalis

图6-2　垂体与松果体

位置、形态：垂体窝内，呈灰红色的椭圆形小体，借漏斗连于下丘脑

垂体
- 分部
  - 腺垂体
    - 远侧部 ┐
    - 结节部 ┘ 前叶
    - 中间部 ┐
    - 神经部 ┘ 后叶
  - 神经垂体
    - 漏斗部 ┐
    - 正中隆起 ┘ 漏斗
- 功能
  - 前叶释放多种激素，调控其它内分泌腺
  - 后叶存储和释放来自下丘脑的抗利尿激素和催产素

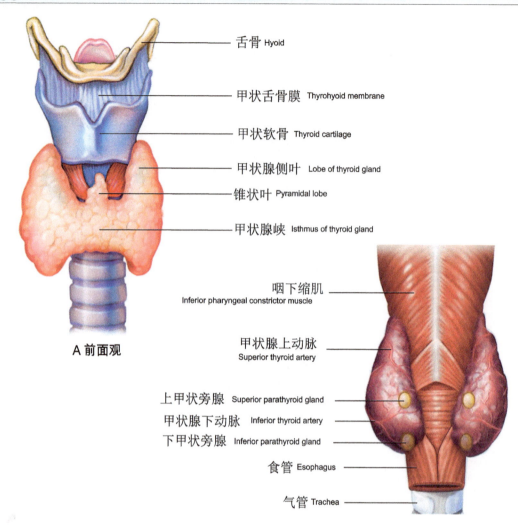

图6-3 甲状腺与甲状旁腺

A 前面观

B 后面观

甲状腺 { 形态：呈"H"形，分为左、右侧叶和甲状腺峡，约50%的人有锥状叶。
位置：颈前部，侧叶位于喉下部和气管上部前外侧，上至甲状软骨中部，下至第6气管软骨环，甲状腺峡位于第2～4气管软骨前方。
被膜：外侧为甲状腺鞘（假被膜），内侧为纤维囊（真被膜）。
功能：分泌甲状腺素，调节新陈代谢和生长发育。

甲状旁腺 { 形态：为两对黄豆大小的扁椭圆形腺体。
位置：上一对位于甲状腺侧叶后面中、上1/3交界处，下一对位于甲状腺下动脉附近。
功能：分泌甲状旁腺素，调节血钙磷浓度。

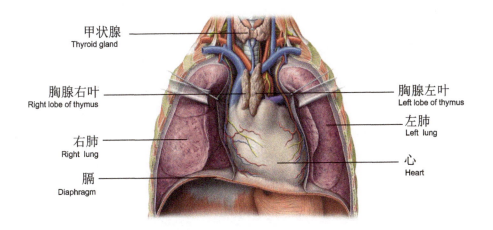

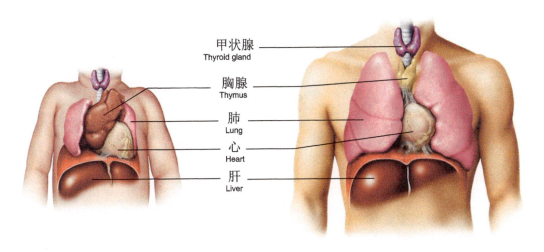

新生儿　　　　　　　　　　　　成人

图6-4　胸腺

胸腺 {
位置：胸骨柄后方，上纵膈前部。
形态：分为不对称的左、右两叶。
特点：具有明显的年龄变化。
功能：既是内分泌腺（分泌胸腺素），又是淋巴器官。
}

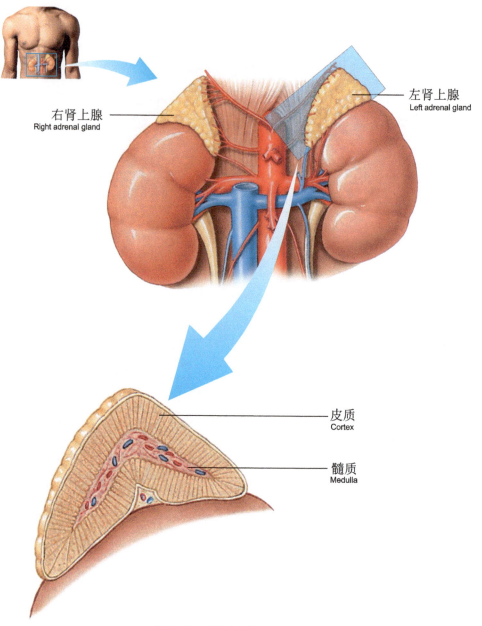

右肾上腺
Right adrenal gland

左肾上腺
Left adrenal gland

皮质
Cortex

髓质
Medulla

图6-5　肾上腺

肾上腺 { 位置：脊柱两旁，肾的内上方。

形态：左肾上腺呈半月形；右肾上腺呈三角形。

功能：肾上腺皮质分泌糖皮质激素、盐皮质激素及性激素；
肾上腺髓质分泌肾上腺素和去甲肾上腺素。